基础护理学项目教程

含实验与实训报告

主编　平菊梅

郑州大学出版社

图书在版编目(CIP)数据

基础护理学项目教程 / 平菊梅主编. — 郑州：郑州大学出版社，2022.8
ISBN 978-7-5645-8882-3

Ⅰ．①基…　Ⅱ．①平…　Ⅲ．①护理学－教材　Ⅳ．①R47

中国版本图书馆 CIP 数据核字(2022)第 117281 号

基础护理学项目教程

JICHU HULIXUE XIANGMU JIAOCHENG

策划编辑	李龙传		封面设计	苏永生
责任编辑	薛　晗		版式设计	苏永生
责任校对	张彦勤　张馨文		责任监制	凌　青　李瑞卿

出版发行	郑州大学出版社		地　　址	郑州市大学路 40 号(450052)
出 版 人	孙保营		网　　址	http://www.zzup.cn
经　　销	全国新华书店		发行电话	0371-66966070
印　　刷	郑州龙洋印务有限公司			
开　　本	850 mm×1 168 mm　1 / 16			
印　　张	23.75		字　　数	673 千字
版　　次	2022 年 8 月第 1 版		印　　次	2022 年 8 月第 1 次印刷

书　　号	ISBN 978-7-5645-8882-3		定　　价	69.00 元

作者名单

主　　编　平菊梅

副主编　马艳玲　张小营

编　　者（以姓氏笔画为序）

马艳玲　河南省人民医院

平菊梅　新乡学院

乔瑞平　新乡学院

刘　伟　新乡学院

张小营　新乡市第一人民医院

张奕格　新乡学院

贺君芬　新乡学院

穆荣红　新乡学院

前　言

随着新的医疗技术广泛应用于临床，护理工作内涵发生了深刻的改变，对护理人员提出了更高要求。在医院护理工作日益变革的新形势下，为了缩小护理教育与临床实践的差距，促进教学与临床的紧密结合，使护理人才培养更加适合临床需求，我们经过调研、分析，选择了临床工作中常见的一些基础护理技术编写成《基础护理学项目教程》，以便教学中对学生进行强化培训，提高护理技术对疾病的干预效果，贯彻以人为本的理念，履行提高护理对象的健康水平和生命质量的护理服务职责。本教材编写目的主要有以下几个方面：一是强化学生临床常用的实践技能；二是提高学生自主学习的能力；三是检测和评价学习效果；四是全面提升教学质量。

本教程包括护理操作技能和历年护理技能竞赛共44项，每项技能的编写包括教学重点、要点，临床护理举例，实验实训目的，评估内容，操作准备，操作流程与要点，临床操作评分标准。其中，操作流程与要点包含了针对重点、难点的知识回顾，与临床案例紧密结合的规范操作与思考，可以培养学生分析、解决问题的能力，该部分作为实验与实训报告，单独装订成册，供学生书写；临床操作评分标准包含了对护士的素质评价、准备质量评价、操作过程质量评价及终末质量评价，对每项操作技能，从准备到操作，再到最后的终末质量评价，都设立了详细的评分标准和扣分细则，便于教师对学生考核及学生自评，使学生在训练时更有针对性和目标性。每个项目后附有单元知识检测，主要包含相关操作单元的知识点，与护士资格考试接轨，可以综合检测和评价学生学习效果。

针对本教材，我们制作了操作相应的影像教程，详细演示从准备环节到操作结束的全过程，学生可以扫码观看、模仿实训视频，既可以作为教学使用，也可供学生自学和练习。

本教材编写之前在各级医院做了大量的调研工作，了解了护理岗位的需求，在编写过程中，尽可能与教材一致和接近临床，对不容易理解的操作部分配以图片说明，结合临床护理举例使学生能将所学的技能更好地服务于临床。教材的编写人员不仅有护理专业教师，还吸纳了临床一线护理人员和护理管理人员。本教材可以用于基础护理学教学过程中及课程结束临床实习前对学生进行基础护理技能的强化训练，不仅有助于教学，还便于教师对操作进行规范和统一，形成特有的教学模式和教学风格，更方便学生自学和训练。

本教材在编写过程中参考了相关的护理学基础教材和临床护理技术操作规范，在此，向各位原著者表示衷心的感谢！

由于编者水平有限，教材中难免有疏漏之处，敬请广大师生在使用过程中提出宝贵意见，以便及时修正。

编者
2022 年 4 月

目 录

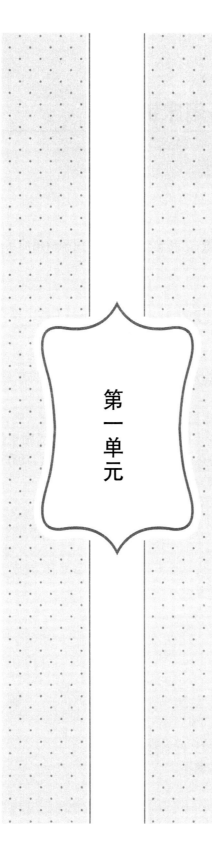

第一单元

项目一　备用床铺法

铺床法的基本要求是平、整、紧,达到安全、舒适、实用和耐用的目的。

【教学重点、要点】

1.铺床用物按使用顺序放置于治疗车上,折叠正确,从上向下依次为床褥、大单、被套、棉胎、枕套、枕芯。

2.铺床前评估患者,进餐或接受治疗时应暂停铺床,移开床旁桌距床约20 cm,移床尾椅至床尾正中,距床约15 cm,置用物于床尾椅上(若有治疗车放置物品,也可将床尾椅移至合适位置)。纵向(或横向)翻转床垫。

3.铺床顺序为先铺床头再铺床尾,最后塞入中间部分,铺好一侧,再铺另一侧。

4.铺床时应用节力原理,减少走动次数,身体靠近床边,两腿根据情况前后或左右分开,稍屈膝,扩大支撑面,降低重心,增加身体的稳定性。使用肘部力量,动作平稳、连续、有节律,以节力省时,避免抖动、拍打等多余动作,减少微生物的传播。

5.铺床符合实用、耐用、舒适、安全、美观的原则。

【临床护理举例】

外科病区,5病室,9床,王女士,急性阑尾炎经治疗后好转,定于今日出院。该病床在该患者出院后将迎接新的患者,请按要求准备。

【实验实训目的】

1.保持病室整洁、美观。

2.准备接收新患者。

【评估内容】

1.同病室其他患者是否进行治疗或进餐。

2.床单位设备是否齐全、有无损坏。

3.病室门的位置。

【操作准备】

1.护士准备:衣帽整齐,洗手,戴口罩。

2. 用物准备：枕芯、枕套、棉胎、被套、大单、床褥、治疗车、洗手液。

3. 环境准备：病室整洁、通风，患者未进行治疗或进食。

【临床操作评分标准】

备用床铺法操作规程及评分见表1-1。

表1-1　备用床铺法操作规程及评分

项目	操作标准	分值	扣分细则	得分
素质评价	1. 语言清晰、流利，普通话标准	2	一项不符合要求扣1分	
	2. 行为举止规范、大方、优雅	3	不符合要求酌情扣分	
	3. 着装规范，符合护士仪表礼仪	3	服装、鞋帽一项不符合要求扣1分	
准备质量评价	1. 物品备齐，放置有序	2	物品少一样扣1分，放置无序扣1分	
	2. 操作前评估患者	2	未评估患者扣2分，评估与病情不符扣1分	
	3. 评估环境	1	未评估扣1分	
	4. 洗手，戴口罩	2	一项未做扣1分，洗手动作一步不规范扣0.2分	
操作过程质量评价	1. 将备齐的用物推至床尾	2	放置位置不方便操作扣1分	
	2. 移开床旁桌距床约20 cm，移开床尾椅至合适位置	2	一项未做扣1分，距离过大或过小扣0.5分	
	3. 从床头向床尾纵向（或横向）翻转床垫	2	未做扣2分，翻转方向错误扣1分	
	4. 从床头向床尾铺平床褥，上缘与床头齐	6	顺序错误扣1分，上缘未齐床头扣1分，不平整扣2分	
	5. 铺近侧大单，床单中线与床中线对齐，先床头，再床尾，后床中部	10	顺序错误扣2分，中线偏离超过2 cm扣1分，折一角手法错误扣2分	
	6. 转至对侧铺大单	10	扣分标准同上	
	7. 打开被套平铺于床上，被头与床头平齐，中线与床中线对齐	4	方向铺反扣3分，中线偏离超过2 cm扣1分	
	8. 打开被套尾端放入棉胎，先打开近侧，再打开对侧	10	打开顺序错误扣2分，被头不充实扣4分	
	9. 逐层拉平盖被，系带	7	一层不平整有皱折扣1分，漏系一组带扣1分	
	10. 盖被两侧向内折与床沿平齐，尾端塞于床垫下	10	一侧边缘不齐床缘扣2分，尾端不平整扣1分，系带外露扣1分	
	11. 套枕套（四角充实），系带	5	枕套四角不平整扣1分，漏系一组带扣1分	
	12. 枕头平放于床头	2	枕头开口未背门扣1分	
	13. 移回床旁桌、椅，洗手	5	一项未做扣2分，一项未移到位扣1分	

续表 1-1

项目	操作标准	分值	扣分细则	得分
终末质量评价	1.动作熟练优美,操作规范	2	不符合要求酌情扣 1~2 分	
	2.床铺平、整、紧、美观	2	一项不符合要求扣 0.5 分	
	3.操作程序符合标准,符合节力原则	2	程序颠倒一次扣 1 分,不符合节力原则扣 1 分	
	4.操作用时不超过 5 min(操作过程第 2~13 项为计时部分)	4	每超时 30 s 扣 1 分	

单元知识检测

1. 铺备用床操作方法不正确的是 （　）
   A. 移开床旁桌椅至合适位置　　　　B. 根据情况翻转床垫
   C. 对齐中线铺大单,先铺床尾再铺床头　　D. 套好被套、两边齐床沿铺成被筒
   E. 枕头开口背门放置

2. 铺床时不符合节力原则的是 （　）
   A. 备齐用物,按顺序放置　　B. 身体靠近床沿　　C. 上身前倾,两腿直立
   D. 下肢稍分开,保持稳定　　E. 使用肘部力量

3. 备用床枕头放置的正确方法是 （　）
   A. 枕套开口背门,横立于床头　　B. 枕套开口背门,平放于床头
   C. 枕套开口朝向门,横立于床头　　D. 枕套开口朝向门,平放于床头
   E. 横立于床头

4. 对铺床法陈述正确的是 （　）
   A. 备用床用于供新入院患者的使用　　B. 备用床主要供暂时离床患者的使用
   C. 暂空床主要准备接受新入院患者　　D. 麻醉床可保持床铺不被血液和呕吐物污染
   E. 患者床单位的设备和管理应以美观为前提

参考答案:
1.C　2.C　3.B　4.D

（平菊梅）

项目二 暂空床铺法

暂空床铺法

【教学重点、要点】

1. 患者进食或做治疗时应暂停铺床。

2. 物品叠放正确,从下往上为中单、橡胶中单。

3. 移开床旁桌距床约 20 cm,移床尾椅至床尾正中,距床约 15 cm,置用物于床尾椅上(若有治疗车放置物品,也可将床尾椅移至合适位置)。

4. 将备用床的盖被上端向内折叠,然后扇形三折于床尾,使之与床尾平齐。

5. 根据需要,选择中单的位置,若铺床中部,将橡胶中单及中单(或一次性中单)的纵中线与床面的纵中线对齐,上缘距床头纵中线 45～50 cm(相当于肘关节部到指尖),放于床面上,逐层打开,两侧边缘下垂部分一并塞入床垫下,转至对侧分别将橡胶单、中单边缘下垂部分拉紧,塞入床垫下,以保护床褥免受污染。

6. 向患者解释铺暂空床的目的,指导患者上下床。

【临床护理举例】

患者,女,65 岁,因脑出血住院治疗,大、小便失禁,现遵医嘱行 CT 检查,病区护士需为患者准备暂空床。

【实验实训目的】

1. 保持病室整洁、美观。

2. 供新入院患者或暂离床活动的患者使用。

【评估内容】

1. 新入院患者的病情、诊断及自理程度。

2. 住院患者的病情是否允许暂时离床活动或外出检查。

3. 床单位是否安全、清洁。

4. 大单中线与床中线对齐,四角规整,床面平紧无皱褶,盖被中线与床中线对齐,内外平整,被头充实,两侧与被尾内折对称,枕头平整,四角充实,开口背门。

【操作准备】

1. 护士准备:衣帽整齐,洗手,戴口罩。

2. 患者准备:熟悉病区环境或了解暂时离床的目的、注意事项及配合方法。

3. 用物准备:中单、橡胶中单、治疗车、洗手液。

4. 环境准备:病室整洁,通风,患者未进行治疗或进食。

【临床操作评分标准】

暂空床铺法操作规程及评分见表2-1。

表2-1 暂空床铺法操作规程及评分

项目	操作标准	分值	扣分细则	得分
素质评价	1. 语言清晰、流利,普通话标准	2	一项不符合要求扣1分	
	2. 行为举止规范、大方、优雅	3	不符合要求酌情扣分	
	3. 着装规范,符合护士仪表礼仪	3	服装、鞋帽一项不符合要求扣1分	
准备质量评价	1. 物品备齐,放置有序	2	物品少一样扣1分,放置无序扣1分	
	2. 操作前评估患者	2	未评估患者扣2分,评估与病情不符扣1分	
	3. 评估环境	1	未评估扣1分	
	4. 洗手,戴口罩	2	一项未做扣1分,洗手动作一项不规范扣0.2分	
操作过程质量评价	1. 将备齐的用物推至床尾正中	5	放置位置不方便操作扣3分	
	2. 在备用床的基础上,移开床尾椅至合适位置	5	未做扣3分,距离过大或过小扣2分	
	3. 枕头放于椅上	5	未做扣3分,放置不合理扣2分	
	4. 将备用床的盖被上端向内折叠,然后扇形三折叠于床尾,各层应对齐	12	方法错误扣8分,不平整扣4分	
	5. 根据病情需要,先铺橡胶中单,再铺中单于橡胶中单上,纵中线和床面的纵中线对齐,若铺于床中部,上缘距床头纵中线45~50 cm(相当于肘关节部到指尖的距离)	15	顺序错误扣5分,中线偏离超过2 cm扣2分,距离错误扣5分	
	6. 两单边缘的下垂部分同时拉紧平整地塞入床垫下	8	方法错误扣5分,不平整扣3分	
	7. 转至对侧,同法铺好	8	方法错误扣5分,不平整扣3分	
	8. 放平枕头,开口处背向门	9	放置方法错误扣4分,枕套四角不平整扣2分,开口处未背向门扣2分	
	9. 还原床旁桌椅,洗手	8	一项未做扣4分	
终末质量评价	1. 动作熟练优美,操作规范	2	不符合要求酌情扣1~2分	
	2. 床铺平、整、紧、美观	2	一项不符合要求扣0.5分	
	3. 操作程序符合标准,符合节力原则	2	程序颠倒一次扣1分,不符合节力原则扣1分	
	4. 操作用时不超过3 min(操作过程为计时部分)	4	每超时30 s扣1分	

单元知识检测

1. 铺暂空床的目的是   （   ）

  A. 准备接受新患者　　　　　B. 供暂离床的患者使用　　　　C. 使患者安全

  D. 预防并发症　　　　　　　E. 防止发生皮肤并发症

2. 病床中部需铺设中单时其上缘距床头纵中线   （   ）

  A. 35 ~ 40 cm　　　　　　　B. 40 ~ 45 cm　　　　　　C. 45 ~ 50 cm

  D. 50 ~ 55 cm　　　　　　　E. 55 ~ 60 cm

参考答案：

1. B　2. C

（平菊梅）

思政内容

1. 百年同仁,精诚勤和,严谨为医,诚信为人。

2. 技术上追求精益求精,服务上追求全心全意。

3. 高度的责任感是我们的天职,精湛的技术是我们一生的追求,愿我们以真诚的服务,为您带来一缕温情!

4. 灿烂的微笑,让病痛雾散云消,细心的呵护,让病魔藏身无处。

5. 用我们的汗水与爱心编制您的健康与微笑。

6. 完美的过程,才会有满意的结果。

7. 走进每一位患者总带着一份微笑;不求回报温暖着每一颗惧怕的心灵。

8. 护士必须要有同情心和一双愿意工作的手。——南丁格尔

9. 将心比心,用我的爱心、诚心、细心,换您的舒心、放心、安心。

10. 选择了护理职业,就选择了奉献。

11. 珍惜生命,善待他人,真诚服务。

12. 用我真诚的呵护,抚平您身心的伤痛。

13. 我的汗水,是您康复中渴求的甘露。

14. 爱在我们身边生长,我们在爱中成长。

15. 以善良之心看待世人,以乐观之眼看尽事情,以开朗之手处理世事,以幽默之口道尽世言!

16. 用我们的真心为您送去一丝温暖。

17. 用真诚的心,去善待痛苦中的患者。

18. 尊重患者就是尊重自己,爱护患者就是爱护医院。

19. 患者不是没智慧的人,而是让我们长智慧的人。

20. 高度的责任感是我们的天职,精湛的技术是我们一生的追求,愿我们以真诚的服务,为您带来一缕温情!

项目三　麻醉床铺法

麻醉床铺法

【教学重点、要点】

1. 铺麻醉床时应更换清洁大单、被套、枕套。

2. 根据手术和麻醉方式,选择铺床用物和方法。

3. 患者进食或做治疗时应暂停铺床。

4. 铺第一块橡胶中单及中单(或一次性中单)时,上缘距床头45~50 cm。根据病情和手术部位,可将另一块橡胶中单及中单(或一次性中单)对好中线,铺在床头或床尾,非全麻手术患者,只需在床中部铺橡胶中单和中单,腹部手术铺在床中部,下肢手术铺在床尾部。铺床头时,中单上缘与床头平齐,下缘压在中部的中单上,边缘塞与床垫下;铺床尾时,下缘齐床尾,边缘塞于床垫下。

5. 折叠被筒同备用床,将盖被两侧边缘向内折叠与床沿齐,床尾向内折叠与床尾齐,将盖被呈扇形三折于床的一侧,开口处向门。

6. 于床尾处套好枕套,系带,枕头横立并固定于床头,开口处背门放置,防止头部受伤。

7. 将床旁桌移回原处,床尾椅置于盖被折叠同侧,便于患者搬移至床上。

8. 麻醉护理盘于床旁桌上,其余用物按需要置于合适位置,以利于抢救、护理。

9. 向家属说明去枕平卧的方法、时间及注意事项。

【临床护理举例】

王女士,70岁,退休职工,诊断为胃贲门癌,需要进行手术治疗,于3 d前入院。术前准备完毕,当日进行胃大部切除术,病区护士应如何为该患者准备床单位?

【实验实训目的】

1. 便于接受和护理麻醉手术后的患者。

2. 保护床上用物不被血渍或呕吐物等污染,并且便于更换,保持病室整洁。

3. 使患者安全、舒适,并预防并发症。

【评估内容】

1. 患者的诊断、病情及手术部位和麻醉方式。

2. 目前的治疗情况,有无引流管及造瘘口。

3. 床单位设施是否齐全,性能是否完好。

4. 手术后患者所需的治疗和护理的用物是否齐全。

【操作准备】

1. 护士准备：衣帽整齐，洗手，戴口罩。

2. 患者准备：了解铺麻醉床的目的、注意事项。

3. 用物准备

（1）床上物品：同备用床（被套式），另加橡胶中单和中单（或一次性中单）各两条。

（2）麻醉护理盘：①治疗巾内放置开口器、舌钳、压舌板、通气导管、牙垫、治疗碗、镊子、氧气导管（或鼻塞）、吸痰导管、纱布数块。②治疗巾外放置心电监护仪（或血压计）、听诊器、弯盘、棉签、胶布、手电筒、护理记录单和笔。

（3）其他：输液架，根据需要另备吸痰和吸氧装置、胃肠减压器、负压吸引器、引流袋、延长管、输液泵、微量泵等。

4. 环境准备：病室整洁，通风，患者未接受治疗或进食。

【临床操作评分标准】

麻醉床铺法操作规程及评分见表3-1。

表3-1 麻醉床铺法操作规程及评分

项目	操作标准	分值	扣分细则	得分
素质评价	1. 语言清晰、流利，普通话标准	2	一项不符合要求扣1分	
	2. 行为举止规范、大方、优雅	3	不符合要求酌情扣分	
	3. 着装规范，符合护士仪表礼仪	3	服装、鞋帽一项不符合要求扣1分	
准备质量评价	1. 物品备齐，放置有序	2	物品少一样扣1分，放置无序扣1分	
	2. 操作前评估患者	2	未评估患者扣2分，评估与病情不符扣1分	
	3. 评估环境	1	未评估扣1分	
	4. 洗手，戴口罩	2	一项未做扣1分，洗手动作一步不规范扣0.2分	
操作过程质量评价	1. 将备齐的用物推至床尾正中	1	放置位置不方便操作扣1分	
	2. 移开床旁桌，距床约20 cm，移开床尾椅至合适位置	2	一项未做扣1分，距离过大或过小扣1分	
	3. 从床头向床尾纵向翻转床垫，上缘紧靠床头	2	未做扣2分，未纵向翻转扣1分，上缘未紧靠床头扣1分	
	4. 铺床褥，上缘齐床头，两侧与床边平齐，向床尾牵拉，铺平	3	上缘未齐床头扣1分，两侧未齐床边扣1分，不平整扣1分	

续表 3-1

项目	操作标准	分值	扣分细则	得分
操作过程质量评价	5.铺大单 (1)将大单正面向上平铺于床褥上,中线与床中线对齐	4	叠法错误影响铺单扣2分,中线偏离超过2 cm扣1分	
	(2)一手托起床垫,一手伸过床中线将大单折入床垫下,在距床头约30 cm处向上提起大单边缘,与床沿垂直呈三角形,再将上下两层分别塞于床垫下。先铺床头角,再铺床尾角,最后大单中部塞于床垫下	9	床头角过大或过小扣3分,床尾角过大或过小扣3分,铺角方法错误扣2分,大单中部未塞或过松扣1分	
	(3)将橡胶中单和中单铺于床中部,上缘距床头45~50 cm,中线与床中线齐,边缘塞入床垫下;取另一橡胶中单和中单放于床头,与床头平齐,下缘压在橡胶中单和中单上,中线与床中线齐,边缘塞入床垫下	5	未根据手术部位铺单扣4分,一处方法错误扣1分,顺序错误扣2分	
	(4)转至对侧,同法逐层铺好各单	11	床头角过大或过小扣3分,床尾角过大或过小扣3分,铺一角方法错误扣2分,大单中部未塞或过松扣1分,铺橡胶中单和中单一处方法错误扣1分	
	6.套被套 (1)将被套正面向上平铺于床上,中线与床中线对齐,封口端齐床头	4	叠法错误扣2分,中线偏离超过2 cm扣2分,封口端未齐床头扣1分	
	(2)打开被套开口端上层约1/3部分,将S形折叠的棉胎置于开口处,拉棉胎上缘使之与被套封口齐平,对好两角,将棉胎向两侧展开,平铺于被套内	10	未打开上层约1/3部分扣2分,未与被套封口齐扣4分,一角未充实扣2分,未平铺于被套内扣5分	
	(3)在床尾处逐层拉平被套和棉胎,系带	2	一项未做扣1分;漏系一组带扣1分	
	(4)盖被与床头平齐,边缘向内折与床沿平齐,被尾与床尾平齐,将盖被纵向三折叠于一侧床边,开口处向门	12	一边未齐扣3分,不平整有皱折扣2分,方法错误扣4分,开口未向门扣3分	
	7.将枕套套于枕芯上,四角充实,无外露,系带。枕头横立于床头,开口处背向门	5	未充实扣1分,外露扣1分,未系带扣1分,放置方法错误扣2分,未背向门扣2分	
	8.还原床旁桌,床尾椅置于盖被折叠侧	2	一项未还原扣1分,放置方法错误扣1分	
	9.将麻醉护理盘放于床旁桌上,输液架放于合适位置	2	一项未做扣1分,放置方法错误扣1分	
	10.洗手	1	未做扣1分	
终末质量评价	1.动作熟练优美,操作规范	2	不符合要求酌情扣1~2分	
	2.床铺平、整、紧、美观	2	一项不符合要求扣0.5分	
	3.操作程序符合标准,符合节力原则	2	程序颠倒一次扣1分,不符合节力原则扣1分	
	4.操作用时不超过7 min(操作过程第2~10项为计时部分)	4	每超时30 s扣1分	

单元知识检测

1. 不属于麻醉护理盘内备的物是 　　　　　　　　　　　　　　　　　　　　（　）

　　A.氧气导管　　　　　　　　　　B.血压计　　　　　　　　　C.导尿管

　　D.吸痰导管　　　　　　　　　　E.听诊器

2. 患者男性,55 岁,行阑尾切除术,病区护士为其准备床单位不正确的做法是 　　　　（　）

　　A.更换大单、被套和枕套　　　　B.盖被三折于床边　　　　　C.枕头横立于床头并固定

　　D.椅子放于接受患者对侧床尾　　E.床中部和床头部铺橡胶单及中单

3. 患者女性,65 岁,股骨头骨折,全麻下行股骨头置换术。准备床单位正确的方法是 　（　）

　　A.枕头置于床头,开口对门　　　B.输液架置于床边　　　　　C.盖被四折于床尾

　　D.在床头和床中部加铺橡胶单中单　E.麻醉盘中置输液器

4. 护士给患者准备的床单位中,不包括 　　　　　　　　　　　　　　　　　　（　）

　　A.床、床垫、枕芯　　　　　　　B.棉胎、大单、被套　　　　C.水瓶、茶杯、脸盆

　　D.床垫、枕套　　　　　　　　　E.枕套、床褥

参考答案:

1.C　2.B　3.D　4.C

（平菊梅）

项目四　轮椅运送法

运送患者的　轮椅运送法
护理技术

【教学重点、要点】

轮椅运送法适用于运送病情较轻,不能行走但能坐起的患者在入院、出院、检查、治疗及室外活动。

（一）操作要点

1.使用前,检查轮椅的轮胎、椅背、脚踏板、刹车能否正常运转,检查地面是否平坦、干燥,室外温度情况。

2.评估患者的意识状态、肢体活动能力、理解合作程度,向患者解释轮椅运送的目的、方法、注意事项。

3.推轮椅至床旁,面向床头,椅背与床尾平齐,拉起车闸制动,翻起脚踏板。

4.协助患者坐入轮椅中,嘱患者尽量向后坐,系好安全带,勿向前倾或自行下车。

5.如需毛毯保暖,将毛毯上端向外翻折约 10 cm,围在患者颈部,别针固定;毛毯围着两臂做成袖筒,各用一别针在左右腕部固定;围好上身,包裹双下肢和双脚。

6.患者上、下轮椅时均应拉起车闸制动。

（二）注意事项

1.使用前仔细检查轮椅的轮胎、椅座、椅背、脚踏板及刹车等各部件性能,患者上下轮椅时,固定好车闸,以确保安全。

2.患者如有下肢水肿、溃疡或关节疼痛,可在脚踏板上放一软枕,抬高足部,促进舒适。寒冷季节应注意保暖。

3.协助患者坐椅时,嘱患者将双手置于护士肩上,护士面对患者,双脚分开站稳,双手环抱患者腰部,协助患者下床。

4.运送患者时,速度不能过快,并随时观察患者病情变化,询问患者感受。下坡时减慢速度,嘱患者扶好扶手,身体往后靠,不要前倾或自行下车;过门槛时,应翘起前轮,避免过大的震动,确保患者安全。

【临床护理举例】

王奶奶,66 岁,体重 45 kg。2 d 前因右脚溃烂入院,诊断为糖尿病右足溃疡,患者神志清楚,病情平稳,现需去 B 超室做检查。

【实验实训目的】

1.运送不能行走但能坐起的患者入院、出院、检查、治疗及室外活动。

2.帮助患者下床活动,促进血液循环和体力恢复。

【评估内容】

1.患者的一般情况:年龄、病情、体重、躯体活动能力、病损部位。

2.患者的认知反应:意识状态、对轮椅运送法的认知程度、心理反应、理解合作程度。

3.轮椅各部件的性能是否良好。

4.地面是否平坦、干燥,通道是否宽敞,季节及室外温度情况。

【操作准备】

1.护士准备:着装整洁,操作前洗手、戴口罩。

2.患者准备:患者能理解轮椅运送法的目的、方法及注意事项,并配合操作。

3.物品准备:轮椅(各部件性能良好)、毛毯(酌情准备)、别针、软枕(根据患者需要)。

4.环境准备:保证通道宽敞、地面防滑。

【临床操作评分标准】

轮椅运送法操作规程及评分见表4-1。

表4-1 轮椅运送法操作规程及评分

项目	操作标准	分值	扣分细则	得分
素质评价	1.语言清晰、流利,普通话标准	2	一项不符合要求扣1分	
	2.行为举止规范、大方、优雅	3	不符合要求酌情扣分	
	3.着装规范,符合护士仪表礼仪	3	服装、鞋帽一项不符合要求扣1分	
准备质量评价	1.物品备齐,放置有序	2	物品少一样扣1分,放置无序扣1分	
	2.操作前评估患者	2	未评估患者扣2分,评估与病情不符扣1分	
	3.评估环境	1	未评估扣1分	
	4.洗手,戴口罩	2	一项未做扣1分,洗手动作一步不规范扣0.2分	
操作过程质量评价	1.检查轮椅性能,将轮椅推至床旁	6	未检查扣3分,位置放置不妥扣2分,轮椅方向不正确扣1分	
	2.核对床号、姓名,向患者解释	3	一项未做扣1分	
	3.翻起脚踏板,制动车闸	4	一项未做扣2分	
	4.将毛毯铺于轮椅上,上端高过患者颈部15 cm	3	未做扣3分,毛毯上端位置不合适扣2分,毛毯不平整扣1分	
	5.扶患者坐于床沿,协助其穿衣裤、鞋袜	6	一项未做扣2分,方法不正确扣1分	
	6.协助患者坐入轮椅,嘱其双手扶住把手,身体后倾	10	坐入轮椅方法不正确扣4分,未叮嘱患者扣2分,使患者不舒适扣2分	
	7.将毛毯包裹患者颈部、前胸、上肢和下肢,每处用别针固定	6	一处包裹不严扣1分,一处未固定扣1分	
	8.翻下脚踏板,置患者双脚于脚踏板上	6	一项未做扣3分	
	9.整理床铺为暂空床	7	一项未做扣2分,床铺整理方法错误扣2分,整理不美观扣1分	
	10.推患者外出检查	4	推动不平稳扣2分	
	11.协助患者上床,取舒适卧位	16	扣分标准同5、6	
	12.整理床单位,洗手	4	一项未做扣2分,床铺不整齐扣1分	

续表 4-1

项目	操作标准	分值	扣分细则	得分
终末质量评价	1.操作中能控制车速,保持平稳,使患者舒适	2	不符合要求酌情扣 1~2 分	
	2.在操作中注意患者的病情变化	2	不符合要求酌情扣分	
	3.操作程序符合标准,符合节力原则	2	程序颠倒一次扣 1 分,不符合节力原则扣 1 分	
	4.操作用时不超过 5 min(操作过程为计时部分)	4	每超时 30 s 扣 1 分	

单元知识检测

1.轮椅运送法,轮椅与床的位置关系是　　　　　　　　　　　　　　　　　　　(　　)
    A.轮椅与床尾平齐　　　　　　B.轮椅与床头平齐　　　　　C.轮椅与床尾呈钝角
    D.轮椅与床头呈钝角　　　　　E.轮椅与床尾呈锐角

2.护送坐轮椅患者下坡时应该做到　　　　　　　　　　　　　　　　　　　　　(　　)
    A.患者身体应向后靠　　　　　B.快速下坡　　　　　　　　C.轮椅往前倾
    D.让患者下车自行行走　　　　E.护士走在轮椅前面

3.护送患者入病区,下列做法不正确的是　　　　　　　　　　　　　　　　　　(　　)
    A.能步行的患者嘱其自行去病区　　　　B.不能行走的患者用轮椅护送去病区
    C.病情危重的患者用平车护送去病区　　D.有输液、输氧的患者要保证管道通畅
    E.运送途中注意保暖

4.协助患者上、下轮椅时,错误的操作是　　　　　　　　　　　　　　　　　　(　　)
    A.轮椅椅背与床尾平齐　　　　　　　　B.协助患者坐起,穿好衣裤、鞋袜
    C.护士站在轮椅前固定轮椅　　　　　　D.嘱患者勿往前倾
    E.患者尽量向后靠

5.患者女性,66 岁,踝关节骨折入院,恢复期用轮椅推其户外活动,不正确的方法是　(　　)
    A.翻起脚踏板,制动车闸　　　B.轮椅的椅背与床头平齐　　　C.嘱患者尽量向后靠
    D.注意保暖　　　　　　　　　E.护士站在轮椅后制动

(6~8 题共用题干)

李某,男,45 岁,自感全身不适来院就诊。门诊护士巡视时发现其面色苍白、出冷汗,呼吸急促,主诉腹痛难忍。

6.门诊护士应采取的措施是　　　　　　　　　　　　　　　　　　　　　　　(　　)
    A.安排李先生提前就诊　　　B.让李先生就地平卧休息　　C.为李先生测量脉搏血压
    D.让医生加快诊疗速度　　　E.安慰患者,仔细观察

7.医生检查后,建议立即将李先生送至急诊室,护士采用轮椅运送患者,下列做法不妥的是　(　　)
    A.推轮椅至诊查床旁　　　　B.使椅背和床头平齐　　　　C.翻起轮椅的脚踏板
    D.嘱患者靠后坐,手握扶手　E.站在轮椅背后固定轮椅

8.急诊医生处理后,李先生留住急诊观察室,在评估患者时,下列属于客观资料的是　(　　)
    A.面色苍白　　　　　　　　B.腹痛难忍　　　　　　　　C.感到恶心
    D.心慌不适　　　　　　　　E.睡眠不佳

参考答案:
1.A　2.A　3.A　4.C　5.B　6.A　7.B　8.A

(乔瑞平)

項目五　平车运送法

运送患者的　平车运送法
护理技术

【教学重点、要点】

适用于不能起床的患者入院、出院、外出检查、治疗、手术或转运。

（一）操作要点

1. 挪动法：适用于病情许可而且能在床上配合的患者。

（1）推平车至患者床旁，移开床旁桌椅，松开盖被。

（2）将平车推至床旁与床平行，大轮靠近床头，制动车闸并固定平车。

（3）协助患者按上半身、臀部、下肢的顺序依次向平车挪动（回床时按下肢、臀部、上半身依次挪动）。

2. 一人搬运法：适用于小儿或体重较轻，不能自行挪动，病情允许者。

（1）推平车至患者床尾，大轮靠近床尾，平车头端床尾呈钝角，制动车闸。

（2）护士站于床边，一臂自患者腋下伸至对侧肩部，另一臂伸至患者臀下，嘱患者双臂交叉于护士颈后。

3. 二人搬运法：适用于病情较轻，但自己不能活动而体重又较重者。

（1）大轮靠近床尾，平车头端与床尾呈钝角，制动车闸。

（2）两名护士站于床的同一侧，将患者的双手交叉放于胸腹部，协助其移向床边。

（3）护士甲一手托住患者头、颈、肩部，另一手托住患者腰部；护士乙一手托住患者臀部，一手托住患者腘窝。

（4）两人同时托起患者至近侧床沿，再同时抬起患者向平车处移动，轻轻将患者放到车上，并协助患者卧于平车中央。盖好棉被、拉好护栏。

4. 三人搬运法：适用于病情较轻，但自己不能活动而体重又较重者。

（1）大轮靠近床尾，平车头端与床尾呈钝角，制动车闸。

（2）三名护士站于床的同一侧，将患者的双手交叉放于胸腹部，协助其移向床边。

（3）护士甲托住患者头、颈、肩及背部，护士乙托住腰、臀部，护士丙托住患者腘窝和小腿部。

（4）三人同时托起患者至近侧床沿，再同时抬起患者向平车处移动，轻轻将患者放到车上，并协助患者卧于平车中央。盖好棉被、拉好护栏。

5. 四人搬运法：适用于颈椎、腰椎骨折患者或病情较重的患者。

（1）大轮靠床头，小轮靠床尾，紧靠床边，平车与病床高度一致，制动车闸。

（2）松开盖被，在患者腰臀部铺布中单。

（3）四名护士，甲站于床头，托住患者头、颈、肩，乙站于床尾，托住患者双腿，丙、丁站于床和平车的两侧,紧握中单四角,同时用力,将患者移至平车中央躺好,盖好棉被,拉好护栏。

(二)注意事项

1.搬运患者时注意节力原理的应用,动作轻稳,协调一致,确保患者舒适、安全,冬季注意保暖,避免受凉。

2.车速适宜,不可过快;如平车一端为小轮,则患者的头部位于大轮端,以减少颠簸产生的不适;上下坡时,患者头部应位于高处;进出门时应先将门打开,不能用车撞门,以免震动患者及损坏设施。

3.推行时,推行者应站于患者头侧,以便观察病情,注意患者面色、呼吸、脉搏的变化。妥善安置患者身上的导管和输液管,以免脱落,受压或液体逆流,输液和引流管须保持通畅。

4.搬运颈椎损伤或怀疑颈椎损伤患者,要选用四人搬运法,过程中要保持头部处于中立位,并沿身体纵轴向上略加牵引颈部或用双手托起患者头部,缓慢移至平车中央。患者取仰卧位,并在颈下垫小枕或衣物,保持头颈中立,头颈两侧用衣物或沙袋加以固定。如果搬运不当会引起高位脊髓损伤,发生高位截瘫,甚至在短时内死亡;颅脑损伤、颌面部外伤患者,头卧于健侧;昏迷的患者,头转向一侧。

【临床护理举例】

急诊科上午8时30分接诊一名女性患者,30岁,体重54 kg,经询问病史得知其在家中打扫卫生擦玻璃时不慎从高2米的窗台坠落,小腿、腰部、骶尾部疼痛。入院检查,患者神志清楚,生命体征平稳,身上多处擦伤,软组织挫伤,右小腿骨折,现怀疑腰椎骨折,需要去CT室做检查。

【实验实训目的】

运送不能起床的患者入院、出院、外出检查、治疗、手术或转运患者。

【评估内容】

1.患者的一般情况:年龄、病情、体重、躯体活动能力、病损部位。
2.患者的认知反应:意识状态、对平车运送法的认知程度、心理反应、理解合作程度。
3.平车性能是否良好。
4.地面是否平坦、干燥,通道是否宽敞,季节及室外温度情况。

【操作准备】

1.护士准备:操作前洗手、戴口罩,着装整洁。
2.患者准备:患者能了解平车运送法的目的、方法及注意事项,并配合操作。
3.物品准备:平车(各部件性能良好),带套棉被或毛毯,必要时备木板、中单。
4.环境准备:保证通道宽敞、通畅,地面防滑。

【临床操作评分标准】

平车运送法操作规程及评分见表5-1。

表5-1　平车运送法操作规程及评分

项目	操作标准	分值	扣分细则	得分
素质评价	1. 语言清晰、流利,普通话标准	2	一项不符合要求扣1分	
	2. 行为举止规范、大方、优雅	3	不符合要求酌情扣分	
	3. 着装规范,符合护士仪表礼仪	2	服装、鞋帽一项不符合要求扣1分	
准备质量评价	1. 物品备齐,枕头放置合适位置,褥子、棉被平铺于平车上	3	物品少一样扣1分,放置无序扣1分	
	2. 操作前评估患者	2	未评估患者扣2分,评估与病情不符扣1分	
	3. 评估环境	1	未评估扣1分	
	4. 洗手,戴口罩	2	一项未做扣1分,洗手动作一步不规范扣0.2分	
操作过程质量评价	1. 核对、解释,取得配合	3	一项未做扣1分	
	2. 移开床旁桌椅,松开床尾盖被	3	一项未做扣1分,位置不合适扣1分	
	3. 检查平车性能,将平车推至床旁,放置合适位置	6	未检查扣2分,位置不合适扣4分	
	4. 制动车闸	4	未做扣4分	
	5. 根据患者病情、体重选择挪动法,一人、二人、三人、四人搬运法将患者移至平车上 (1)挪动法:协助患者按上半身、臀部、下肢的顺序移向平车。由平车回床时,按下肢、臀部、上半身的顺序移动 (2)一人搬运法:护士一臂由患者腋下伸至对侧肩部,另一臂伸至患者臀下,患者双臂交叉于护士颈后 (3)二人搬运法:护士甲、乙站于同侧,甲一手托住患者头、颈、肩部,一手托住患者腰部,乙一手托住患者臀部,一手托住患者腘窝 (4)三人搬运法:护士甲、乙、丙站于同侧,甲一手托住患者头、颈、肩部,一手托住患者背部,乙一手托住患者腰部,一手托住患者臀部,丙一手托住患者腘窝,一手托住患者小腿 (5)四人搬运法:在患者腰臀部铺中单,甲站于床头,托住患者头、颈、肩部,乙站于床尾,托住患者双腿,丙、丁站于床和平车的两侧,紧握中单,四人同时用力搬起	20	选择方法不正确扣4分,搬运时方法不正确扣4分,手放置位置不对一处扣2分,动作不统一扣4分,不注意保护患者一次扣2分	
	6. 妥善安置患者,用棉被(毛毯)包裹(先折脚端,再近侧,后对侧,颈部反折成衣领)	8	患者躯体外露一处扣2分,棉被包裹方法不当酌情扣分	
	7. 整理床单位,铺暂空床	4	未整理成暂空床扣4分,整理不美观扣2分	

续表 5-1

项目	操作标准	分值	扣分细则	得分
操作过程质量评价	8. 将平车推至床旁合适位置,制动车闸,翻开盖被	4	一项未做扣1分,位置不正确扣2分	
	9. 协助患者上床,取舒适卧位	20	扣分标准同5	
	10. 整理床单位,洗手	3	一项未做扣1分,整理不美观扣1分	
终末质量评价	1. 操作中能控制车速,保持平稳,使患者舒适	2	不符合要求酌情扣1~2分	
	2. 在操作中注意患者的病情变化	2	一项不符合要求扣0.5分	
	3. 操作程序符合标准,符合节力原则	2	程序颠倒一次扣1分,不符合节力原则扣1分	
	4. 操作用时不超过7 min(操作过程为计时部分)	4	每超时30 s扣1分	

单元知识检测

1. 平车运送患者上、下坡时,患者头部保持在高处一端的目的是　　　　　　　　(　)
   A. 以免血压下降　　　　　B. 以防坠车　　　　　　C. 以免呼吸不畅
   D. 方便与患者沟通　　　　E. 以免头部充血不适

2. 协助患者从病床向平车挪动的顺序是　　　　　　　　　　　　　　　　　(　)
   A. 上身、臀部、下肢　　　B. 上身、下肢、臀部　　C. 臀部、上身、下肢
   D. 下肢、上身、臀部　　　E. 下肢、臀部、上身

3. 两人搬运患者的正确方法是　　　　　　　　　　　　　　　　　　　　　(　)
   A. 甲托患者头、颈、背,乙托患者腰部、大腿　　B. 甲托患者头、腰,乙托患者臀、腘窝
   C. 甲托患者头、颈、肩、腰,乙托患者臀、腘窝　　D. 甲托患者颈肩、腰,乙托患者腰、大腿
   E. 甲托患者头、背,乙托患者腰、腘窝

4. 一人搬运法,平车和床的关系是　　　　　　　　　　　　　　　　　　　(　)
   A. 平车与床平行　　　　　B. 平车头端与床尾呈直角　C. 平车头端与床尾呈钝角
   D. 平车头端与床尾呈锐角　E. 平车头端与床头呈钝角

5. 一人搬运法适用于　　　　　　　　　　　　　　　　　　　　　　　　　(　)
   A. 体重较重者　　　　　　B. 老年人　　　　　　　C. 小儿及体重较轻者
   D. 颈椎骨折者　　　　　　E. 脑外伤者

6. 某患者腰椎骨折住院,现去拍摄X射线片,应采用的搬运方法是　　　　　　(　)
   A. 一人搬运法　　　　　　B. 三人搬运法　　　　　C. 二人搬运法
   D. 四人搬运法　　　　　　E. 以上都可以

7. 一人搬运法,错误的叙述是　　　　　　　　　　　　　　　　　　　　　(　)
   A. 适用于体重较轻的患者　B. 推平车与床平齐　　　C. 托起患者,轻轻放于平车上
   D. 搬运者两手分别放于患者腋下和臀下　E. 患者双手交叉于患者颈后

8. 二人、三人搬运法,下列说法错误的是　　　　　　　　　　　　　　　　(　)
   A. 协调一致,全力抬起　　　　　　　　B. 为了使患者舒适,可以先抬起头部
   C. 使患者的身体稍稍向护士倾斜　　　　D. 注意节力原则
   E. 搬运者应同时移向平车

9. 三人搬运患者时,使平车头端与床尾呈 （　　）

A. 平行　　　　　　　　　B. 直角　　　　　　　　　C. 锐角

D. 钝角　　　　　　　　　E. 以上都不对

10. 四人搬运法,错误的操作是 （　　）

A. 平车与床平齐　　　　　B. 移开床旁桌、椅　　　　C. 在患者的腰、臀下铺中单

D. 四人站在平车的一侧　　E. 四人合力同时抬起患者轻轻放于平车上

11. 李某,孕32周,妊娠高血压综合征行剖宫产,欲用平车将其从待产室送往手术室,宜选用的搬运方法是 （　　）

A. 一人搬运法　　　　　　B. 挪动法　　　　　　　　C. 二人搬运法

D. 三人搬运法　　　　　　E. 四人搬运法

12. 吴某,男,65岁,因中毒性肺炎急诊给予吸氧后将用平车送往病区住院治疗,途中操作不妥的是 （　　）

A. 安置安全卧位　　　　　B. 注意保暖　　　　　　　C. 嘱家属推车要慢

D. 保持吸氧　　　　　　　E. 上下坡时头在高处

13. 患者,男性,46岁,腰椎骨折,用平车送往放射科检查,运送方法正确的是 （　　）

A. 单人搬运,平车上垫木板　B. 轮椅运送　　　　　　　C. 三人搬运,平车上垫木板

D. 四人搬运,平车上垫木板　E. 二人搬运,平车上垫木板

14. 患者,男性,身高1.87 m,体重86 kg。单纯性痔切除术后,运送患者回病区的方法是 （　　）

A. 扶助行走　　　　　　　B. 轮椅运送法　　　　　　C. 担架运送法

D. 平车三人运送法　　　　E. 平车一人运送法

15. 患者,男性,33岁,体重80 kg,因车祸致第1~4胸椎骨折。四肢瘫痪,呼吸困难,对自己的病情十分担心。

搬运此患者的方法是 （　　）

A. 单人抱起患者搬运　　　B. 单人背起患者搬运　　　C. 二人搬运法

D. 三人搬运法　　　　　　E. 四人搬运法

16. 患儿,5岁,急性脑膜炎入院,正确的搬运方法是 （　　）

A. 一人搬运法　　　　　　B. 二人搬运法　　　　　　C. 四人搬运法

D. 三人搬运法　　　　　　E. 以上都可以

(17~20题共用题干)

患者,王某,男。46岁,从高空坠落导致腰椎骨折,入院后要去CT室做检查。

17. 对此患者宜采用的运送方法是 （　　）

A. 护士搀扶患者　　　　　B. 患者自己步行　　　　　C. 患者借助双拐行走

D. 轮椅运送　　　　　　　E. 平车运送

18. 宜采用的搬运方法是 （　　）

A. 挪动法　　　　　　　　B. 二人法　　　　　　　　C. 一人法

D. 三人法　　　　　　　　E. 四人法

19. 搬运患者时,平车与床尾呈 （　　）

A. 直角　　　　　　　　　B. 平行　　　　　　　　　C. 钝角

D. 锐角　　　　　　　　　E. 直线

20. 用平车运送患者时,下面措施不妥的是 （　　）

A. 车上垫木板　　　　　　B. 先做好骨折部位的固定　C. 下坡时头在后

D. 宜用四人搬运法　　　　E. 让家属推车,护士在旁密切观察

参考答案:

1. E　2. A　3. C　4. C　5. C　6. D　7. B　8. B　9. D　10. D　11. D　12. C　13. D　14. D　15. E　16. A

17. E　18. E　19. B　20. E

（乔瑞平）

项目六　协助患者移向床头法

卧位的更换
保护患者安
全的措施

【教学重点、要点】

（一）操作要点

1. 一人协助法：适用于病情较轻，能够配合翻身者。患者屈膝仰卧，双手握住床头栏杆，双脚蹬床面，护士一手托住患者的肩背部，一手托住患者的臀部，移向床头。

2. 二人协助法：适用于病情较重或体重较重的患者。患者屈膝仰卧，两名护士分别站在床的两侧，交叉托住患者的肩背部和臀部。或一人托住患者的肩部及腰部，一人托住患者的臀部、腘窝，两人同时用力抬起患者移向床头。

（二）注意事项

1. 操作前根据患者病情酌情放平床头、床尾支架，将枕头横立于床头，保护头部，以免头部碰撞床头栏杆而受伤。

2. 帮助患者移向床头时，不可拉、拖、推，以免损伤皮肤。

3. 若患者身上置有多种导管时，应先将导管安置妥当，移动后检查导管是否脱落、移位、受压、折叠、扭曲，以保持通畅。

4. 操作时注意节力原则：两脚分开，以扩大支撑面；面向移动方向，身体尽量靠近患者，减小阻力臂。

5. 移位后放回枕头，酌情摇起床头、床尾支架，整理床单位。

【临床护理举例】

患者陈某，女，45 岁，因"甲状腺增大"入院，入院后行甲状腺切除术，术后遵医嘱取半坐卧位，患者由于重力作用身体滑向床尾，护士应如何协助患者移向床头。

【实验实训目的】

协助滑向床尾而不能自行移动的患者移向床头，恢复舒适与安全。

【评估内容】

1. 患者的一般情况：病情、年龄、体重、需要变换卧位的原因。
2. 患者的认知反应：意识状态、生命体征、躯体活动度、理解合作程度、伤口及引流情况。

【操作准备】

1. 护士准备:操作前洗手、戴口罩,着装整洁(根据患者情况决定护士人数)。
2. 患者准备:患者及家属了解移向床头的目的、过程及配合要点,并配合操作。
3. 物品准备:酌情准备软枕。
4. 环境准备:整洁、安静,室温适宜,光线充足,酌情进行遮挡。

【临床操作评分标准】

协助患者移向床头法操作规程及评分见表6-1。

表6-1 协助患者移向床头法操作规程及评分

项目	操作标准	分值	扣分细则	得分
素质评价	1. 语言清晰、流利,普通话标准	2	一项不符合要求扣1分	
	2. 行为举止规范、大方、优雅	3	不符合要求酌情扣分	
	3. 着装规范、符合护士仪表礼仪	3	服装、鞋帽一项不符合要求扣1分	
准备质量评价	1. 物品备齐,放置有序	2	物品少一样扣1分,放置无序扣1分	
	2. 操作前评估患者	3	未评估患者扣2分,评估与病情不符扣1分	
	3. 评估环境	1	未评估扣1分	
	4. 洗手,戴口罩	2	一项未做扣1分,洗手动作一步不规范扣0.2分	
操作过程质量评价	1. 将用物推至患者床旁,核对患者床号、姓名	5	一项未做扣1分	
	2. 评估患者病情、意识状态、体重、躯体活动情况、合作程度、伤口及引流情况	8	一项未评估扣2分,评估方法错误或不到位扣1分	
	3. 向患者及家属解释操作的目的、方法、配合要点及注意事项	4	一项未做扣1分	
	4. 安置好患者身上的导管及输液管道	4	一项未做扣2分,安置方法错扣1分	
	5. 酌情放平床头、床尾支架,将枕头横立于床头	5	一项未做扣2分,顺序错误或方法错误扣1分	
	6. 一人协助法:适用于病情较轻,能够配合者 (1)患者屈膝仰卧,双手握住床头栏杆,双脚蹬床面	10	一项未做扣3分,顺序错误或方法错误扣2分	
	(2)护士一手托住患者肩背部,一手托住患者的臀部,移向床头	10	一项未做扣3分,顺序错误或方法错误扣2分,患者出现安全隐患扣5分	
	7. 二人协助法:适用于病情较重或危重、虚弱的患者 (1)嘱患者屈膝仰卧	4	一项未做扣2分	
	(2)两名护士分别站在床的两侧,交叉托住患者的肩背部和臀部。或一人托住患者的肩部及腰部,一人托住患者的臀部、腘窝	10	方法错误扣3分,位置错误扣3分	
	(3)两人同时用力抬起患者,移向床头	6	方法错误扣3分,未同时发力扣3分	

续表6-1

项目	操作标准	分值	扣分细则	得分
操作过程质量评价	8. 移回枕头,协助患者取舒适卧位	2	一项未做扣2分,不规范或方法错误扣1分	
	9. 检查患者身上的导管及输液管道	2	一项未检查扣1分	
	10. 整理患者床单位,清理用物	2	一项未做扣1分	
	11. 洗手,记录皮肤情况	2	未记录扣2分,记录不规范扣1分	
终末质量评价	1. 关爱患者,与患者沟通有效,注意保护患者隐私使患者舒适	2	不符合要求酌情扣1~2分	
	2. 让患者了解移向床头的目的、方法配合要点及注意事项	2	不符合要求酌情扣分	
	3. 操作程序符合标准,符合节力原则	2	顺序颠倒1次扣1分,不符合节力原则酌情扣1~2分	
	4. 操作用时不超过5 min(操作过程为计时部分)	4	每超时30 s扣1分	

单元知识检测

1. 患者自身无变换卧位的能力或因治疗、护理需要躺于被安置的体位,称为 （　）
   A. 主动卧位　　　　　　　B. 被动卧位　　　　　　　C. 被迫卧位
   D. 强迫卧位　　　　　　　E. 治疗卧位

2. 支气管哮喘发作时,患者宜采取的卧位是 （　）
   A. 中凹卧位　　　　　　　B. 半坐卧位　　　　　　　C. 头高足低位
   D. 端坐位　　　　　　　　E. 侧卧位

3. 甲状腺手术治疗后,患者采取半坐卧位的主要目的是 （　）
   A. 预防感染　　　　　　　B. 减轻局部出血　　　　　C. 避免疼痛
   D. 减轻缝合处张力　　　　E. 改善呼吸困难

4. 二人协助患者移向床头时,不正确的是 （　）
   A. 酌情放平床头、床尾支架　　　B. 枕头放于床尾　　　C. 两人站于床的同侧
   D. 移回枕头,按需要摇起床头、床尾支架　　　　E. 同时抬起患者移向床头

5. 心源性哮喘的患者采取半坐卧位的主要机制是 （　）
   A. 改善肺部通气　　　　　B. 改善肺泡壁气体交换　　C. 改善肺部血液循环
   D. 减少回心血量从而减轻肺淤血　　　　E. 降低血压,减轻心脏后负荷

6. 一人协助患者移向床头的操作方法错误的是 （　）
   A. 视病情,放平床头、床尾支架　B. 取下枕头放于床尾
   C. 患者屈膝仰卧　　　　　D. 护士与患者同时协作
   E. 嘱患者握住床头栏杆,双脚蹬床面

7. 患者取端坐卧位时,床头支架与床呈 （　）
   A. 15°~30°　　　　　　　B. 10°~15°　　　　　　　C. 70°~80°
   D. 30°~50°　　　　　　　E. 45°~60°

8.下列不符合节力原则的是　　　　　　　　　　　　　　　　　　　　　　　　（　　）

　　A.身体靠近床边　　　　　　　B.两腿间距与肩同宽　　　　　　C.使用肘部力量

　　D.两膝稍曲并分开　　　　　　E.上身保持一定弯度

9.颈椎骨折进行颅骨牵引时,应采取的体位是　　　　　　　　　　　　　　　　（　　）

　　A.俯卧位　　　　　　　　　　B.端坐位　　　　　　　　　　　C.半坐卧位

　　D.头高足低位　　　　　　　　E.头低足高位

10.为矫正孕妇子宫后倾及胎位不正可以采用的体位是　　　　　　　　　　　　（　　）

　　A.俯卧位　　　　　　　　　　B.端坐位　　　　　　　　　　　C.半坐卧位

　　D.膝胸卧位　　　　　　　　　E.头低足高位

11.患者,男性,23岁,在足球比赛中摔伤导致左侧胫骨骨折,进行牵引时患者采取　　（　　）

　　A.头低足高位　　　　　　　　B.头高足低位　　　　　　　　　C.中凹卧位

　　D.端坐位　　　　　　　　　　E.半坐卧位

12.患者,女性,因心力衰竭导致呼吸困难,应安置　　　　　　　　　　　　　　（　　）

　　A.去枕仰卧位　　　　　　　　B.端坐位　　　　　　　　　　　C.俯卧位

　　D.侧卧位　　　　　　　　　　E.头高足低位

参考答案:

1.B　2.D　3.B　4.B　5.D　6.B　7.C　8.E　9.D　10.D　11.A　12.B

（乔瑞平）

项目七　协助患者翻身侧卧法

卧位的更换
保护患者安
全的措施

【教学重点、要点】

（一）卧位的性质

1. 主动卧位：是指患者身体活动自如，能根据自己的意愿和习惯随意改变体位。多见于病情较轻、术前及疾病恢复期的患者。

2. 被动卧位：是指患者自身没有变换卧位的能力，只能处于被安置的体位。多见于昏迷、瘫痪、身体极度虚弱的患者。

3. 被迫卧位：是指患者意识清楚，也有变换卧位的能力，但由于疾病影响或治疗所需而被迫采取的卧位。

（二）操作要点

1. 一人协助法：适用于体重较轻、病情较轻，能够配合翻身者。

（1）护士先将枕头移向近侧，然后将患者的肩部、臀部移向近侧，再将患者的双下肢移向近侧并屈曲。

（2）护士一手扶患者肩，一手扶患者膝，轻轻将其转向对侧，背对护士，将软枕垫于患者肩部、胸前和膝部，使患者舒适、安全。不可托、拉、拽，以免损伤患者皮肤。

2. 二人协助法：适用于体重较重或病情较重的患者，如截瘫、偏瘫、昏迷等患者。

（1）甲、乙两名护士站于患者同侧，先将枕头移向近侧，护士甲托住患者颈肩部和腰部，护士乙托住患者的臀部和腘窝，同时将患者抬起移向近侧。

（2）甲乙护士分别扶住患者肩、腰、臀和膝部，轻推患者，使其转向对侧。将软枕垫于患者肩部、胸前和膝部，使患者舒适、安全。

（三）注意事项

1. 根据患者的病情和皮肤受压情况确定翻身间隔的时间，在协助患者更换体位时应注意观察局部皮肤情况。如发现皮肤有红肿或破损应及时处理，并酌情增加翻身次数，记录在翻身记录卡上，做好交接班。

2. 协助患者更换体位时，应先将患者身体抬离床面，再进行翻身，切忌拖、拉、推、拽等动作，以免人为的皮肤擦伤。若两人协助翻身时，应注意动作协调一致、轻稳。

3. 协助有特殊情况的患者更换体位时应特别注意：

（1）若患者身上有各种引流管或者输液装置的患者，翻身前或移动前应先将引流管安置妥善，变换体位后仔细再检查，保持引流管的畅通，防止出现导管扭曲、受压、脱落、折叠等情况。

（2）为手术后患者翻身前，应检查伤口敷料是否干燥、有无脱落，如敷料潮湿或已脱落，，应先换药再翻身,翻身后避免压迫伤口。

(3)颅脑术后的患者,应协助其取健侧卧位或仰卧位,翻身时避免头部剧烈翻转以免引起脑疝。

(4)为牵引患者翻身时,不可放松牵引。

(5)为石膏固定或者有伤口较大患者翻身后,应注意用软垫支撑以防肢体或伤口受压。

4.协助患者更换体位时护士应注意节力原则。翻身时,让患者身体尽量靠近护士,使重力线通过支撑面来保持平衡,以缩短重力臂达到安全、节力的目的。

【临床护理举例】

患者,王某,男性,46岁,因持续颈部疼痛并伴有上肢麻木及放射性疼痛入院,并行颈椎前路椎间减压及植骨融合术术后第3天。术后每日均给予维生素 B_{12} 0.5 mg 肌内注射,请协助患者翻身侧卧,摆好注射的体位。

【实验实训目的】

1.协助不能更换体位的患者更换卧位,促进患者舒适度。

2.满足诊疗、护理的需要,如肌内注射、背部皮肤护理、更换床单。

3.预防并发症,如坠积性肺炎、压力性溃疡。

【评估内容】

1.患者的一般情况:年龄、病情、体重、目前的健康状况、需要更换体位的原因。

2.患者的生命体征、意识状态、躯体和四肢的活动能力;局部皮肤受压情况;有无骨折、牵引、手术伤口及引流情况。

3.患者及家属的认知反应:对变更体位的认知程度、心理反应及理解合作程度。

【操作准备】

1.护士准备:着装整洁,操作前洗手、戴口罩(根据患者具体情况决定护士人数)。

2.患者准备:患者及家属了解更换体位的目的、方法及操作过程及配合要点。

3.物品准备:根据患者情况准备软枕、床档等物品。

4.环境准备:室温适宜、光线充足,整洁安静,必要时进行遮挡,保护患者隐私。

【临床操作评分标准】

协助患者翻身侧卧法操作规程及评分见表7-1。

表 7-1 协助患者翻身侧卧法操作规程及评分

项目	操作标准	分值	扣分细则	得分
素质评价	1.语言清晰、流利,普通话标准	2	一项不符合要求扣1分	
	2.行为举止规范、大方、优雅	3	不符合要求酌情扣分	
	3.着装规范、符合护士仪表礼仪	3	服装、鞋帽一项不符合要求扣1分	

续表 7-1

项目	操作标准	分值	扣分细则	得分
准备质量评价	1. 护士要求:着装整齐,洗手、戴口罩	2	一项未做扣1分,洗手动作一步	
	2. 环境准备:环境安静、整洁、舒适、温度适宜,光线充足,必要时进行遮挡	2	不规范扣0.2分,未评估扣1分	
	3. 用物准备:根据患者病情准备软枕、床档、伤口换药用物、手消毒液、医疗废物桶	3	物品少一样扣1分,放置无序扣1分,未评估患者扣2分,评估与病情不符扣1分	
操作过程质量评价	1. 将用物推至患者床旁,核对患者床号、姓名	4	一项未做扣2分	
	2. 评估患者意识状态、病情、体重、躯体和四肢的活动能力、局部皮肤受压情况和配合能力	8	一项未评估扣2分,评估方法错误或不到位扣1分	
	3. 向患者解释翻身侧卧的目的、方法、配合要点及注意事项	4	一项未做扣2分,解释不符合病情扣1分	
	4. 将患者身上的各种导管安置妥当	4	一项未做扣2分,安置方法错误扣1分	
	5. 护士站于患者的右侧,先将枕头移向近侧,嘱患者屈膝仰卧,双肘屈曲,双手放于腹部	6	一项未做扣2分,顺序错误或方法错误扣1分	
	6. 一人协助法:适用于体重较轻、病情较轻,能够配合翻身者 (1)嘱患者仰卧,双肘屈曲,双手放于腹部 (2)先将枕头移向近侧,然后将患者的肩部、臀部移向近侧,再将患者的下肢移近并屈曲 (3)护士一手扶患者肩部、一手扶膝部,轻轻将其转向对侧,背对护士 (4)将软枕垫于患者背部、胸前和膝部,使患者舒适、安全	4 7 5 3	一项未做扣2分,顺序错误或方法错误扣1分 一项未做扣3分,顺序错误或方法错误扣2分,患者出现安全隐患扣5分 一项未做扣2分 方法错误扣3分,软枕位置错误扣3分	
	7. 二人协助法:适用于体重较重或病情较重的患者,如截瘫、偏瘫、昏迷等患者 (1)甲、乙两名护士站于患者同侧,先将枕头移向近侧,护士甲托住患者颈肩部和腰部,护士乙托住患者臀部和腘窝,同时将患者抬起移向近侧 (2)甲乙护士分别扶住患者的肩、腰、臀和膝部,轻推患者,使其转向对侧。将软枕垫于患者肩部、胸前和膝部,使患者舒适、安全	6 7	方法错误扣3分,未同时发力扣3分 一项未做扣2分,不规范或方法错误扣1分	

续表7-1

项目	操作标准	分值	扣分细则	得分
操作过程质量评价	8.移回枕头,协助患者取舒适卧位	3	一项未做扣1分	
	9.检查并安置患者肢体,保持各关节处于功能位置	5	一项未做扣3分	
	10.检查患者身上的导管,保持其通畅	3	未做扣2分	
	11.整理床单位及用物	3	一项未做扣1分	
	12.洗手,记录	3	未记录扣2分,记录不规范扣1分	
终末质量评价	1.关爱患者,与患者沟通有效,注意保护患者隐私,使患者舒适	2	不符合要求酌情扣1～2分	
	2.让患者了解移向床头的目的、方法配合要点及注意事项	2	不符合要求酌情扣分	
	3.操作程序符合标准,符合节力原则	2	程序颠倒1次扣1分,不符合节力原则酌情扣1～2分	
	4.操作用时不超过5 min(操作过程为计时部分)	4	每超时30 s扣1分	

📖 单元知识检测

1. 患者采取被迫卧位的目的是　　　　　　　　　　　　　　　　　　　　　　　（　　）

　A.保证患者的安全　　　　　B.减轻患者的痛苦　　　　C.患者意识丧失

　D.减轻体力消耗　　　　　　E.预防并发症

2. 急性胸膜炎的患者常取的体位是　　　　　　　　　　　　　　　　　　　　　（　　）

　A.患侧卧位　　　　　　　　B.端坐位　　　　　　　　　C.健侧卧位

　D.半坐卧位　　　　　　　　E.平卧位

3. 全麻术后未清醒的患者采取去枕仰卧位,头偏向一侧的目的是　　　　　　　　（　　）

　A.防止颅内压降低　　　　　B.减轻伤口疼痛　　　　　　C.有利于静脉回流

　D.防止呕吐物流入气管　　　E.减轻局部出血

4. 为患者翻身的操作中,不正确的是　　　　　　　　　　　　　　　　　　　　（　　）

　A.术后患者先换药再翻身　　B.遵循节力原则

　C.颈椎或颅骨牵引患者,翻身不可放松牵引

　D.颅脑手术者应取健侧或平卧位

　E.为带有引流管的患者翻身前需要将引流管关闭

5. 帮助术后带有引流管的患者翻身侧卧时,下列方法正确的是　　　　　　　　　（　　）

　A.翻身前夹闭引流管　　　　　　　　　B.两人翻身时着力点分别位于肩、腰、臀、膝部

　C.翻身后将患者上腿伸直,下腿弯曲　　D.翻身后再更换伤口敷料

　E.为牵引患者翻身时,应放松牵引

6. 腹腔感染术后的患者采取半坐卧位的目的是　　　　　　　　　　　　　　　　（　　）

　A.减轻伤口缝合处的张力　　B.防止呕吐　　　　　　　　C.防止腹部粘连

　D.减少术后出血　　　　　　E.有利于腹腔引流,使感染局限化

7. 面部及颈部术后的患者采取 （ ）

    A. 半坐卧位   B. 仰卧位   C. 头低足高位

    D. 端坐位   E. 侧卧位

8. 协助患者更换卧位的间隔时间应根据 （ ）

    A. 医嘱   B. 病情及受压情况   C. 工作闲忙

    D. 患者意见   E. 家属提议

9. 患者，女性，56 岁乳腺癌根治术后留置引流管，为其翻身时，正确的操作方法是 （ ）

    A. 翻身前必须夹闭引流管   B. 患者只能卧于健侧

    C. 两人协助翻身时，一人托肩、腰，另一人托臀、腘窝

    D. 翻身后上腿伸直，下腿弯曲   E. 翻身后更换伤口敷料

10. 患者，男性，60 岁，体重 75 kg，甲、乙两名护士为其翻身时不正确的操作是 （ ）

    A. 护士站在床的同侧   B. 甲托患者腰背部   C. 乙托患者臀部和腘窝

    D. 轻推患者转向对侧   E. 两人同时抬起患者至近侧

11. 患者女性，35 岁，颈椎骨折进行骨牵引，为其变换卧位不正确的操作是 （ ）

    A. 做好解释   B. 核对患者   C. 放松牵引后再翻身

    D. 检查受压部位皮肤情况   E. 记录翻身时间

12. 患者，男性，60 岁，因脑血管意外导致左侧肢体瘫痪，护士协助患者变换卧位后，在身体空隙处垫上软枕的主要作用是 （ ）

    A. 防止排泄物对局部的直接刺激   B. 减少皮肤受摩擦刺激

    C. 促进患者舒适   D. 扩大接触面积，减少局部组织压强

    E. 降低空隙处的压强

13. 患者，女性，67 岁，颅脑术后，为其翻身时，头部不可翻转过剧，是因为可以引起 （ ）

    A. 脑出血   B. 脑干损伤   C. 脑疝

    D. 脑栓塞   E. 脑休克

参考答案：

1.B   2.D   3.D   4.E   5.B   6.E   7.A   8.B   9.C   10.B   11.C   12.D   13.C

（乔瑞平）

项目八 七步洗手法

无菌技术基本操作法

【教学重点、要点】

(一)手的清洗与消毒

1. 洗手:指医务人员用肥皂(或肥皂液)和流动水洗手,去除手部皮肤污垢、碎屑和部分致病菌的过程。

2. 卫生手消毒:指医务人员用速干手消毒剂揉搓双手,以减少手部暂居菌的过程。

3. 外科手消毒:指外科手术前医务人员用肥皂(或肥皂液)和流动水洗手,再用手消毒剂清除或者杀灭手部暂居菌和减少常居菌的过程。

(二)七步洗手法

1. 掌心相对,手指并拢,相互揉搓。

2. 掌心对手背沿指缝相互揉搓,交替进行。

3. 掌心相对,双手交叉沿指缝相互揉搓。

4. 弯曲手指,使关节在另一手掌心旋转揉搓,双手交换进行。

5. 一手握另一手大拇指旋转揉搓,双手交换进行。

6. 一手五个指尖并拢在另一手掌心旋转揉搓,双手交换进行。

7. 一手手掌握另一手手腕螺旋式揉搓,双手交换进行。

(三)牢记洗手时机,掌握洗手指征

1. 直接接触患者前后。

2. 接触患者的血液、体液、分泌物、排泄物、伤口敷料等之后。

3. 接触患者周围环境及物品后。

4. 直接为传染病患者进行检查、治疗、护理后。

5. 处理患者污物后。

6. 在同一患者身上,从污染部位移到清洁部位时。

7. 接触患者黏膜、破损皮肤或伤口前后。

8. 穿脱隔离衣后,脱手套之后。

9. 进行无菌操作,接触清洁、无菌物品前。

10. 处理药物或配餐前。

(四)注意事项

1. 明确选择洗手方法的原则:当手部有血液、体液或其他体液等肉眼可见污染时,应用清洁剂

或流动水洗手;当手部没有肉眼可见污染时,可用速干手消毒剂消毒双手代替洗手。

2.遵守洗手流程,揉搓面面俱到;遵守洗手流程和步骤,调节合适的水温、水流,避免污染周围环境或溅到身上;如水龙头是手触式,注意随时清洁水龙头开关。揉搓时双手各个部位都需要洗到、冲净,尤其是指背、指缝和指关节等部位;冲洗双手时注意指尖向下,以免水流入衣袖,并避免溅湿工作衣。

【临床护理举例】

患者,李某,女,42 岁,发现子宫肌瘤 7 年,6 个月前因肌瘤增大明显,B 超提示子宫多发肌瘤,较大者 75 cm×53 cm×49 cm,月经量偏多,现入院行子宫切除术,术前护士遵医嘱进行备皮、阴道冲洗等术前准备,操作前进行七步洗手。

【实验实训目的】

除去手部皮肤污垢及大部分暂居菌,切断通过手传播感染的途径。

【评估内容】

1.患者的一般情况:病情,目前采取的隔离种类。
2.护士:手污染的程度、将要进行操作的类型。

【操作准备】

1.护士准备:着装整洁、取下手表及饰物、修剪指甲、卷袖过肘。
2.物品准备:流动水、洗手池设备(无此设备的可备消毒液、清水各一盆)、清洁剂、干手器或纸巾、消毒小毛巾,必要时备护手液或速干手消毒剂。
3.环境准备:整洁、宽敞。

【临床操作评分标准】

七步洗手法操作规程及评分见表8-1。

表8-1 七步洗手法操作规程及评分

项目	操作标准	分值	扣分细则	得分
素质评价	1.语言清晰、流利,普通话标准	2	一项不符合要求扣1分	
	2.行为举止规范、大方、优雅	3	不符合要求酌情扣分	
	3.着装规范、符合护士仪表礼仪	3	服装、鞋帽一项不符合要求扣1分	
准备质量评价	1.物品备齐,放置有序	2	物品少一样扣1分,放置无序扣1分	
	2.评估环境	3	未评估扣1分	
	3.修剪指甲,取下手表、饰物	2	一项未做或不符合要求扣1分	

续表8-1

项目	操作标准	分值	扣分细则	得分
操作过程质量评价	1. 打开水龙头,调节合适的水流和水温	5	打开水龙头方法不正确扣1分,水流过大或过小扣2分,水温不合适扣2分	
	2. 在流动水下,充分湿润双手,关上水龙头,均匀涂肥皂或洗手液在整个手掌、手背、手指和指缝	5	双手未充分湿润扣1分,皂液或洗手液未涂抹均匀扣3分,未涂抹扣4分	
	3. 掌心相对,手指并拢,相互揉搓	7	方法错误扣3分,揉搓范围不到位扣3分,揉搓次数不到位扣1分	
	4. 掌心对手背沿指缝相互揉搓,交替进行	7	方法错误扣3分,揉搓范围不到位扣3分,揉搓次数不到位扣1分	
	5. 掌心相对,双手交叉沿指缝相互揉搓	7	方法错误扣3分,揉搓范围不到位扣3分,揉搓次数不到位扣1分	
	6. 弯曲手指,使关节在另一手掌心旋转揉搓,双手交换进行	7	方法错误扣3分,揉搓范围不到位扣3分,揉搓次数不到位扣1分	
	7. 一手握另一手大拇指旋转揉搓,双手交换进行	7	方法错误扣3分,揉搓范围不到位扣3分,揉搓次数不到位扣1分	
	8. 一手五个指尖并拢在另一手掌心旋转揉搓,双手交换进行	7	方法错误扣3分,揉搓范围不到位扣3分,揉搓次数不到位扣1分	
	9. 一手手掌握另一手手腕螺旋式揉搓,双手交换进行	7	方法错误扣3分,揉搓范围不到位扣3分,揉搓次数不到位扣1分	
	10. 打开水龙头,流水冲洗干净	6	冲洗时手指未向下扣2分,手指未冲洗干净扣2分,工作服溅湿扣2分	
	11. 关上水龙头	6	关闭水龙头方法错误扣2分,未关闭水龙头扣4分	
	12. 用一次性纸巾擦干双手	4	未擦干扣2分,未擦扣2分	
终末质量评价	1. 动作熟练,操作规范	2	不符合要求酌情扣分	
	2. 应变能力强	2	不符合要求酌情扣分	
	3. 洗手范围符合标准	2	不符合要求酌情扣分	
	4. 洗手时间符合要求	4	不符合要求酌情扣分	

 单元知识检测

1. 无菌操作前进行七步洗手法,正确顺序是　　　　　　　　　　　　　　　　　　　　（　　）

   A. 掌心、指缝、手背、拇指、指尖、指关节、腕部

   B. 拇指、指尖、手背、指缝、掌心、指关节、腕部

   C. 掌心、手背、指缝、指关节、指尖、拇指、腕部

D. 指关节、腕部、指尖、指缝、拇指、手背、掌心

E. 掌心、腕部、指关节、掌心、手背、拇指、指尖、指缝

2. 七步洗手法,每个部位应洗( )次,总时间至少( )s。

A. 5,10   B. 15,15   C. 10,10

D. 15,5   E. 5,15

3. 有效洗手的方法为 ( )

A. 揉搓双手持续 15 s,范围至手腕   B. 揉搓双手持续 15 s,范围至肘上 10 cm

C. 揉搓双手持续 15 s,范围至手腕上 10 cm   D. 揉搓双手持续 30 s,范围至肘上 10 cm

E. 揉搓双手持续 30 s,范围至手腕上 10 cm

(4~5 题共用题干)

护士护理一名甲型流感患者后,为避免传染和防止交叉感染的发生,需进行手的清洁与消毒。

4. 关于七步洗手法,下列步骤错误的是 ( )

A. 手心相对,手指分开沿指缝相互揉搓   B. 手心对手背沿指缝相互揉搓

C. 掌心相对,双手交叉指缝相互揉搓   D. 一手握住另一手拇指旋转揉搓

E. 五个手指并拢放在另一掌心中旋转揉搓

5. 进行手消毒时,刷手的顺序正确的是 ( )

A. 前臂、腕部、手背、手掌、指缝、指甲   B. 指甲、指缝、手掌、手背、腕部、前臂

C. 手背、手掌、前臂、腕部、指缝、指甲   D. 手掌、手背、指缝、指甲、前臂、腕部

E. 指甲、指缝、手背、手掌、腕部、前臂

参考答案:

1. C   2. E   3. C   4. A   5. A

（张奕格）

项目九　无菌技术基本操作法

无菌技术基
本操作法

【教学重点、要点】

（一）定义

1. 无菌技术：指在医疗、护理操作中，防止一切微生物侵入人体和防止无菌物品、无菌区域被污染的技术。

2. 无菌物品：指经过灭菌处理后保持无菌状态未被污染的物品。

3. 无菌区域：指经过灭菌处理且未被污染的区域。

4. 非无菌物品或非无菌区域：指未经过灭菌处理或虽经过灭菌处理但又被污染的物品或区域。

（二）无菌技术的操作原则

1. 操作环境要求：操作区域和操作台布局合理，要清洁、宽敞、干燥、平坦，操作前 30 min 通风，停止打扫，减少人员走动以尽量减少尘埃飞扬。

2. 操作者仪表行为要求：操作前着装整洁、修剪指甲、洗手、戴帽子、口罩，必要时穿无菌衣、戴无菌手套；操作中应面向无菌区域，但不可面对无菌区域谈笑、咳嗽、打喷嚏，手臂须保持在腰部或治疗台面以上，不可跨越无菌区域。

3. 无菌物品管理要求：无菌物品和非无菌物品应分别放置，并有明显标志；无菌物品须存放在无菌包或无菌容器内，外面注明物品名称、灭菌日期，按有效期先后顺序摆放；定期检查无菌物品存放情况，使用纺织品材料包装的无菌物品有效期为 14 d，否则一般为 7 d；无菌包过期或包布受潮均应重新灭菌。

4. 操作过程无菌要求：取用或传递无菌物品必须使用无菌持物钳（或镊）；无菌物品一经取出虽未使用也不可放回无菌容器（或无菌包）内；无菌物品已被污染或疑有污染，应更换或重新灭菌；一套无菌物品只供一位患者使用，防止交叉感染。

（三）操作要点

1. 无菌持物钳

（1）存放要点：干燥保存法，4 h 更换一次。湿式保存法，消毒液需浸泡至持物钳节以上 2~3 cm 或镊子长度的 1/2，每个容器内只能放置一把持物钳。

（2）使用要点：打开容器盖，取放无菌持物钳时应先闭合钳端，不能让持物钳触及容器边缘，使用时保持钳端向下，在腰部以上视线范围内活动，不可倒转。

（3）注意事项：远距离使用无菌持物钳应将持物钳和容器一同移至操作处，就地使用；不可用无菌持物钳夹取油纱布，防止油粘于钳端而影响消毒效果；不可用无菌持物钳消毒皮肤或换药，以防持物钳被污染。

2.无菌容器

（1）取物时，打开无菌容器盖，平移离开容器，内面向上，置于稳妥处或拿在手中，手勿触及盖的边缘及内面。

（2）取物后，立即将盖的内面翻转向下，再移至容器口上方盖，手持无菌容器（如治疗碗）时，应托住容器底部。

（3）无菌容器一经打开，使用时间不超过 24 h。

3.无菌包

（1）检视化学指示卡颜色呈灭菌标准色，用无菌持物钳夹取所需物品，放在准备好的无菌区内。

（2）无菌包内物品未用完，应按原折痕包好，注明开包日期及时间，限 24 h 内使用。

4.铺无菌盘

（1）上层呈扇形折叠，开口向外，治疗巾内面构成无菌区，放入无菌物品后，上下层边缘对齐，将开口处向上翻折两次，两侧边缘分别向下翻折一次，露出治疗盘边缘。

（2）铺好的无菌盘应尽快使用，有效期不超过 4 h。

5.取用无菌溶液

（1）查对溶液名称、浓度、剂量、有效期，检查瓶盖有无松动，瓶身有无裂隙，以及溶液有无混浊、沉淀、变色或絮状物。

（2）打开瓶盖，使瓶签朝向掌心，倒少量溶液旋转冲洗瓶口，再由原处倒出溶液至无菌容器中。

（3）已开启的溶液，一次未用完，瓶内的溶液 24 h 内有效，只能做清洁操作使用。

6.戴、脱无菌手套

（1）已戴手套的手不可触及未戴手套的手及另一手套的内面（非无菌面），未戴手套的手不可触及手套的外面（无菌面）。

（2）戴好手套的手应始终保持在腰部以上、视线范围以内，操作时发现手套有破损，应立即更换。

【临床护理举例】

患者王某，女，26 岁，下班途中骑电动车摔伤被送入医院，经检查诊断为双下肢多处软组织擦伤，右小腿前侧有一 3 cm×4 cm 伤口，需要进行伤口的消毒缝合。

【实验实训目的】

保持无菌物品及无菌区域不被污染，防止病原微生物侵入或传播给他人。

1.无菌持物钳：用于取放和传递无菌物品，保持无菌物品的无菌状态。

2.无菌容器：用于盛放无菌物品并保持其无菌状态。

3.无菌包：用无菌包布包裹无菌物品以保持物品的无菌状态，供无菌操作使用。

4.无菌盘：形成无菌区域，内放置无菌物品，以供检查、治疗、护理使用。

5.取用无菌溶液：保持无菌溶液的无菌状态，供无菌操作使用。

6.戴脱无菌手套：预防病原微生物通过医务人员的手传播疾病和污染环境，确保无菌技术操作的无菌效果，保护患者和医护人员免受感染。

【评估内容】

1.操作环境：操作区域和操作台布局合理；室内光线充足；操作台面清洁、宽敞、干燥、平坦，操作前 30 min 通风,停止打扫,减少人员走动以尽量减少尘埃飞扬。

2.操作用物:各类无菌技术操作用物的种类、有效期、灭菌效果等。

【操作准备】

1.护士准备:着装整洁,操作前修剪指甲、去除饰物,洗手,戴口罩。

2.物品准备:无菌持物钳、盛放无菌持物钳的容器、无菌容器、无菌包、治疗盘、记录单、无菌治疗巾、无菌物品、无菌溶液、消毒液、弯盘、启瓶器、无菌手套、笔、手表。

3.环境准备:环境安静整洁、光线充足,台面清洁、干燥、平坦。

【临床操作评分标准】

无菌技术基本操作法操作规程及评分见表 9-1。

表 9-1　无菌技术基本操作法操作规程及评分

项目	操作标准	分值	扣分细则	得分
素质评价	1.语言清晰、流利,普通话标准	2	一项不符合要求扣 1 分	
	2.行为举止规范、大方、优雅	3	不符合要求酌情扣分	
	3.着装规范,符合护士仪表礼仪	3	服装、鞋帽一项不符合要求扣 1 分	
准备质量评价	1.物品备齐,放置有序	2	物品少一样扣 1 分,放置无序扣 1 分	
	2.评估环境	3	未评估扣 1 分	
	3.洗手,戴口罩	2	一项未做扣 1 分,洗手动作一步不规范扣 0.2 分	
操作过程质量评价	1.备齐的用物,推至治疗台旁	2	放置位置不方便操作扣 1 分	
	2.按无菌原则摆放物品	2	不符合原则扣 2 分	
	3.七步洗手	2	未做扣 2 分,洗手动作一步不规范扣 0.2 分	
	4.检查无菌包名称、消毒日期和灭菌效果,用无菌持物钳取出治疗巾置于治疗盘内,剩余物品按原折痕包好,注明开包时间,签名	10	未检查扣 2 分,检查不细扣 1 分,污染一次扣 2 分,打包方法错误扣 2 分,未注明开包时间扣 1 分,未签名扣 1 分	
	5.将治疗巾双折铺于治疗盘内,上层扇形折叠,开口向外	4	污染扣 2 分,方法错误扣 4 分	
	6.检查无菌容器名称、灭菌日期和灭菌效果,并从无菌容器内取出无菌纱布放于无菌盘内	10	未检查扣 2 分,检查不细扣 1 分,使用持物钳方法错误扣 2 分,污染扣 2 分	
	7.盖好无菌盘,注明铺盘时间,签名	4	方法错误扣 2 分,未注明时间扣 1 分,未签名扣 1 分	

续表9-1

项目	操作标准	分值	扣分细则	得分
操作过程质量评价	8.检查无菌贮槽名称、灭菌日期、灭菌效果,用无菌持物钳取出治疗碗	6	一项未核对扣1分,污染扣2分	
	9.检查溶液后打开,冲洗瓶口,倒取适量溶液于治疗碗内	10	未检查扣2分,检查不细扣1分,未冲洗扣2分,倒取方法错误扣2分,污染一次扣2分	
	10.消毒瓶塞边缘及瓶口,注明日期时间,签名	5	未消毒扣2分,方法错误扣1分,未注明时间、日期扣1分,未签名扣1分	
	11.核对手套号码,灭菌日期和灭菌效果	3	一项未核对扣1分	
	12.打开无菌包,取出手套	3	方法错误扣3分,污染扣2分	
	13.戴无菌手套	8	污染一次扣2分,扣完为止,方法不正确扣2分	
	14.操作完毕,脱去手套	4	方法不正确扣1分,污染扣2分	
	15.清理用物,洗手	2	未清理用物扣1分,未洗扣1分	
终末质量评价	1.操作熟练,规范	2	不符合要求酌情扣分	
	2.应变力强	2	不符合要求酌情扣分	
	3.无菌观念强	2	不符合要求酌情扣分	
	4.操作用时不超过6 min（操作过程第2~15项为计时部分）	4	每超时30 s扣1分	

单元知识检测

1. 在导尿时发现手套破损,护士应 （ ）
   A. 用胶布粘贴破损处   B. 加戴一只手套   C. 用消毒液消毒破损处
   D. 用无菌纱布覆盖破损处   E. 立即更换无菌手套

2. 戴无菌手套的正确方法是 （ ）
   A. 已戴手套的手可触及另一手套的内面
   B. 未戴手套的手可触及手套的外面
   C. 戴手套前,先检查手套的号码、型号及有效期
   D. 戴手套前一定要修剪指甲,但不一定要洗手
   E. 戴好手套后后两手应置于胸部以上水平

3. 无菌物品的定义是 （ ）
   A. 经过灭菌处理且未被污染的物品   B. 经过清洁处理的物品
   C. 经过灭菌处理的物品   D. 经过消毒处理的物品
   E. 灭菌处理后又被污染的物品

4. 使用无菌持物钳的正确的方法是 （ ）
   A. 可以夹取任何物品   B. 门诊注射室的无菌持物钳应每周消毒一次
   C. 始终保持钳端向上,不可跨越无菌区   D. 持物钳前端不可触及容器边缘
   E. 到远处取物时速去速回

5. 铺好的无菌盘,有效时间为　　　　　　　　　　　　　　　　　　　　　　　　　　　　（　　）

　　A. 2 h　　　　　　　　　B. 4 h　　　　　　　　　C. 6 h

　　D. 24 h　　　　　　　　E. 8 h

6. 无菌盘的使用方法,错误的是　　　　　　　　　　　　　　　　　　　　　　　　　　　（　　）

　　A. 无菌巾的内面应保持无菌　　　　　　B. 治疗盘要保持清洁、干燥

　　C. 无菌巾一次用后即取下消毒灭菌　　　D. 未用过的无菌巾一旦受潮应晾干再用

　　E. 铺好的备用无菌盘有效期为 4 h

7. 使用无菌容器正确的操作是　　　　　　　　　　　　　　　　　　　　　　　　　　　（　　）

　　A. 无菌容器一经打开,使用时间不超过 4 h

　　B. 容器内无菌物品取出后,未污染物品可以放回

　　C. 手抓容器边缘以便持物牢固

　　D. 开盖 40 min 内盖好,以防污染

　　E. 手不可触及容器内面及边缘,盖内面朝上

8. 取用无菌溶液时,先倒出少量溶液是为了　　　　　　　　　　　　　　　　　　　　　（　　）

　　A. 冲洗瓶口　　　　　　B. 检查溶液有无混浊　　　　C. 检查溶液有无沉淀

　　D. 检查溶液的颜色是否正常　　　E. 冲洗使用的无菌容器

9. 取用无菌纱布的正确方法是　　　　　　　　　　　　　　　　　　　　　　　　　　　（　　）

　　A. 戴手套拿取纱布　　　　　　　　　　B. 用消毒的手拿取纱布

　　C. 用无菌持物钳夹取纱布　　　　　　　D. 用乙醇擦洗后的换药镊子夹取纱布

　　E. 以上都不是

10. 取用无菌溶液,正确的做法是　　　　　　　　　　　　　　　　　　　　　　　　　　（　　）

　　A. 必要时可将无菌敷料直接伸入瓶内蘸取

　　B. 取用前首先检查溶液的性状

　　C. 手可少量触及瓶口及盖的内面

　　D. 倾倒溶液时可将瓶口触及无菌容器,防止滴漏

　　E. 溶液未用完,在瓶签上注明开瓶日期和时间并签名

11. 防止医院交叉感染非常重要的措施是　　　　　　　　　　　　　　　　　　　　　　（　　）

　　A. 无菌物品与非无菌物品分别放置　　　B. 无菌操作时操作台面应清洁

　　C. 取用无菌物品时要用无菌持物钳　　　D. 一套无菌物品仅供一位患者使用

　　E. 倒无菌溶液时要冲洗瓶口

12. 铺无菌治疗盘时,错误的操作是　　　　　　　　　　　　　　　　　　　　　　　　　（　　）

　　A. 用无菌持物钳夹取治疗巾　　　　　　B. 注意使治疗巾边缘对齐

　　C. 避免潮湿和暴露过久　　　　　　　　D. 治疗巾开口部分及边缘翻折

　　E. 铺好以后注明有效期为 6 h

13. 无菌操作原则的描述,正确的是　　　　　　　　　　　　　　　　　　　　　　　　　（　　）

　　A. 无菌包潮湿应待干后使用　　　　　　B. 无菌操作前 20 min 清洁地面

　　C. 取出的无菌物品如未使用应立即放回原处　　　D. 无菌容器盖应内面朝下

　　E. 操作时手臂保持在腰部水平以上

14. 某护士为患者换药,操作中不符合无菌操作原则的是　　　　　　　　　　　　　　　（　　）

　　A. 检查无菌包在有效期内,包装无潮湿破损

　　B. 到病床前,打开无菌盘

　　C. 将换药用物放入铺好的无菌盘

　　D. 换下的敷料放入治疗车下层黄色医疗垃圾袋中

　　E. 戴好无菌手套后去除污染敷料,消毒伤口并盖上无菌敷料

15. 盛放无菌持物钳的容器上注明的开包日期是 1 月 1 日 9:00,需要重新灭菌的时间是 （   ）

　　A.1 月 1 日 10:00　　　　　B.1 月 1 日 13:00　　　　　C.1 月 1 日 14:00

　　D.1 月 1 日 16:00　　　　　E.1 月 1 日 18:00

16. 手术室护士在戴无菌手套及脱手套的过程中,不正确的操作步骤是 （   ）

　　A. 核对无菌手套袋外的号码、灭菌日期及灭菌效果

　　B. 戴手套前要修剪指甲

　　C. 戴上手套的左手持另一手套的内面带上右手

　　D. 戴好手套的手始终保持在腰部以上、视线范围以内

　　E. 脱手套时先冲去手套外面的污渍,将手套翻转脱下

参考答案:

1.E　2.C　3.A　4.D　5.B　6.D　7.E　8.A　9.C　10.E　11.D　12.E　13.E　14.E　15.B　16.C

（乔瑞平）

项目十　穿脱隔离衣技术

穿脱隔离衣
技术

【教学重点、要点】

（一）隔离的定义

隔离是采取各种方法、技术，防止病原体从患者及携带者传播给他人的措施。

（二）隔离区域的划分

1.清洁区：指凡未被病原微生物污染的区域。如医护人员的值班室、更衣室、配餐室及库房等场所。

2.潜在污染区：也称半污染区，是指凡有可能被病原微生物污染的区域，如医护办公室、治疗室、护士站、病区走廊、检验室、医疗器械废物处理室等。

3.污染区：是指患者直接或者间接接触，被病原微生物污染的区域，如病房、盥洗室、浴室、污物处理间等。

4.两通道：指进行传染病诊治的病区中的医务人员通道和患者通道。医务人员通道出入口设在清洁区一端，患者通道设在污染区一端。

5.缓冲间：指进行传染病诊治的病区中清洁区与潜在污染区、潜在污染区与污染区之间设立的两侧均有门的小室，为医务人员的准备间。

6.负压病区（病室）：通过特殊通风装置，使病区（病室）的空气按照由清洁区向污染区流动，使病区（病室）内的压力低于室外压力。

（三）隔离原则

1.隔离标志明确，卫生设施齐全。

2.严格执行服务流程，加强三区管理。

3.隔离病室环境定期消毒，物品处置规范。

4.实施隔离教育，加强隔离患者心理护理。

5.掌握解除隔离的标准，实施终末消毒处理。

（四）穿、脱隔离衣口诀

1.穿隔离衣：手提衣领穿左手，再伸右手齐上抖，系紧领扣系衣袖，折襟系腰半屈肘。

2.脱隔离衣：松开腰带解袖口，塞住衣袖消毒手，解开领扣脱衣袖，对好衣襟挂衣钩。

（五）穿脱隔离衣注意事项

1.穿隔离衣前，应备齐操作所需一切用物，检查隔离衣有无潮湿、破损，长短需能遮盖工作服；穿脱隔离衣时避免污染清洁面和面部；穿隔离衣后，不得进入清洁区、接触清洁物品，只能在规定区域内活动,双臂应保持在腰部以上、肩部以下视野范围内。

2.隔离衣应每天更换,接触不同病种患者时应更换隔离衣,如有潮湿或污染应立即更换。

3.消毒手时,不能沾湿隔离衣,隔离衣也不可触及其他物品。

4.脱下的隔离衣还需使用时,如挂在半污染区,清洁面朝外;挂在污染区则污染面朝外。

【临床护理举例】

护士小王今天值夜班,接受一名肺结核的患者。护士小王为其安排了单独的一个病室,并告知患者在住院期间,不得进入内走廊和医护办公室,如有需要可以随时通过对讲机与护士和医生联系。

【实验实训目的】

保护患者和工作人员免受病原体的侵袭而导致交叉感染。

【评估内容】

患者的一般情况:病情、目前采取的隔离种类。

(1)经接触传播的感染性疾病患者。

(2)对患者实施保护性隔离。

(3)可能受到患者血液、体液、分泌物、排泄物喷溅。

【操作准备】

1.护士准备:着装整洁、修剪指甲,取下手表、饰物,卷袖过肘,洗手,戴口罩。

2.物品准备:隔离衣、挂衣架、手消毒用物、污物袋。

3.环境准备:整洁、宽敞。

【临床操作评分标准】

穿脱隔离衣技术操作规程及评分见表10-1。

表10-1 穿脱隔离衣技术操作规程及评分

项目	操作标准	分值	扣分细则	得分
素质评价	1.语言清晰、流利,普通话标准	2	一项不符合要求扣1分	
	2.行为举止规范、大方、优雅	3	不符合要求酌情扣分	
	3.着装规范,符合护士仪表礼仪	3	服装、鞋帽一项不符合要求扣1分	
准备质量评价	1.物品备齐,放置有序	2	物品少一样扣1分,放置无序扣1分	
	2.操作前评估患者	2	未评估患者扣2分,评估与病情不符扣1分	
	3.评估环境	1	未评估扣1分	
	4.洗手,戴口罩	2	一项未做扣1分,洗手动作一步不规范扣0.2分	

续表 10-1

项目	操作标准	分值	扣分细则	得分
操作过程质量评价	1. 取下饰物,挽袖过肘	6	一项未做扣 3 分	
	2. 手持衣领取下隔离衣,清洁面向自己	4	方法错误扣 2 分,污染扣 2 分	
	3. 一手持衣领,另一手伸入袖内口向上抖,露出手,换手持衣领,另一手伸入袖内,同法穿好另一袖	12	污染一次扣 2 分,扣完为止	
	4. 两手持衣领,由领子中央顺边缘向后将领扣扣好,再扣袖口	6	污染扣 2 分,一项未做扣 2 分	
	5. 从腰部自一侧衣缝向下约 5 cm 处将隔离衣后身向前拉,见到衣边捏住,再依法将另一侧衣边捏住,捏住两侧边缘,在身后对齐,同时向一侧折叠,一手压住	12	污染扣 2 分,未对齐扣 2 分,方法错误扣 2 分	
	6. 腰带在身后交叉,在身前打一活结,系好腰带,开始操作	4	污染扣 2 分,方法错误扣 1 分	
	7. 操作结束,松开腰带在身前打一活结,解开袖扣,塞好衣袖,暴露双手及前臂	12	一项未做扣 1 分,污染扣 2 分,方法错误扣 2 分	
	8. 清水湿润手后,用手刷蘸皂液刷前臂、腕部、手背、手掌、手指、指缝、指甲,用清水冲洗,再重复一次,最后用清洁毛巾或纸巾擦干	8	顺序不正确扣 2 分,漏刷洗一处扣 0.5 分,时间不正确扣 2 分	
	9. 解开领口,双手交替拉下衣袖	6	顺序错误扣 2 分,污染扣 2 分	
	10. 根据放置区域折叠隔离衣,折叠好后挂衣架上	4	一项未做扣 2 分,污染扣 2 分	
	11. 洗手	1	未做扣 1 分	
终末质量评价	1. 动作熟练,操作规范	2	不符合要求酌情扣分	
	2. 遵守隔离原则	2	不符合要求酌情扣分	
	3. 应变能力强	2	不符合要求酌情扣分	
	4. 操作用时不超过 4 min(操作过程为计时部分)	4	每超时 1 min 扣 1 分	

单元知识检测

1. 属于半污染区的隔离区域是　　　　　　　　　　　　　　　　　　　　　　　　　(　　)
   A. 医务人员的值班室　　　　　B. 配餐间和储物间　　　　　C. 治疗室和护士站
   D. 病室和洗漱间　　　　　E. 污物间、处置室
2. 以下符合半污染区隔离要求的是　　　　　　　　　　　　　　　　　　　　　　　(　　)
   A. 患者不得进入半污染区　　　　　B. 患者浴室属于半污染区
   C. 患者通过走廊时可以接触墙面　　　　　D. 患者的物品不得放入半污染区

    E. 医护人员只有脱去隔离衣方能进入半污染区

3. 隔离消毒原则错误的是 （　　）

    A. 患者接触过的物品消毒后方可给他人使用

    B. 患者的排泄物可直接从下水道排放

    C. 每日晨间护理后消毒床、床旁桌椅

    D. 工作人员进入隔离区域应按规定戴帽子、口罩,穿隔离衣

    E. 患者的衣物须消毒后才能送出

4. 使用隔离衣,正确的要求是 （　　）

    A. 每周更换一次   B. 不用完全盖住工作服

    C. 要保持领口内、外面清洁   D. 隔离衣挂在走廊应外面朝外

    E. 隔离衣潮湿时,晾干后再使用

5. 穿脱隔离衣的操作步骤正确是 （　　）

    A. 双手伸入袖内后扣袖扣   B. 将隔离衣内面向外,挂传染病室内

    C. 扣好领口后系腰带   D. 将腰带交叉在背后打结

    E. 消毒手后先解开领口

6. 脱隔离衣首先应 （　　）

    A. 解领口   B. 解腰带   C. 消毒手

    D. 去口罩   E. 解袖口

7. 隔离衣一般情况下更换时间为 （　　）

    A. 24 h   B. 48 h   C. 4 h

    D. 8 h   E. 12 h

8. 患儿,9 岁,出水痘住隔离病房,护士告知家长隔离区域的划分,属于半污染区的是 （　　）

    A. 护士值班室   B. 配餐间   C. 储物间

    D. 病室内走廊   E. 患者浴室

9. 护士脱隔离衣时,对手进行刷洗消毒,最先刷洗的部位应是 （　　）

    A. 前臂   B. 手背   C. 手指

    D. 腕部   E. 手掌

10. 护士小李,首次到隔离病区工作,使用隔离衣的方法正确的是 （　　）

    A. 不用完全盖住工作服

    B. 隔离衣每周更换,如有潮湿或被污染,立即更换

    C. 要保持领口及内面清洁

    D. 穿好隔离衣后,不得进入清洁区和半污染区

    E. 隔离衣挂在病室应内面朝外

11. 患者,男,44 岁,诊断为"甲型肝炎"收治入院。护士进行护理操作前后穿脱隔离衣时,应避免污染 （　　）

    A. 领子   B. 背部   C. 胸前

    D. 袖口   E. 腰带的以下部分

(12 ~ 14 题共用题干)

患者男性,25 岁,在工地干活时受伤未引起重视,后因破伤风入院。

12. 对患者应采取的隔离方式 （　　）

    A. 接触隔离   B. 严密隔离   C. 呼吸道隔离

    D. 肠道隔离   E. 血液-体液隔离

13. 患者换下的伤口敷料正确的处理方式 （　　）

    A. 煮沸消毒   B. 干烤消毒   C. 消毒液浸泡

    D. 焚烧   E. 压力蒸汽灭菌

14. 为患者伤口换药时应特别注意　　　　　　　　　　　　　　　　　　（　　）

    A. 穿隔离衣　　　　　　　　B. 戴口罩　　　　　　　C. 穿工作服

    D. 戴手套　　　　　　　　　E. 戴防护镜

(15～17题共用题干)

患者女性,19岁,长期居住深山,高热、头痛3天入院,诊断为:斑疹伤寒。

15. 患者应采取　　　　　　　　　　　　　　　　　　　　　　　　　　（　　）

    A. 严密隔离　　　　　　　　B. 消化道隔离　　　　　C. 昆虫隔离

    D. 保护性隔离　　　　　　　E. 血液-体液隔离

16. 护理该患者时穿过的隔离衣,视为清洁部位的是　　　　　　　　　　（　　）

    A. 袖口　　　　　　　　　　B. 衣领　　　　　　　　C. 腰部以上

    D. 隔离衣外面　　　　　　　E. 腰部以下

17. 护理该患者时,要特别注意　　　　　　　　　　　　　　　　　　　（　　）

    A. 病室内应有纱窗、纱门、蚊帐或其他防蚊设备

    B. 经常进行灭蚊处理

    C. 患者入院时要进行彻底灭虱处理

    D. 病室内灭蟑螂

    E. 换下的衣物须煮沸或高压蒸汽灭螨处理

参考答案:

1. C　2. E　3. B　4. C　5. E　6. B　7. A　8. D　9. A　10. C　11. A　12. A　13. D　14. D　15. C　16. B　17. C

(乔瑞平)

单元一测评

A1 型题

1. 铺床时不符合节力原则的是 （　）
　　A. 身体靠近床沿　　　　　　B. 备齐用物按序放置　　　C. 上身前倾,两膝直立
　　D. 下肢稍分开保持稳定　　　E. 使用肘部力量,动作轻稳

2. 铺备用床操作方法中不正确的是 （　）
　　A. 移开床旁桌、椅至合适位置　　　　　　B. 根据情况翻转床垫
　　C. 对齐中线铺大单,先铺床尾再铺床头　　D. 套上枕套,开口处背门
　　E. 套上被套铺成被筒,两边与床沿平齐

3. 不适宜支气管哮喘患者康复的病室环境是 （　）
　　A. 室温 20 ℃ 左右　　　　　B. 相对湿度 60%　　　　C. 室内放置鲜花
　　D. 定时开窗通风　　　　　　E. 病室光线明亮

4. 不属于麻醉护理盘内的物品是 （　）
　　A. 氧气导管　　　　　　　　B. 血压计　　　　　　　C. 导尿管
　　D. 听诊器　　　　　　　　　E. 吸痰导管

5. 病床中部需铺中单时其上端距床头的距离是 （　）
　　A. 35～40 cm　　　　　　　B. 40～45 cm　　　　　C. 45～50 cm
　　D. 55～60 cm　　　　　　　E. 50～55 cm

6. 一切抢救物品要求做到的"五定",其中不包括 （　）
　　A. 定数量品种　　　　　　　B. 定人保管　　　　　　C. 定放置地点
　　D. 定期消毒灭菌及检查维修　E. 定时使用

7. 抢救时间的记录,不包括 （　）
　　A. 患者入院时间　　　　　　B. 抢救措施落实时间　　C. 医生到达时间
　　D. 家属到达时间　　　　　　E. 报告上级时间

8. 住院处为患者办理入院手续的主要依据是 （　）
　　A. 单位介绍信　　　　　　　B. 门诊病历　　　　　　C. 转院证明
　　D. 住院证　　　　　　　　　E. 会诊单

9. 护士一人帮助患者移向床头时,下列做法不妥的是 （　）
　　A. 摇起床头支架　　　　　　　　　　　　B. 患者仰卧屈膝
　　C. 将枕头横立于床头　　　　　　　　　　D. 嘱患者双手握住床头栏杆
　　E. 护士一手托住患者肩背部,一手托住患者臀部,协助患者移向床头

10. 住院处护士用平车护送患者入病区时错误的是 （ ）
    A. 注意保暖　　　　　　　　　B. 根据病情安排合适卧位　　　C. 不中断输液或给氧
    D. 上下坡时患者头部应置于低处　　　E. 与病区护士交接患者病情、用物

11. 协助患者从床上移向平车的顺序为 （ ）
    A. 上身、臀部、下肢　　　　　B. 上身、下肢、臀部　　　　　C. 下肢、臀部、上身
    D. 臀部、下肢、上身　　　　　E. 臀部、上身、下肢

12. 护送坐轮椅患者下坡时应该做到 （ ）
    A. 患者的头及背应向后靠　　　B. 轮椅往前倾　　　　　　　　C. 拉上手闸
    D. 护士走在轮椅前面　　　　　E. 让家属推轮椅,护士在一旁观察病情

13. 入院时不需要卫生处置的是 （ ）
    A. 上呼吸道感染患者　　　　　B. 休克患者　　　　　　　　　C. 高血压患者
    D. 糖尿病患者　　　　　　　　E. 贫血患者

14. 护送患者出院时,护理用语不正确的是 （ ）
    A. 请定期来院复查　　　　　　B. 回家后请按时服药　　　　　C. 请多保重,注意劳逸结合
    D. 欢迎下次再来　　　　　　　E. 祝您身体健康

15. 大面积烧伤患者,入院后的护理措施应是 （ ）
    A. 重症护理　　　　　　　　　B. 特级护理　　　　　　　　　C. 一级护理
    D. 二级护理　　　　　　　　　E. 三级护理

16. 体温单 40～42 ℃横线之间相对应的时间栏内应用（　　）笔书写。
    A. 黄色水笔　　　　　　　　　B. 黑色水笔　　　　　　　　　C. 蓝色水笔
    D. 红色钢笔　　　　　　　　　E. 红色铅笔

17. 病情较轻,但体重较重者而且自己不能活动适合的搬运法是 （ ）
    A. 平车一人搬运法　　　　　　B. 平车挪动法　　　　　　　　C. 平车二、三人搬运法
    D. 平车四人搬运法　　　　　　E. 都可以

18. 四人搬运患者时操作方法不正确的是 （ ）
    A. 移开床旁桌椅　　　　　　　　　　　　　B. 平车头端与床尾呈钝角
    C. 四人抬起患者时,动作要协调一致　　　　D. 在患者的腰臀下铺帆布兜或中单
    E. 搬运骨折患者时,车上应垫木板,并固定好骨折部位

19. 三人搬运患者方法正确的是 （ ）
    A. 甲托头颈、肩背部,乙托腰、臀,丙托足
    B. 甲托头、颈,乙托背、臀,丙托腿和足
    C. 甲托头颈、肩背部,乙托腰、臀,丙托腘窝和小腿
    D. 甲托头、颈、肩,乙托背、腰,丙托臀和腿
    E. 甲托头,乙托背、臀,丙托腘窝和腿

20. 用平车搬运患者时不正确的是 （ ）
    A. 腰椎骨折患者搬运时,车上垫木板　　　　B. 下坡时,患者头在低处
    C. 不可中断输液　　　　　　　　　　　　　D. 患者向平车挪动时,护士固定平车
    E. 冬季注意患者保暖

21. 推平车上下坡时患者头部始终应在高处一端的主要目的是 （ ）
    A. 避免呼吸不畅　　　　　　　B. 防止血压下降　　　　　　　C. 减轻头部充血

D. 预防坠车   E. 有利于与患者交谈

22. 患者自身无变换卧位的能力或因护理、治疗需要躺于被安置的卧位,称为   (   )

    A. 主动卧位   B. 被动卧位   C. 被迫卧位

    D. 强制卧位   E. 治疗卧位

23. 头低足高位须将床尾抬高   (   )

    A. 20~40 cm   B. 10~20 cm   C. 20°~40°

    D. 15~30 cm   E. 15°~30°

24. 支气管哮喘发作时患者宜采取的卧位是   (   )

    A. 中凹卧位   B. 半坐卧位   C. 头高足低位

    D. 端坐位   E. 侧卧位

25. 甲状腺手术后的患者采取半坐卧位的主要目的是   (   )

    A. 预防感染   B. 减轻局部出血   C. 避免疼痛

    D. 减轻缝合处张力   E. 改善呼吸困难

26. 为患者翻身时错误的操作是   (   )

    A. 颅骨牵引时先放松再翻身   B. 翻身时不拖拉患者

    C. 石膏固定的患者翻身后将患处放于适当位置,防止受压

    D. 多人协作翻身时,动作协调一致

    E. 颅脑手术后的患者协助其卧于健侧或平卧

27. 二人协助患者移向床头时,操作错误的是   (   )

    A. 依病情放平床头、床尾支架   B. 枕头放于床尾

    C. 同时抬起患者移向床头   D. 两人站于床的同侧,一人托肩、背,一人托臀、腘窝

    E. 移回枕头,按需要摇起床头、床尾支架

28. 使用约束具时,应保持患者肢体处于   (   )

    A. 舒适位置   B. 功能位置   C. 强迫位置

    D. 被动位置   E. 被迫位置

29. 用于限制患者坐起的约束方法是   (   )

    A. 固定膝盖   B. 固定手腕   C. 固定肩部

    D. 固定脚踝   E. 固定下肢

30. 全身麻醉术后未清醒的患者采用去枕仰卧的目的是   (   )

    A. 防止颅内压降低   B. 减轻伤口疼痛   C. 有利于静脉回流

    D. 防止呕吐物流入气管   E. 减轻局部出血

31. 胃切除术后患者取半坐卧位的意义是   (   )

    A. 减轻伤口缝合处的张力   B. 减轻肺部淤血   C. 使感染局限化

    D. 减少毒素吸收   E. 有利于呼吸

32. 腰椎穿刺 6 h 内,患者采取去枕仰卧位的目的是   (   )

    A. 预防颅内压增高   B. 预防颅内压降低   C. 预防昏迷

    D. 有利于脑部血液循环   E. 预防脑缺氧

33. 急性心力衰竭的患者应采取的体位是   (   )

    A. 右侧卧位   B. 左侧卧位   C. 俯卧位

    D. 端坐位   E. 中凹卧位

34. 胎膜早破的产妇采取头低足高位的目的是 （　）
    A. 防止羊水流出　　　　　B. 预防感染　　　　　C. 利于引产
    D. 防止脐带脱出　　　　　E. 防止出血过多

35. 颈椎骨折患者进行颅骨牵引时,应采取的卧位是 （　）
    A. 俯卧位　　　　　　　　B. 端坐位　　　　　C. 半坐卧位
    D. 头高足底位　　　　　　E. 头低足高位

36. 胎位不正的患者矫正胎位时可采用的体位是 （　）
    A. 俯卧位　　　　　　　　B. 仰卧位　　　　　C. 端坐位
    D. 膝胸卧位　　　　　　　E. 半坐卧位

37. 使用约束带时,应重点观察患者 （　）
    A. 体位是否舒适　　　　　B. 神志是否清楚　　　　　C. 衬垫是否合适
    D. 约束带是否牢固　　　　E. 局部皮肤颜色与温度

38. 双腿被开水烫伤的患者,可为其选用的保护具是 （　）
    A. 支被架　　　　　　　　B. 床档　　　　　C. 肩部约束带
    D. 踝部约束带　　　　　　E. 腕部约束带

39. 两名护士协助患者移向床头时,下列做法不妥的是 （　）
    A. 两人站在床的一侧　　　B. 患者仰卧屈膝　　　　　C. 一人托臀部
    D. 一人托颈、肩、腰　　　E. 两人同时抬起患者移向床头

40. 为患者翻身的操作中,下列操作不正确的是 （　）
    A. 翻身时需遵循节力原则　　　　　　B. 术后患者应先换药再翻身
    C. 颈椎或颅脑手术者应取健侧或平卧位　　D. 骨牵引者,翻身时不可放松牵引
    E. 为带有引流管的患者翻身前需将引流管夹闭

41. 协助术后带有引流管的患者翻身侧卧时,下列方法正确的是 （　）
    A. 翻身前夹闭引流管　　　　　　B. 两人翻身时着力点分别位于肩、腰、臀、膝部
    C. 翻身后再更换伤口敷料　　　　D. 在患者两足之间夹上软枕
    E. 翻身后将患者上面腿伸直,下面腿弯曲

42. 能杀灭除细菌芽孢以外的所有致病微生物的方法是 （　）
    A. 消毒　　　　　　　　　B. 抑菌　　　　　C. 清洁
    D. 抗菌　　　　　　　　　E. 灭菌

43. 能杀灭所有致病微生物及细菌芽孢的方法是 （　）
    A. 抑菌　　　　　　　　　B. 消毒　　　　　C. 清洁
    D. 灭菌　　　　　　　　　E. 抗菌

44. 与湿热消毒灭菌法相比,干热法 （　）
    A. 主要通过空气和水蒸气传导热力　　　B. 穿透力较强
    C. 导热较快　　　　　　　　　　　　　D. 灭菌所需温度较高
    E. 灭菌所需时间较短

45. 使用燃烧法时,操作中不正确的是 （　）
    A. 锐利刀剪不能用此法　　　　　　　B. 容器内面应全部被火焰烧到
    C. 燃烧时须远离易燃易爆物品　　　　D. 在燃烧过程中可随时添加95%乙醇
    E. 燃烧前容器应洗净擦干

46. 铜绿假单胞菌感染患者伤口换下的敷料,正确的处理方法是   （   ）
    A. 清洗后置日光下暴晒   B. 清洗后再消毒   C. 扔入污物桶
    D. 灭菌后再清洗   E. 焚烧

47. 进行煮沸消毒时,水中加入碳酸氢钠的浓度及其提高的沸点是   （   ）
    A. 0.1% ~0.2%,105 ℃   B. 1% ~2%,105 ℃   C. 0.4% ~0.5%,106 ℃
    D. 5% ~10%,110 ℃   E. 3% ~5%,107 ℃

48. 使用煮沸消毒时,下列操作不正确的是   （   ）
    A. 物品的盖子或轴节应该打开   B. 玻璃类物品用纱布包好
    C. 物品应全部浸没在水中   D. 煮沸法不能用于消毒橡胶类物品
    E. 大小相同的物品不能重叠放置

49. 预真空压力蒸汽灭菌容器的装填量不能超过柜室容积的   （   ）
    A. 50%   B. 60%   C. 75%
    D. 80%   E. 90%

50. 日光暴晒法消毒床垫时,为达到消毒效果,照射时间   （   ）
    A. 3 h   B. 4 h   C. 6 h
    D. 8 h   E. 10 h

51. 适宜紫外线杀菌的室内温湿度是   （   ）
    A. 温度 10 ~20 ℃,湿度 45% ~50%   B. 温度 20 ~30 ℃,湿度 40% ~50%
    C. 温度 20 ~40 ℃,湿度 40% ~60%   D. 温度 20 ~40 ℃,湿度 50% ~70%
    E. 温度 20 ~30 ℃,湿度 60% ~70%

52. 无菌物品是   （   ）
    A. 经过灭菌处理且未被污染的物品   B. 经过灭菌处理的物品
    C. 经过消毒处理的物品   D. 经过清洁处理的物品
    E. 灭菌处理后又被污染的物品

53. 使用无菌持物钳的正确操作方法是   （   ）
    A. 门诊注射室的无菌持物钳应每周消毒一次   B. 可以夹取任何无菌物品
    C. 持物钳前端不可触及容器口缘   D. 到远处取物速去速回
    E. 始终保持钳端向上,不可跨越无菌区

54. 铺好的无菌盘,有效时间为   （   ）
    A. 3 h   B. 4 h   C. 6 h
    D. 8 h   E. 24 h

55. 无菌盘的使用方法中,不正确的是   （   ）
    A. 无菌巾的内面应保持无菌   B. 治疗盘要保持清洁、干燥
    C. 无菌巾一次用后即取下消毒灭菌   D. 未用过的无菌巾一旦受潮应晾干再用
    E. 铺好的备用无菌盘有效期为 4 h

56. 使用无菌容器正确的操作是   （   ）
    A. 无菌容器一经打开,使用时间不超过 4 h   B. 手抓容器边缘以便持物牢固
    C. 开盖 40 min 内盖好,以防污染   D. 容器内无菌物取出后,未污染物品可放回
    E. 手不可触及容器内面及边缘,盖内面朝上

57. 取用无菌溶液时,先倒出少量溶液的目的是 　　　　　　　　　　( )
    A. 冲洗瓶口　　　　　　　　B. 检查溶液有无混浊　　　　C. 检查溶液有无沉淀
    D. 检查溶液的颜色是否正常　　E. 冲洗使用的无菌容器

58. 取无菌纱布的正确操作方法是 　　　　　　　　　　　　　　　( )
    A. 用消毒的手拿取纱布　　　B. 戴上手套拿取纱布　　　　C. 用无菌持物钳夹取纱布
    D. 用乙醇擦洗后的换药镊子夹取纱布　　E. 以上都不是

59. 取用无菌溶液时,正确的操作方法是 　　　　　　　　　　　　( )
    A. 取用前首先检查溶液的性状
    B. 必要时可将无菌敷料直接伸入瓶内蘸取
    C. 倾倒溶液时可将瓶口触及无菌容器,防止滴漏
    D. 手可少量触及瓶口及盖的内面
    E. 溶液未用完,在瓶签上注明开瓶日期和时间并签名

60. 戴无菌手套的正确操作方法是 　　　　　　　　　　　　　　　( )
    A. 未戴手套的手可触及手套的外面　　　B. 已戴手套的手可触及另一手套的内面
    C. 戴手套前,先检查手套的号码和有效期　　D. 戴好手套后两手应置于胸部以上水平
    E. 戴手套前一定要修剪指甲,但不一定要洗手

61. 护士在导尿时发现手套破损应 　　　　　　　　　　　　　　　( )
    A. 用胶布粘贴破损处　　　B. 加戴一只手套　　　　C. 用消毒液消毒破损处
    D. 用无菌纱布覆盖破损处　　E. 立即更换无菌手套

62. 为防止医院交叉感染,非常重要的措施是 　　　　　　　　　　( )
    A. 无菌物品与非无菌物品分别放置　　　B. 无菌操作时操作台面应清洁
    C. 取用无菌物品要用无菌持物钳　　　　D. 一套无菌物品仅供一位患者使用
    E. 倒无菌溶液时要冲洗瓶口

63. 使用隔离衣时,正确的操作方法是 　　　　　　　　　　　　　( )
    A. 每周更换 1 次　　　　　B. 不用完全盖住工作服　　　C. 要保持领口、内面清洁
    D. 隔离衣挂在走廊内应外面向外　　　E. 隔离衣潮湿,晾干后再使用

64. 穿脱隔离衣的操作方法正确的是 　　　　　　　　　　　　　　( )
    A. 将隔离衣内面向外,挂传染病室内　　　B. 双手伸入袖内后扣袖扣
    C. 将腰带交叉在背后打结　　　　　　　D. 扣好领扣后系腰带
    E. 消毒手后先解开领扣

A2 型题

1. 患者女性,56 岁,因身体不适来院就诊,候诊时突然出现腹痛难忍、出冷汗、面色苍白、呼吸急促,门诊护士应 　　　　　　　　　　　　　　　　　　　　　( )
    A. 嘱患者平卧休息　　　　B. 与患者沟通并给予安慰　　　C. 安排患者提前就诊
    D. 请医生加快诊疗速度　　E. 给予解痉镇痛药物

2. 患者男性,40 岁,车祸致左下肢开放性骨折,大量出血,被送至急诊科,在医生未到达之前,护士应立即 　　　　　　　　　　　　　　　　　　　　　　　　　( )
    A. 向保卫部门报告　　　　　　　　B. 详细询问发生车祸的原因
    C. 为患者注射镇痛剂、止血剂　　　D. 劝患者耐心等待医生
    E. 为患者止血、测血压、配血,建立静脉通路

3. 患者男性,56 岁,脑梗死,大小便失禁,需加铺橡胶单,其上端距床头 （　　）

    A. 25～30 cm   B. 45～50 cm   C. 30～40 cm

    D. 50～55 cm   E. 45～55 cm

4. 患者男性,59 岁,行阑尾切除术,病区护士为其准备床单位不正确的做法是 （　　）

    A. 盖被纵向三折于一侧床边,开口背门   B. 枕头横立于床头并固定

    C. 将脏大单更换成清洁大单   D. 椅子放于接受患者对侧床尾

    E. 在床头和床中部加铺橡胶单及中单

5. 护士给患者准备的床单位中,不包括 （　　）

    A. 床、床垫、枕芯   B. 棉胎、大单、被套   C. 水瓶、茶杯、脸盆

    D. 枕套、床褥   E. 床垫、枕套

6. 患者,男性,55 岁,因颅骨骨折行急诊手术,护士为其准备麻醉床,不符合操作要求的是

    （　　）

    A. 更换干净的被单铺为麻醉床   B. 橡胶单及中单铺于床中部和床尾部

    C. 盖被纵向三折叠于门对侧床边   D. 备麻醉护理盘、输液架等

    E. 枕头开口背门并横立于床头

7. 患者,男性,65 岁,胸部外伤后急诊手术后入病区,护士为其准备床单位时不正确的操作方法

    是 （　　）

    A. 立即将备用床改为麻醉床   B. 将盖被三折于床尾

    C. 橡胶单和中单铺于床中部和床头部   D. 将枕头横立于床头,开口背门

    E. 将输液架置于床尾正中

8. 患者李某,体重约 80 kg,两护士共同为其翻身,下面操作中错误的是 （　　）

    A. 两护士站在床的同侧   B. 一人托臀部和腘窝   C. 一人托患者腰背部

    D. 两人同时抬起患者   E. 轻推患者转向对侧

9. 女性,76 岁,腰椎多处骨折,用平车送往放射科检查,运送方法正确的是 （　　）

    A. 单人搬运,平车上垫木板   B. 轮椅运送   C. 三人搬运,平车上垫木板

    D. 四人搬运,平车上垫木板   E. 二人搬运,平车上垫木板

10. 患者女性,78 岁,60 kg,冠心病卧床,两名护士搬运的正确方法是 （　　）

    A. 甲托头部,乙托臀部   B. 甲托背部,乙托臀部

    C. 甲托头、背部,乙托臀、腘窝   D. 甲托头、颈、肩、腰部,乙托腘窝、双足

    E. 甲托头、颈、肩、腰部,乙托臀、腘窝

11. 患者男性,身高 190 cm,体重 80 kg,单纯性痔切除术后,运送患者回病区的正确方法是

    （　　）

    A. 扶助行走   B. 轮椅运送   C. 担架运送

    D. 平车三人搬运   E. 平车一人搬运

12. 患者女性,66 岁,踝关节骨折入院,恢复期用轮椅推其户外活动时,不正确的方法是 （　　）

    A. 翻起脚踏板,制动车闸   B. 轮椅的椅背和床头平齐   C. 嘱患者尽量向后靠

    D. 注意保暖   E. 护士站在轮椅后固定轮椅

13. 男性患者,25 岁,因车祸昏迷送来急诊,初步诊断骨盆骨折,医嘱开放静脉通路,行 X 射线检

    查,护士运送患者时,不妥的是 （　　）

    A. 运送期间暂停输液   B. 选用平车运送   C. 运送护士时注意保暖

D. 护士站在患者头侧　　　　　　　E. 检查时护士暂时离开照相室

14. 患者男性,25 岁,在一场足球比赛中摔伤导致右侧胫骨骨折,进行牵引时患者宜采取的卧位是　　　　　　　　　　　　　　　　　　　　　　　　　　　　　　　　　(　　)

A. 头高足低位　　　　　　B. 侧卧位　　　　　　　　C. 头低足高位

D. 平卧位　　　　　　　　E. 中凹卧位

15. 患者女性,67 岁,因车祸导致颈椎骨折,进行牵引时需采取的卧位是　　　(　　)

A. 头高足低位　　　　　　B. 头低足高位　　　　　　C. 中凹卧位

D. 端坐位　　　　　　　　E. 半坐卧位

16. 患者男性,34 岁,因长时间在高温下从事户外工作而中暑,体温 40 ℃,护士遵医嘱用 4 ℃生理盐水为其降温灌肠,患者应采取的卧位是　　　　　　　　　　　(　　)

A. 膝胸卧位　　　　　　　B. 截石位　　　　　　　　C. 侧卧位

D. 屈膝仰卧位　　　　　　E. 俯卧位

17. 患者女性,35 岁,颅脑手术后护士嘱其头部翻转动作不要过猛,是为了防止引起　　(　　)

A. 脑干损伤　　　　　　　B. 脑震荡　　　　　　　　C. 脑出血

D. 脑疝　　　　　　　　　E. 休克

18. 患者女性,31 岁,在蛛网膜下腔阻滞下行子宫切除术,术后被送回病房,护士应为其安置的卧位是　　　　　　　　　　　　　　　　　　　　　　　　　　　　　　(　　)

A. 屈膝仰卧位　　　　　　B. 俯卧位　　　　　　　　C. 端坐位

D. 半坐卧位　　　　　　　E. 去枕仰卧位

19. 患者女性,60 岁,支气管扩张症,病变在两肺下叶前底段支气管,为帮助其排除痰液,应取　　　　　　　　　　　　　　　　　　　　　　　　　　　　　　　　　　(　　)

A. 俯卧位　　　　　　　　B. 侧卧位　　　　　　　　C. 平卧位

D. 头高足低位　　　　　　E. 头低足高位

20. 患者女性,65 岁,乳腺癌根治术后伤口留置引流管,为其翻身时正确的操作方法是　(　　)

A. 翻身前必须夹紧引流管　　　　　　B. 患者只能侧卧于健侧

C. 两人协助翻身时,一人托颈肩、腰部,另一人托臀、腘窝

D. 翻身后上腿伸直、下腿弯曲　　　　E. 翻身后更换伤口敷料

21. 患者女性,35 岁,颈椎骨折进行骨牵引,为其更换卧位时不正确的操作方法是　　(　　)

A. 核对患者　　　　　　　B. 做好解释　　　　　　　C. 放松牵引后再翻身

D. 记录翻身时间　　　　　E. 检查受压部位皮肤情况

22. 患者女性,60 岁,因脑血管意外导致右侧肢体瘫痪,护士协助其更换卧位后,在身体空隙处垫软枕的主要目的是　　　　　　　　　　　　　　　　　　　　　　　　　(　　)

A. 减少皮肤受摩擦刺激　　　B. 促进患者舒适　　　C. 防止排泄物对局部的直接刺激

D. 扩大接触面积,减轻局部组织压强　　　　　　　E. 降低空隙处的压强

23. 患者男性,54 岁,车祸致休克收治入院,医嘱予中凹卧位,护士协助患者采取中凹卧位时,应　　　　　　　　　　　　　　　　　　　　　　　　　　　　　　　　　　(　　)

A. 头胸抬高 10°～20°,下肢抬高 20°～30°　　　B. 头胸抬高 20°～30°,下肢抬高 20°～30°

C. 头胸抬高 30°～40°,下肢抬高 40°～50°　　　D. 头胸抬高 50°～60°,下肢抬高 20°～30°

E. 头胸抬高 40°～50°,下肢抬高 20°～30°

24. 患者女性,40 岁,发热、咳嗽、右侧胸痛,患者多采取右侧卧位休息,自诉此卧位胸部疼痛减

轻,呼吸道通畅,此时卧位性质属于 （ ）

A. 被动卧位 B. 主动卧位 C. 被迫卧位

D. 习惯卧位 E. 特异卧位

25. 患者女性,42 岁,右下肢发生气性坏疽,换下的污染敷料最好的处理办法是 （ ）

A. 焚烧 B. 清洗后用压力蒸汽灭菌法灭菌处理

C. 煮沸消毒后再扔掉 D. 用消毒液浸泡后再扔掉

E. 甲醛熏蒸

26. 患者男性,45 岁,在野外施工时不慎受伤,处理伤口时需要对器械进行灭菌处理,不适宜用
火烧灼的器械是 （ ）

A. 治疗碗 B. 止血钳 C. 手术刀

D. 弯盘 E. 镊子

27. 患者女性,35 岁,咽喉部不适,医嘱喉镜检查,喉镜消毒宜选用的化学消毒法是 （ ）

A. 浸泡法 B. 擦拭法 C. 搅拌法

D. 熏蒸法 E. 喷雾法

28. 护士用煮沸法消毒金属器械,在煮锅中添加 4 000 mL 水,为提高沸点并防锈,至少要加入碳
酸氢钠 （ ）

A. 10 g B. 20 g C. 30 g

D. 40 g E. 45 g

29. 患者男性,45 岁,甲型肝炎,患者使用的餐具常用的消毒方法是 （ ）

A. 日光暴晒 B. 紫外线消毒 C. 消毒剂擦拭

D. 压力蒸汽灭菌 E. 消毒液浸泡

30. 患者男性,76 岁,因肺炎需要住院进行输液治疗,他所使用的一次性输液器灭菌宜选择
（ ）

A. 臭氧灭菌灯消毒法 B. 紫外线消毒法 C. 微波消毒灭菌法

D. 高效化学消毒剂浸泡法 E. 电离辐射灭菌法

31. 某护士为患者换药,下面操作中不符合无菌操作原则的是 （ ）

A. 检查灭菌日期,包装有无潮湿破损

B. 将换药用物放入铺好的无菌盘

C. 到病床前,打开无菌盘

D. 换下的伤口敷料放入治疗车下层黄色医疗垃圾袋中

E. 戴好无菌手套后揭去污染敷料,消毒伤口并盖上无菌敷料

32. 盛无菌持物钳的容器上注明的开启时间是 1 月 1 日 10:00,需重新灭菌的时间是 （ ）

A. 1 月 1 日 10:00 B. 1 月 1 日 14:00 C. 1 月 1 日 15:00

D. 1 月 1 日 16:00 E. 1 月 2 日 8:00

33. 护士铺无菌治疗盘时,不正确的操作是 （ ）

A. 无菌盘避免暴露过久和潮湿 B. 铺盘后注明有效时间为 24 h

C. 用无菌持物钳夹取无菌治疗巾放在治疗盘内 D. 反折治疗巾开口部分及两侧

E. 注意使治疗巾上下层边缘对齐

34. 护士在戴无菌手套及脱手套的过程中,不正确的操作步骤是 （ ）

A. 核对无菌手套的号码、灭菌日期及灭菌效果

B. 戴手套前要洗手、修剪指甲

C. 戴上手套的左手持另一手套的内面戴上右手

D. 戴好手套的手应始终保持在腰部以上、视线范围以内

E. 脱手套时先冲去手套外面的污渍,将手套翻转脱下

35. 患儿,9 岁,水痘住隔离病房,护士告知家长隔离区域的划分,属于半污染区的是 （ ）

    A. 护士值班室   B. 配膳间   C. 储物间

    D. 病区内走廊   E. 患者浴室

36. 刘某,在外地不幸患了肝炎而住院,她写信将自己患病的消息告诉家人,信件寄出前处理的方法是 （ ）

    A. 甲醛熏蒸法   B. 高压蒸汽灭菌法   C. 过氧乙酸喷雾法

    D. 紫外线照射法   E. 氯胺溶液喷雾法

37. 患者女性,42 岁,因畏寒、发热、食欲减退、厌油、乏力就诊,诊断为乙型肝炎,收入院治疗,应采取 （ ）

    A. 呼吸道隔离   B. 严密隔离   C. 肠道隔离

    D. 接触性隔离   E. 血液-体液隔离

38. 患者女性,25 岁,细菌性痢疾,护士发放患者的口服药时,使用避污纸的正确方法是 （ ）

    A. 掀页撕取   B. 由别人代递   C. 在页面抓取

    D. 随便撕取   E. 须掀起页面再抓取

39. 护士脱隔离衣时,对手进行刷洗消毒,最先刷洗的部位应是 （ ）

    A. 前臂   B. 手背   C. 手指

    D. 腕部   E. 手掌

A3/A4 型题

(1~2 题共用题干)

患者女性,33 岁,突感心前区疼痛,被送至医院就诊,经过门诊医生检查后,建议住院进行进一步检查。

1. 病区护士接到入院处通知后应为其准备 （ ）

    A. 备用床   B. 麻醉床   C. 暂空床

    D. 硬板床   E. 抢救床

2. 在准备床单位时,不符合节力原则的是 （ ）

    A. 操作前备齐用物   B. 身体应远离床,两脚前后分开

    C. 动作平稳、连续、有节律   D. 减少走动的次数

    E. 避免多余的动作

(3~4 题共用题干)

患者女性,78 岁,股骨颈骨折,全麻下行股骨头置换术。

3. 患者术后回到病房,护士为其准备床单位中正确的方法是 （ ）

    A. 枕头置于床头,开口对门   B. 将盖被四折于床一侧   C. 将输液架至于床头正中

    D. 橡胶单和中单铺于中部和床头部   E. 麻醉盘中准备导尿管

4. 为患者更换床单被套时操作不正确的是 （ ）

    A. 酌情关闭门窗   B. 把患者推至对侧

    C. 将清洁大单中线和床中线对齐   D. 从床头至床尾撤去污单,同时将清洁大单打开铺好

E. 铺好一侧中单,另一半塞于患者身下

(5~7题共用题干)

5. 男性,48岁,体重85 kg,从高空坠落后导致脾破裂,入院后立即进行手术治疗,住院处护理人员应首先 （　　）

    A. 给予卫生处理　　　　　B. 办理住院手续　　　　　C. 通知科室医生

    D. 护送患者入院　　　　　E. 收集病情资料

6. 病房护士接到手术通知后首先应 （　　）

    A. 准备床单位,铺麻醉床　　　B. 测量生命体征　　　　　C. 填写住院病历

    D. 搜集病情资料,确立护理问题　E. 通知医生

7. 护士将该患者移到床上的宜采取的方法为 （　　）

    A. 挪动法　　　　　　　　B. 一人搬运法　　　　　　C. 二人搬运法

    D. 三人搬运法　　　　　　E. 四人搬运法

(8~9题共用题干)

患者男,69岁,因排脓血黏液便伴腹痛2个月入院,入院后诊断为大肠癌行大肠癌根治术,术后回病房。

8. 该患者的护理级别为 （　　）

    A. 特级护理　　　　　　　B. 一级护理　　　　　　　C. 二级护理

    D. 三级护理　　　　　　　E. 四级护理

9. 护士巡视该患者的时间宜为 （　　）

    A. 专人护理　　　　　　　B. 每30 min巡视一次　　　C. 每1 h巡视一次

    D. 每3 h巡视一次　　　　　E. 每4 h巡视一次

(10~12题共用题干)

患者女性,56岁,因车祸致脾破裂急诊入院,患者面色苍白、烦躁不安、四肢厥冷,血压70/40 mmHg。

10. 护士应立即为其安置的卧位是 （　　）

    A. 平卧位　　　　　　　　B. 侧卧位　　　　　　　　C. 中凹卧位

    D. 半坐卧位　　　　　　　E. 头低足高位

11. 卧位安置的要求是 （　　）

    A. 抬高患者头胸部5°~10°,抬高下肢10°~15°

    B. 抬高患者头胸部10°~20°,抬高下肢5°~10°

    C. 抬高患者头胸部10°~20°,抬高下肢20°~30°

    D. 抬高患者头胸部20°~30°,抬高下肢10°~20°

    E. 抬高患者头胸部40°~50°,抬高下肢20°~30°

12. 卧位安置的目的不包括 （　　）

    A. 保持呼吸道通畅　　　　B. 有利于通气　　　　　　C. 改善缺氧症状

    D. 增加回心血量　　　　　E. 有利于抢救

(13~15题共用题干)

患者王某,身高180 cm,体重80 kg,因急性阑尾炎合并穿孔,急诊在硬脊膜外阻滞下行阑尾切除术,术后用平车送患者回病室。

13. 患者回病室后应取何种卧位 （　　）

　　A. 屈膝仰卧位 6 h　　　　　　B. 去枕仰卧位 6 h　　　　　　C. 中凹卧位 6 h

　　D. 俯卧位　　　　　　　　　　E. 侧卧位 6 h

14. 患者术后第 2 天晨诉切口疼痛难忍,体温 38 ℃,此时应采取的卧位是 （　　）

　　A. 仰卧屈膝位　　　　　　　　B. 右侧卧位　　　　　　　　　C. 头高脚低位

　　D. 半坐卧位　　　　　　　　　E. 中凹卧位

15. 所置卧位患者难以接受,护士应解释并进行的健康指导是 （　　）

　　A. 此卧位可减少局部出血,有利于愈合

　　B. 此卧位防止炎症扩散和毒素吸收,可减轻疼痛

　　C. 此卧位有利于减少回心血量,促进血液循环

　　D. 此卧位有利于减少腹压,利于切口愈合

　　E. 此卧位有利于扩大腹腔容量,防止炎症扩散

(16 ~ 18 题共用题干)

患者男性,62 岁,以口唇发绀、呼吸困难、烦躁不安急诊入院,诊断为"风湿性心脏病合并心力衰竭"。

16. 为缓解症状,护士应协助患者采取 （　　）

　　A. 右侧卧位　　　　　　　　　B. 左侧卧位　　　　　　　　　C. 端坐卧位

　　D. 中凹卧位　　　　　　　　　E. 平卧位

17. 卧位安置要求 （　　）

　　A. 抬高床头 15° ~ 30°　　　　B. 抬高床头 15 ~ 30 cm

　　C. 抬高床头 70° ~ 80°,再摇起膝下支架 15° ~ 20°

　　D. 抬高床头 60° ~ 70°　　　　E. 抬高床头 20° ~ 30°,再摇起膝下支架 10° ~ 20°

18. 患者烦躁不安,为防其受伤,应采取的保护措施是 （　　）

　　A. 使用绷带　　　　　　B. 使用膝部约束带防止坠床　　C. 使用肩部约束带防止碰伤

　　D. 使用双套结固定肢体防止自伤　　　　　　　　　　　　E. 使用双侧床档防止坠床

(19 ~ 21 题共用题干)

患者男性,45 岁,过量饮酒导致酒精中毒,躁动不安,神志不清。

19. 静脉输液时,用宽绷带限制患者手腕的活动,固定时应打成 （　　）

　　A. 单套结　　　　　　　　　　B. 双套结　　　　　　　　　　C. 外科结

　　D. 方结　　　　　　　　　　　E. 滑结

20. 使用保护具时,不正确的操作是 （　　）

　　A. 使用前向患者及其家属解释　B. 扎紧约束带,定期按摩　　　C. 记录约束的时间

　　D. 保持肢体处于功能位置　　　E. 安置舒适卧位,定时更换

21. 使用宽绷带固定时,应重点观察 （　　）

　　A. 衬垫是否垫好　　　　　　　B. 约束带是否太松　　　　　　C. 卧位是否舒适

　　D. 神志是否清楚　　　　　　　E. 局部皮肤颜色和温度

(22 ~ 24 题共用题干)

患者女性,49 岁,下班途中骑车摔伤被送入医院,在急诊对伤口进行了消毒缝针,住院观察。

22. 给患者准备的换药盘有效时间是 （　　）

　　A. 1 h　　　　　　　　　　　　B. 2 h　　　　　　　　　　　　C. 4 h

D.6 h E.8 h

23.给患者换药时,符合无菌技术操作原则的是 （ ）
    A.使用已开启3 d的无菌容器　　　　　　　　B.用无菌持物钳消毒皮肤换药
    C.铺无菌盘时将无菌巾上层呈扇形折叠,开口向内　　D.已戴手套的手触碰另一手套外面
    E.将物品伸入无菌溶液瓶内蘸取溶液

24.输液时,不可以用作皮肤消毒的消毒剂是 （ ）
    A.碘伏　　　　　　　　B.安尔碘　　　　　　　　C.乙醇
    D.碘酊　　　　　　　　E.戊二醛

(25~27题共用题干)
患者男性,36岁,诊断为甲型肝炎,收入传染病隔离病区。

25.对患者使用过的物品,不正确的消毒方法是 （ ）
    A.患者的书籍用熏蒸法消毒　　　　　　　　B.排泄物用漂白粉消毒
    C.餐具用微波消毒　　　　　　　　　　　　D.血压计、听诊器用电离辐射消毒
    E.体温计用75%乙醇浸泡消毒

26.护士为患者发药时,用避污纸接取药杯,使用避污纸方法正确的是 （ ）
    A.随意撕取　　　　　B.从页面抓取　　　　　C.掀页撕取
    D.从第二页取起　　　E.清洁的手不可以接触避污纸

27.对患者进行的护理措施不合适的是 （ ）
    A.护理患者前、后均应洗手,接触污物时应戴手套
    B.探视人员应采取相应的隔离措施
    C.接触患者应穿隔离衣
    D.患者剩余的食物可用漂白粉混合搅拌处理后倒掉
    E.患者的排泄物倒入马桶中冲掉

(28~39题共用题干)
内科病区对实习同学进行技能操作测试,护生小杨抽到了无菌技术操作考核。

28.小杨使用无菌持物钳的操作如下,其中正确的是 （ ）
    A.使用时保持钳端向下,无倒转向上现象　　B.使用后无须闭合钳端,垂直放回容器浸泡消毒
    C.无菌持物钳触及容器边缘　　　　　　　　D.干燥保存法,有效期24 h
    E.到远处取物速去速回放入容器内

29.小杨回答了无菌包的使用方法,其中不正确的是 （ ）
    A.无菌包外应标明名称及灭菌日期,有效期一般为7 d
    B.无菌包内物品未用完,注明开包日期及时间,限24 h内使用
    C.打开无菌包时,应用手指捏住包布四角的内面展开
    D.打开无菌包时,必须保护包内面的无菌面
    E.无菌包如破损、潮湿,需重新灭菌

参考答案:
A1型题
1.C 2.C 3.C 4.C 5.C 6.E 7.D 8.D 9.A 10.D 11.A 12.A 13.B 14.D
15.B 16.D 17.C 18.B 19.C 20.B 21.C 22.B 23.D 24.D 25.B 26.A 27.B

28. B　29. C　30. D　31. A　32. B　33. D　34. D　35. D　36. D　37. E　38. A　39. C　40. E
41. B　42. A　43. D　44. D　45. D　46. E　47. B　48. D　49. E　50. C　51. C　52. A　53. C
54. B　55. D　56. E　57. A　58. C　59. E　60. C　61. E　62. D　63. C　64. E

A2 型题

1. C　2. E　3. B　4. A　5. C　6. B　7. B　8. C　9. D　10. E　11. D　12. B　13. A　14. C
15. A　16. C　17. D　18. E　19. E　20. C　21. C　22. D　23. A　24. C　25. A　26. C　27. A
28. D　29. E　30. E　31. E　32. B　33. B　34. C　35. D　36. A　37. E　38. C　39. A

A3/A4 型题

1. C　2. B　3. D　4. B　5. D　6. A　7. D　8. B　9. C　10. C　11. C　12. E　13. B　14. D
15. B　16. C　17. C　18. E　19. B　20. B　21. E　22. C　23. D　24. D　25. D　26. B　27. E
28. A　29. C

（乔瑞平）

思政内容

1. 百年同仁,精诚勤和,严谨为医,诚信为人。

2. 技术上追求精益求精,服务上追求全心全意。

3. 高度的责任感是我们的天职,精湛的技术是我们一生的追求,愿我们以真诚的服务,为您带来一缕温情!

4. 灿烂的微笑,让病痛雾散云消,细心的呵护,让病魔藏身无处。

5. 用我们的汗水与爱心编制您的健康与微笑。

6. 完美的过程,才会有满意的结果。

7. 走进每一位患者总带着一份微笑;不求回报温暖着每一颗惧怕的心灵。

8. 护士必须要有同情心和一双愿意工作的手。——南丁格尔

9. 将心比心,用我的爱心、诚心、细心,换您的舒心、放心、安心。

10. 选择了护理职业,就选择了奉献。

11. 珍惜生命,善待他人,真诚服务。

12. 用我真诚的呵护,抚平您身心的伤痛。

13. 我的汗水,是您康复中渴求的甘露。

14. 爱在我们身边生长,我们在爱中成长。

15. 以善良之心看待世人,以乐观之眼看尽事情,以开朗之手处理世事,以幽默之口道尽世言!

16. 用我们的真心为您送去一丝温暖。

17. 用真诚的心,去善待痛苦中的患者。

18. 尊重患者就是尊重自己,爱护患者就是爱护医院。

19. 患者不是没智慧的人,而是让我们长智慧的人。

20. 高度的责任感是我们的天职,精湛的技术是我们一生的追求,愿我们以真诚的服务,为您带来一缕温情!

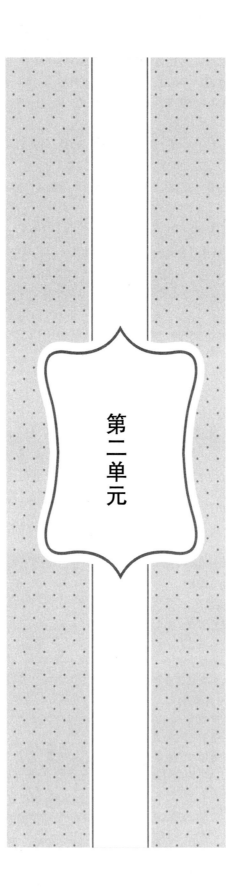

第二单元

项目十一 口腔护理技术

口腔护理
技术

【教学重点、要点】

(一)一般口腔护理

一般口腔护理适用于能自己完成口腔清洁的患者。嘱患者每日晨起,睡前刷牙,餐后漱口。睡前不宜吃对牙齿有刺激和腐蚀性的食物,少吃甜食,口腔干燥时多饮水。

1. 牙具选择:牙刷应选用外形较小、刷毛柔软、表面光滑的牙刷。牙刷一般每 3 个月更换一次,应根据个人需要选择不具腐蚀性的牙膏,不宜固定品种,应轮换使用,刷牙方法要正确。

2. 义齿护理:使用活动义齿者白天持续佩戴,以增进咀嚼功能,每次餐后均应清洗义齿;晚间应取下,使牙床得以休息。取下的义齿清洗后应放于冷水中保存,不可放入热水或酒精等消毒液中,以免变色、变形和老化。

(二)特殊的口腔护理

特殊的口腔护理适用于禁食、高热、昏迷、鼻饲、术后、口腔疾患、生活不能自理的患者。

1. 常用漱口液见表 11-1。

表 11-1 常用漱口液

漱口液名称及浓度	作用及适应证
0.9%氯化钠溶液	清洁口腔,预防感染
朵贝尔溶液	除臭、抑菌,用于口腔轻度感染者
1%～3%过氧化氢溶液	抗菌、除臭,用于口腔感染者
2%～3%硼酸溶液	防腐、抑菌,用于清洁口腔
1%～4%碳酸氢钠溶液	改变细菌生长环境,用于口腔有真菌感染者
0.02%呋喃西林溶液	广谱抗菌,用于清洁口腔
1%醋酸溶液	抗菌,用于口腔有铜绿假单胞菌感染者
0.08%甲硝唑溶液	抑制厌氧菌生长,用于口腔有厌氧菌感染者

2. 口腔护理时的擦洗顺序:湿润口唇→左外侧面→右外侧面→左上内侧→左上咬合面→左下内侧→左下咬合面→左侧面颊部→右上内侧→右上咬合面→右下内侧→右下咬合面→右侧面颊部→硬腭→舌面→舌下。

3.注意事项

(1)擦洗时动作要轻,特别是对凝血功能不良的患者,要防止碰伤黏膜及牙龈;对长期使用激素或抗生素的患者,应观察有无真菌感染。

(2)昏迷患者禁忌漱口,需用张口器时,应从臼齿处放入,擦洗时必须使用血管钳夹紧棉球,一次一个,防止棉球遗留在口腔内。棉球蘸漱口水不可过湿,以防患者将溶液吸入呼吸道。

(3)传染病患者的用物按照消毒隔离原则处理。每天进行口腔护理2~3次

【临床护理举例】

刘先生,67岁,高热1周余,用大量广谱抗生素治疗,评估发现患者右侧颊部口腔黏膜破溃,创面附着白色膜状物,用棉签拭去附着物,可见创面轻微出血。

【实验实训目的】

1.保持口腔清洁,湿润、舒适,预防口腔感染等并发症。

2.去除口腔异味,清除牙垢,增进食欲,保持口腔正常功能。

3.观察口腔黏膜、舌苔的变化及有无特殊口腔气味,提供病情变化的信息。

【评估内容】

1.患者对口腔卫生保健知识的认知程度和对口腔护理的认知。

2.患者病情、意识状态、自理能力及合作程度。

3.患者口腔情况,按病情准备漱口液。

【操作准备】

1.护士准备:操作前洗手、戴口罩。

2.患者准备:理解口腔护理目的及配合方法。

3.物品准备:治疗盘、治疗碗(内盛1%~4%碳酸氢钠溶液浸湿的棉球不少于16个)、弯血管钳、镊子、压舌板、1%~4%碳酸氢钠溶液漱口水及吸管、液体石蜡、棉签、治疗巾、手电筒、弯盘、冰硼散或西瓜霜喷剂等外用药物、记录本。

4.环境准备:病室安静,整洁,光线充足。

【临床操作评分标准】

口腔护理技术操作规程及评分见表11-2。

表11-2 口腔护理技术操作规程及评分

项目	操作标准	分值	扣分细则	得分
素质评价	1.语言清晰、流利,普通话标准	2	一项不符合要求扣1分	
	2.行为举止规范、大方、优雅	3	不符合要求酌情扣分	
	3.着装规范,符合护士仪表礼仪	3	服装、鞋帽一项不符合要求扣1分	

续表 11-2

项目	操作标准	分值	扣分细则	得分
准备质量评价	1.物品备齐,放置有序	2	物品少一样扣1分,放置无序扣1分	
	2.操作前评估患者	2	未评估患者扣2分,评估与病情不符扣1分	
	3.洗手,戴口罩	3	一项未做扣1.5分,洗手动作一步不规范扣0.2分	
操作过程质量评价	1.备齐用物推至床旁,放在便于操作处	2	放置位置不方便操作扣1分	
	2.核对床号、姓名,向患者解释	3	一项未做扣1分	
	3.协助患者侧卧或平卧,头偏向护士	2	未协助患者扣1分	
	4.铺治疗巾于患者颌下,放置弯盘于患者口角旁	4	一项未做扣2分,方法不正确扣1分	
	5.湿润口唇	2	未做扣2分	
	6.观察口腔	4	未做扣2分	
	7.协助患者漱口	2	未做扣4分,观察不到位扣1分	
	8.依次擦拭牙齿左、右外侧面	8	未做扣2分,漱口液污染枕头扣1分	
	9.依次擦拭牙齿左上内侧面、左上咬合面、左下内侧面、左下咬合面、左侧颊部	12	一处漏擦扣2分,方法不正确扣2分	
	10.同法擦拭右侧牙齿	12	一处漏擦扣2分,方法一次不正确扣1分,顺序颠倒一次扣2分	
	11.擦拭硬腭、舌面、舌下	6	一处漏擦扣2分,方法一次不正确扣1分	
	12.再次漱口,擦净口角水渍	6	一项未做扣2分,漱口水污染枕头扣1分	
	13.口述:口腔有病变者酌情用药	2	未口述扣1分	
	14.口唇干裂涂液体石蜡	2	未做扣2分	
	15.撤去弯盘及治疗巾	2	一项未做扣1分	
	16.协助患者取舒适卧位,整理床单位	4	一项未做扣2分	
	17.洗手、记录	2	一项未做扣1分	
终末质量评价	1.操作前、中、后和患者保持良好沟通	4	不符合要求酌情扣1~2分	
	2.关心患者,动作轻柔	2	不符合要求酌情扣分	
	3.动作熟练、规范	2	不符合要求酌情扣分	
	4.操作用时不超过8 min (操作过程第2~17项为计时部分)	2	每超时30 s扣1分	

 单元知识检测

1.口腔护理的目的不包括　　　　　　　　　　　　　　　　　　　　　　　　　　　　　　　(　　)

　　A.保持口腔清洁　　　　　　B.治疗溃疡　　　　　　C.提供病情变化的动态信息

　　D.清除口腔内的一切细菌　　E.预防口腔感染

2. 去除口臭宜选用的漱口液是 （　　）

    A. 生理盐水 　　　　　　　　　B. 朵贝尔溶液 　　　　　　　　C. 2%～3%硼酸溶液

    D. 1%～4%碳酸氢钠溶液 　　　E. 0.02%呋喃西林溶液

3. 为昏迷患者进行的口腔护理操作中错误的是 （　　）

    A. 棉球不能太湿 　　　　　　　B. 开口器从门齿之间放入

    C. 用血管钳夹紧棉球，每个棉球限用 1 次 　　D. 口唇干裂可涂液体石蜡

    E. 不能漱口

4. 口腔铜绿假单胞菌感染时，漱口液首选 （　　）

    A. 1%～3%过氧化氢溶液 　　　B. 1%～4%碳酸氢钠溶液 　　　C. 0.1%醋酸溶液

    D. 0.02%呋喃西林 　　　　　　E. 0.08%甲硝唑溶液

5. 某患者，使用抗生素数周后，近日发现口腔黏膜有乳白色分泌物，做口腔护理时，应选择哪种漱口液 （　　）

    A. 1%～3%过氧化氢溶液 　　　B. 1%～4%碳酸氢钠溶液 　　　C. 0.1%醋酸溶液

    D. 0.02%呋喃西林 　　　　　　E. 2%过氧化氢溶液

6. 患者，女，26 岁，诊断为再生障碍性贫血，检查发现其唇及口腔黏膜有散在瘀点，轻触牙龈有出血，护士为其口腔护理时，应特别注意 （　　）

    A. 先取下义齿 　　　　　　　　B. 夹紧棉球 　　　　　　　　　C. 动作轻柔

    D. 禁忌漱口 　　　　　　　　　E. 患处撒冰硼散

（7～12 题共用题干）

    某患者，女，58 岁，患败血症，高热昏迷已 1 周，用大量广谱抗生素治疗，近日发现患者左侧颊部口腔黏膜破溃，创面附着白色膜状物，用棉签拭去附着物，可见创面轻微出血。

7. 该患者口腔病变的原因可能是 （　　）

    A. 铜绿假单胞菌感染 　　　　　B. 病毒感染 　　　　　　　　　C. 维生素缺乏

    D. 真菌感染 　　　　　　　　　E. 凝血功能障碍

8. 根据患者的口腔病变，为其进行口腔护理，应选择的漱口溶液为 （　　）

    A. 生理盐水 　　　　　　　　　B. 2%～3%硼酸溶液 　　　　　C. 0.1%醋酸溶液

    D. 0.02%呋喃西林溶液 　　　　E. 1%～4%碳酸氢钠溶液

9. 为该患者进行口腔护理的主要目的是 （　　）

    A. 观察口腔黏膜变化 　　　　　B. 预防口腔黏膜出血 　　　　　C. 使口腔湿润，治疗感染

    D. 有利于呼吸道通畅 　　　　　E. 保持口腔正常功能

10. 所选漱口液的作用机制是 （　　）

    A. 广谱抗菌作用 　　　　　　　B. 清除口腔食物残渣 　　　　　C. 促进溃疡愈合

    D. 放出新生态氧 　　　　　　　E. 改变病原体生存的酸碱环境

11. 为该患者进行口腔护理应禁忌 （　　）

    A. 用开口器 　　　　　　　　　B. 先取下义齿 　　　　　　　　C. 用止血钳夹紧棉球

    D. 协助漱口 　　　　　　　　　E. 擦拭舌面

12. 如该患者有义齿，处理义齿的正确方法是 （　　）

    A. 先擦拭口腔黏膜，后取下义齿 　　　　　B. 将义齿浸泡于清水中备用

    C. 将义齿浸泡于开水中备用 　　　　　　　D. 将义齿浸泡于乙醇中备用

    E. 每日取下义齿清洗后再为患者戴上

参考答案：

1. D　2. B　3. B　4. C　5. B　6. C　7. D　8. E　9. C　10. E　11. D　12. B

（平菊梅）

项目十二 床上梳发技术

头发护理

【教学重点、要点】

(一)操作要点

头发护理是个体日常卫生护理的重要内容之一,有效的头发护理可保持头皮清洁,促进头皮血液循环而预防感染,并能增加自信、维护自尊,维持良好的外观。对于病情较重、自我完成头发护理受限的,护士应予以适当协助。包括床上梳发和床上洗发。

1.对长期卧床、关节活动受限、肌肉张力降低、共济失调、生活不能自理的患者应给予每天床上梳发1~2次。

2.在梳发过程中,发现患者有头虱应立即进行灭虱处理。虱、虮寄生于人体后,不仅使患者局部皮肤瘙痒,易抓破皮肤而引起感染,还可传播流行性斑疹伤寒、回归热等疾病。常用灭虱药液如下。①30%含酸百部:百部30 g放入瓶中,加50%乙醇100 mL、纯乙酸1 mL,盖严瓶口,48 h即可。②30%百部含酸煎剂:百部30 g,加水500 mL煎煮30 min,用双层纱布过滤,挤出药液。取药渣再加水500 mL煎煮30 min,过滤,挤出药液,取两次药液合并再煎至100 mL,待冷却后加入纯乙酸1 mL即可。③灭虱香波:市场有售,其主要成分是1%二氯苯醚菊酯。

(二)注意事项

1.梳发时避免强行梳拉头发。

2.注意观察反应。

3.如发现有头虱应立即进行灭虱处理,以防传播。

【临床护理举例】

田奶奶,75岁,为独居孤老,早晨醒来发现左侧肢体瘫痪,口角歪斜,说话吐词不清,入院诊断为"脑栓塞",请问如何为其进行床上梳发?

【实验实训目的】

1.除去头皮屑及脱落的头发,使整洁、舒适、美观。

2.按摩头皮,促进其血液循环,提高头发生长和代谢能力。

3.维护患者自尊、自信,建立良好的护患关系。

【评估内容】

1.患者的病情、梳发习惯和自理能力、个人卫生习惯。

2.患者的心理反应、合作程度。

3.头发状况:评估头发的分布、长度、颜色、韧性和脆性及清洁情况,头发有无光泽、尾端是否有分叉;头皮是否有抓痕、擦伤及皮疹等情况,有无头皮屑等。

【操作准备】

1.护士准备:衣帽整洁,着装规范,修剪指甲,洗手,戴口罩。

2.患者准备:明确操作目的,了解操作过程,能配合采取适当卧位。

3.物品准备

(1)治疗车上层:治疗盘内备治疗巾、梳子、30%乙醇、纸袋(用于包脱落的头发),必要时备橡皮圈或发夹。治疗盘外备手消毒液。

(2)治疗车下层:生活垃圾桶、医用垃圾桶。

4.环境准备:安静、整洁、舒适、安全。

【临床操作评分标准】

床上梳发技术操作规程及评分见表12-1。

表12-1 床上梳发技术操作规程及评分

项目	操作标准	分值	扣分细则	得分
素质评价	1.着装符合要求	2	一项不符合要求扣1分	
	2.行为举止规范、大方、优雅	3	不符合要求酌情扣分	
准备质量评价	1.物品备齐,放置有序	3	物品少一样扣1分,放置无序扣1分	
	2.操作前评估患者	5	未评估患者扣2分,评估与病情不符扣1分	
	3.评估环境	2	未评估扣1分	
	4.洗手,戴口罩	5	一项未做扣1分,洗手动作一步不规范扣0.5分	
操作过程质量评价	1.备齐用物推至床旁,放在便于操作处	2	放置位置不方便操作扣1分	
	2.核对床号、姓名,向患者解释	6	一项未做扣2分,解释不到位扣1分	
	3.卧床患者铺治疗巾于枕头上,协助患者头偏向一侧。对可坐起的患者,协助患者坐起,铺治疗巾于肩上	6	未协助患者摆体位扣2分,体位不舒适扣2分,治疗巾铺盖不严密扣2分	
	4.将头发从中间梳向两边,左手握住一股头发,由发梢梳至发根	7	方法不正确扣2分,梳发过程中患者有疼痛感扣1分	
	5.长发如有打结,可将头发绕在示指上,慢慢梳理;如头发已纠结成团,可用30%酒精湿润后小心梳顺	10	方法不正确扣2分,未梳理通顺扣2分	
	6.同法梳理另一侧	10	方法不正确扣2分,未梳理顺畅扣2分	

续表 12-1

项目	操作标准	分值	扣分细则	得分
操作过程质量评价	7. 根据患者需要编辫或扎成束	8	方法不正确扣 2 分	
	8. 将脱落头发置于纸袋中,撤下治疗巾	6	一项未做扣 2 分	
	9. 协助患者取舒适卧位,整理床单位	8	一项未做扣 4 分,床铺不整齐扣 1 分	
	10. 清理用物,洗手	2	一项未做扣 1 分	
终末质量评价	1. 动作轻柔,节力	3	不符合要求酌情扣 1~2 分	
	2. 床单位整洁	3	一项不符合要求扣 0.5 分	
	3. 患者清洁、舒适	4	一项不符合要求扣 0.5 分	
	4. 操作用时不超过 10 min(操作过程第 2~10 项为计时部分)	5	每超时 30 s 扣 1 分	

单元知识检测

1. 灭头虱最有效的药物是 （　　）
   A. 乙酸　　　　　　　　B. 百部　　　　　　　　C. 含酸百部酊
   D. 乙醇　　　　　　　　E. 百部煎剂

2. 床上梳发前,应评估的内容有 （　　）
   A. 头发及头皮状况　　　B. 头发护理知识及自理能力　　C. 患者的病情及治疗情况
   D. 自理能力　　　　　　E. 以上全是

3. 女性,32 岁,因高热多日入院,护士接诊时发现的长发已经纠结成团,为其梳理时可选用 （　　）
   A. 70% 酒精　　　　　　B. 30% 酒精　　　　　　C. 生理盐水
   D. 清水　　　　　　　　E. 油剂

(4~5 题共用题干)

女性,47 岁,因腹部包块待查住院,接诊护士发现其有头虱。

4. 灭头虱液配方正确的是 （　　）
   A. 50 g 百部,70% 乙醇 140 mL,纯乙酸 1 mL　　　B. 10 g 百部,30% 乙醇 60 mL,纯乙酸 1 mL
   C. 20 g 百部,40% 乙醇 80 mL,纯乙酸 1 mL　　　D. 40 g 百部,60% 乙醇 120 mL,纯乙酸 1 mL
   E. 30 g 百部,50% 乙醇 100 mL,纯乙酸 1 mL

5. 护士帮助其灭头虱做法错误的是 （　　）
   A. 戴帽子或用三角巾严密包裹头发 2 h 后取下帽子　　B. 篦子上除去的棉花用纸包好焚烧
   C. 用篦子篦去死虱、蚼　　　　　　　　　　　　　D. 将灭虱液按顺序涂擦全部头发
   E. 操作中应防止灭虱药液沾污患者的面部和眼部

参考答案:
1. C　2. E　3. B　4. E　5. A

（穆荣红）

项目十三 床上洗发技术

床上洗发技术

【教学重点、要点】

(一)操作要点

头发护理是个体日常卫生护理的重要内容之一,包括床上梳发和床上洗发。洗发以头发不油腻、不干燥为宜。洗发次数因人而异,以确保患者安全、舒适及不影响治疗为原则。护理工作中应根据患者病情、体力和年龄,确定洗发方式和次数。长期卧床患者,应每周洗发1次。根据洗发装置的不同,分为马蹄形卷洗发法、洗头车洗发法、扣杯式洗发法。

(二)注意事项

1.洗发过程中,应随时注意观察病情变化,发现面色、呼吸、脉搏等有异常应立即停止操作。

2.病情危重和身体虚弱的患者不宜洗发;洗发时间不宜过长,以免引起头部充血、疲劳,造成患者不适;注意调节水温、室温,注意保暖,及时擦干头发,以免着凉。

3.洗发时注意保持患者舒适体位,保护伤口和各种管道,防止污水溅入眼、耳,并避免沾湿衣、被。

4.操作过程中,护士应正确运用人体力学原理,保持良好姿势。身体尽量靠近床边和患者,避免引起过度疲劳。

【临床护理举例】

田奶奶,75岁,为独居孤老,6 d前早晨醒来发现左侧肢体瘫痪,口角歪斜,说话吐词不清,入院诊断为"脑栓塞",现患者神志清楚、左侧肢体肌力0级,责任护士准备为田奶奶进行床上洗发。

【实验实训目的】

1.除去头发污秽及脱落的头屑,保持头发清洁,使患者舒适。

2.按摩头皮,促进其血液循环,促进头发的生长与代谢。

3.维护患者自尊、自信建立良好的护患关系。

4.预防和灭除虱蚧,防止疾病传播。

【评估内容】

1.患者的年龄、病情、洗发习惯和自理能力,个人卫生习惯。

2.患者的心理反应、合作程度。

3.患者头发卫生状况,观察头发的分布、光泽、清洁状况等,头皮有无损伤、瘙痒、感染等。

【操作准备】

1. 患者准备:明确操作目的,了解操作过程,能配合采取适当体位。

2. 护士准备:着装整洁,洗手,需要时戴口罩。

3. 用物准备

(1)治疗车上层:治疗盘内备治疗巾、小橡胶单、大、中毛巾各一、小毛巾、别针(或夹子)、棉球2个(以不吸水棉为宜)、眼罩或纱布、弯盘、洗发液、纸袋、梳子(自备)、小镜子、量杯。若为扣杯式洗头,另备搪瓷杯和橡胶管。治疗盘外备马蹄形卷或使用洗头车,脸盆、热水桶(内盛40~45℃热水)2个、手消毒剂。需要时备护肤霜(患者自备)、电吹风。

(2)治疗车下层:污水桶、生活垃圾桶、医用垃圾桶。

4. 环境准备:调节室温,酌情关闭门窗,备屏风。

【临床操作评分标准】

床上洗发技术操作规程及评分见表13-1。

表13-1　床上洗发技术操作规程及评分

项目	操作标准	分值	扣分细则	得分
素质评价	1. 着装符合要求	2	一项不符合要求扣1分	
	2. 行为举止规范、大方、优雅	3	不符合要求酌情扣分	
准备质量评价	1. 物品备齐,放置有序	3	物品少一样扣1分,放置无序扣1分	
	2. 操作前评估患者	2	未评估患者扣2分,评估与病情不符扣1分	
	3. 环境整洁、温度适宜	2	未评估扣1分	
	4. 修剪指甲,洗手,戴口罩	3	一项未做扣1分,洗手动作一步不规范扣1分	
操作过程质量评价	1. 将备齐的用物推至床旁,放在便于操作处	2	放置位置不方便操作扣1分	
	2. 核对床号、姓名,向患者解释	3	一项未做扣1分	
	3. 协助患者仰卧于床沿近侧,松开衣领向内反折,将毛巾围于脖颈	6	一项未做扣2分	
	4. 铺橡胶单及大毛巾于枕上,并移至患者肩下,在床头铺垫巾	6	一项未做扣2分	
	5. 将洗头盆(洗头车)置于患者后颈部,连接污水桶,用棉球塞紧双耳,眼罩遮盖双眼	8	一项未做扣2分	
	6. 测试水温,湿润头发	8	一项未做扣4分	
	7. 将洗发剂倒在手上,两手合起揉搓均匀涂遍头发,用手指指腹揉搓头发和头皮	8	未做扣8分,洗发剂量过少扣2分,方法不正确扣2分	
	8. 清水冲净头发	6	方法不正确扣2分	
	9. 取下眼罩和耳内的棉球	4	一项未做扣2分	
	10. 撤下颈部毛巾,包住头发并擦拭	6	一项未做扣3分	
	11. 撤去洗头盆(车)	6	未做扣6分	

续表 13-1

项目	操作标准	分值	扣分细则	得分
操作过程质量评价	12. 枕头移至头下,用浴巾擦干头发,并用吹风机吹干,撤去枕头上的橡胶单及浴巾	5	一项未做扣1分	
	13. 梳理成患者习惯的发式	2	未做不得分,未沟通扣1分	
	14. 协助患者取舒适卧位,整理床单位,交代注意事项	3	一项未做扣1分	
	15. 清理用物,洗手	2	一项未做扣1分	
终末质量评价	1. 动作轻柔,节力,技术熟练	3	不符合要求酌情扣分	
	2. 床单位整洁	2	一项不符合要求扣1分	
	3. 患者清洁、舒适	2	一项不符合要求扣1分	
	4. 操作用时不超过20 min (操作过程第2~15项为计时部分)	3	每超时30 s扣1分	

单元知识检测

1. 李某,女,56岁。因心肌缺血、心绞痛发作卧床4周,护士为其进行床上洗发时,患者突感胸痛、心悸,面色苍白,出冷汗,护士应立即采取的措施是 （　　）
   A. 请家属协助洗发,嘱患者深呼吸　　　　　　B. 加快操作速度,尽快完成洗发操作
   C. 注意保暖,为患者添加衣物后继续洗发　　　D. 短暂休息,鼓励患者坚持片刻
   E. 立即停止操作,平卧,吸氧,通知医生

（2~3题共用题干）

2. 患者女性,58岁,股骨骨折行牵引已1周,护士为其进行床上洗发的水温为 （　　）
   A. 35~40 ℃　　　　　　　B. 40~45 ℃　　　　　　　C. 45~50 ℃
   D. 55~60 ℃　　　　　　　E. 65~70 ℃

3. 洗发过程中,患者呼吸急促且面色苍白、出冷汗,正确的处理是 （　　）
   A. 立即停止操作让患者平卧　　　B. 让家属协助洗发　　　C. 边洗发边通知医生
   D. 让患者做深呼吸　　　　　　　E. 加快洗发

参考答案:
1. E　2. B　3. A

（穆荣红）

项目十四 床上擦浴法

床上擦浴法

【教学重点、要点】

(一)适用对象

病情较重、长期卧床、活动受限、身体虚弱而不能自理的患者。

(二)禁忌证

休克、心力衰竭、心肌梗死、脑出血、脑外伤、大出血等患者禁忌擦浴。

(三)注意事项

1.床上擦浴时随时观察病情,注意与患者沟通。

2.床上擦浴时注意保暖,避免操作时间过长,一般应在15~30 min内完成,并注意保护隐私。

3.保护伤口和管路,避免伤口受压、管路打折扭曲。

4.注意为患者穿、脱衣服时应先穿远侧后穿近侧,先脱近侧后脱远侧。如有肢体外伤或活动障碍,应先穿患侧后穿健侧,先脱健侧后脱患侧。

【临床护理举例】

患者,李某,女性,75岁,走路时不慎摔倒,致右侧肱骨骨折,入院1周有余,在给患者做护理时,发现患者身上污垢较多,生活自理能力欠佳,根据需要为其进行床上擦浴。

【实验实训目的】

1.去除污垢,保持皮肤清洁,使患者舒适,满足患者需要。

2.促进皮肤血液循环,增强其排泄功能,预防皮肤感染及压疮等并发症。

3.观察全身皮肤有无异常,提供疾病信息。

4.活动肢体,使肌肉放松,防止关节僵硬和肌肉挛缩等并发症,保持良好的精神状态。

【评估内容】

1.患者病情、个人沐浴习惯及自理能力:对石膏固定、牵引、长期卧床、病重虚弱及生活不能自理的患者,应按皮肤状况给予床上擦浴。

2.患者的心理反应、合作程度。

3.患者皮肤状况

(1)完整性:有无破损、出血、皮疹、水疱、硬结等。

（2）颜色：有无苍白、发绀、发红、黄疸、色素沉着等。

（3）温度：皮温是否正常，有无发热或冰冷。

（4）弹性：是否良好，有无水肿、干燥、皱纹等。

（5）感觉：对冷、热、触、痛的感觉是否正常，有无皮肤瘙痒等。

（6）清洁度：出汗及皮脂分泌情况、体表散发出来的气味等。

【操作准备】

1. 护士准备：着装整洁，洗手，戴口罩。

2. 患者准备：明确操作目的，了解操作过程，能积极配合操作。

3. 用物准备

（1）治疗车上层：备浴巾1条、毛巾2条（患者自备），治疗巾及小橡胶单各一、浴皂或沐浴露、指甲梳子、按摩油或膏、爽身粉。治疗盘外备脸盆、水壶（盛50～52 ℃温水）、清洁衣裤和被单、手消毒液。

（2）治疗车下层：便盆及便盆巾、水桶（盛污水用）、生活垃圾桶、医用垃圾桶。

（3）屏风。

4. 环境准备：关闭门窗，调节室温，酌情用屏风遮挡或拉上窗帘。

【临床操作评分标准】

床上擦浴法操作规程及评分见表14-1。

表14-1　床上擦浴法操作规程及评分

项目	操作标准	分值	扣分细则	得分
素质评价	1. 语言柔和、恰当，态度和蔼可亲	2	一项不符合要求扣1分	
	2. 行为举止规范、大方、优雅	3	一项不符合要求酌情扣1分	
	3. 着装规范，符合护士仪表礼仪	3	服装、鞋帽一项不符合要求扣1分	
准备质量评价	1. 环境评估：环境整洁、安全、舒适，调节室温在24 ℃±2 ℃	2	未评估环境扣2分，一项未做扣1分	
	2. 物品准备：浴巾1条、毛巾2条、浴皂、小剪刀、梳子、浴毯、护肤用品、脸盆2个、水桶2个、清洁衣裤和被服、便盆及便盆巾、屏风。将用物按使用顺序置于治疗车上	8	物品少一样扣1分，放置无序扣1分	
操作过程质量评价	1. 将用物推至患者床旁，核对患者信息，向患者解释，以取得合作	3	治疗车位置不方便操作扣1分；未核对患者扣2分	
	2. 询问患者有无需求，关好门窗，调节室温，用屏风遮挡患者	3	未询问患者需求扣1分；未关闭门窗扣1分；未遮挡患者扣1分	
	3. 移开床旁桌，根据病情放平床头及床尾支架，松开盖被；脸盆和浴皂放于床旁桌上，倒入温水约2/3满	2	一项未做扣1分，温水量过少扣1分	

续表 14-1

项目	操作标准	分值	扣分细则	得分
操作过程质量评价	4.擦洗面部及颈部 (1)协助患者取合适体位,擦洗部位下铺浴巾。将毛巾叠成手套状包在手上,放入水中,彻底浸湿 (2)先用温水擦洗患者眼部,使用毛巾的不同部位,由内眦擦至外眦,轻轻擦干眼部;按顺序彻底洗净并擦干前额、面颊、鼻部、耳部、下颌和颈部	2 2	未铺浴巾扣1分;毛巾未彻底浸湿扣1分 一项未做扣1分;顺序不对扣1分	
	5.擦洗上肢和手 (1)为患者脱上衣,盖好浴毯,移去近侧上肢浴毯,垫浴巾,依次用肥皂毛巾—湿清水毛巾—拧干的毛巾—浴巾按顺序(从远心端到近心端,至腋窝)擦洗上肢;将浴巾对折,放于患者床边。置脸盆于浴巾上。协助患者将手浸于脸盆中,洗净并擦干,根据情况修剪指甲 (2)换水,同法擦洗对侧上肢和手	5 5	一项未做扣1分;清洗不彻底扣一分;顺序不对扣1分 一项未做扣1分;清洗不彻底扣一分;顺序不对扣1分	
	6.擦洗胸、腹部:换水,检查水温;将浴巾铺于患者胸部下,依次用肥皂毛巾—湿清水毛巾—拧干毛巾按顺序由上而下擦洗胸腹部(肩部—锁骨中线—乳房—腋中线—下腹部;胸骨上窝—脐部—耻骨联合)	8	未换水扣2分,清洗不彻底扣一分;顺序不对扣1分	
	7.擦洗背部:协助患者取侧卧位,背向护士,将浴巾纵向铺于患者身下;依次用肥皂毛巾—湿清水毛巾—拧干毛巾按顺序由上而下擦洗(肩部—肩胛部—腋后线—臀部;颈后—骶尾部),根据病情需要进行背部按摩,洗手,协助患者穿好清洁上衣,将浴毯盖于患者胸腹部	8	顺序不对扣1分,未协助患者穿好清洁上衣扣2分	
	8.擦洗下肢、足部及会阴部 (1)协助患者平卧,脱下裤子 (2)换水,检查水温 (3)将浴毯盖于远侧腿部,确保遮盖住会阴部。将浴巾纵向铺于近侧腿部下面,依次用肥皂毛巾—湿清水毛巾—拧干毛巾按顺序由上而下擦洗(髂嵴—大腿外侧—外踝;腹股沟—大腿内侧—内踝;臀下—腘窝—足跟),换水,泡脚 (4)护士移至床对侧,同法擦洗对侧腿部和足部。擦洗后,用浴毯盖好患者 (5)更换面盆、毛巾及水,检查水温;协助患者取仰卧位,暴露会阴部,臀下垫巾置便盆,戴手套,自上而下、由内到外洗净并擦干会阴部(女:尿道口—阴道口—大小阴唇—会阴—肛门。男:尿道口围绕阴茎旋转至根部—阴囊—肛门)	2 2 8 8 6	一项未做扣1分 未换水扣1分,未检查水温扣1分 一项未做扣1分,未保护患者隐私扣2分;清洗不彻底扣1分;顺序不对扣1分 扣分标准同上 未更换面盆、毛巾及水扣2分;清洗不彻底扣1分;顺序不对扣1分	

续表 14-1

项目	操作标准	分值	扣分细则	得分
操作过程质量评价	9.脱手套,协助患者换上清洁裤子,根据需要梳头	2	未协助患者换上清洁裤子扣2分	
	10.协助患者取舒适卧位,整理床单位,物品分类放置	3	未协助患者取舒适卧位扣1分;未整理床单位扣1分;物品未分类放置或放置不合理扣1分	
	11.整理用物,洗手,记录	3	未整理用物扣1分;未洗手扣1分;未记录扣1分	
终末质量评价	1.操作熟练,符合操作规程	2	不符合要求酌情扣分	
	2.床铺平整、干燥,患者舒适、安全	2	一项不对扣1分	
	3.动作敏捷,用力适当,擦洗有序,按摩手法正确,穿、脱衣服方法正确	3	不符合要求酌情扣分	
	4.使用后物品处理规范	1	不符合要求扣1分	
	5.操作过程中体现人文关怀,注意保暖和保护患者隐私	2	不符合要求酌情扣分	

📖 单元知识检测

1. 为患者进行床上擦浴时错误的做法是　　　　　　　　　　　　　　　　　　　（　　）
   A. 动作敏捷　　　　　　　　　B. 擦浴部位的下面需垫浴巾　　　　C. 防止患者受凉
   D. 增加翻动次数　　　　　　　E. 患者出现寒战、面色苍白应立即停止

2. 为左上肢骨折患者床上擦浴时,操作正确的是　　　　　　　　　　　　　　　（　　）
   A. 由外眦向内眦擦拭眼部　　　B. 穿上衣时先穿右肢　　　　　　　C. 脱上衣时先脱左肢
   D. 擦洗动作要轻慢　　　　　　E. 注意遮盖、减少暴露

3. 能在床上进行擦浴的是　　　　　　　　　　　　　　　　　　　　　　　　　（　　）
   A. 心肌梗死急性期患者　　　　B. 体温上升期患者　　　　　　　　C. 截瘫患者
   D. 腹部手术当日患者　　　　　E. 大出血患者

4. 为卧床患者进行床上擦浴时错误的是　　　　　　　　　　　　　　　　　　　（　　）
   A. 室温应调节到24 ℃左右　　　　　　　　　　　B. 注意遮挡患者,保护患者隐私
   C. 擦拭全身各处,注意擦净皮肤皱褶处　　　　　D. 擦洗肢体的时候先患侧后健侧
   E. 动作轻柔,尽量减少翻动次数和暴露

5. 患者女性,57岁,截瘫,生活不能自理,护士为其进行床上擦浴的目的,不包括　　（　　）
   A. 预防皮肤感染　　　　　　　B. 预防过敏性皮炎　　　　　　　　C. 预防压疮
   D. 促进皮肤血液循环　　　　　E. 观察病情

(6~8题共用题干)
患者男性,46岁,左上臂脂肪瘤摘除术后3 d。

6. 护士为其更换上衣的合理顺序是　　　　　　　　　　　　　　　　　　　　　（　　）
   A. 后脱左侧后穿左侧　　　　　B. 先脱左侧后穿右侧　　　　　　　C. 后脱右侧先穿右侧
   D. 先脱右侧后穿右侧　　　　　E. 先脱右侧后穿左侧

7. 为患者擦洗,正确的顺序是 （ ）

A. 脸、颈部,上肢,胸腹部,颈、背、臀部,会阴部,双下肢、踝部、双足

B. 会阴部、脸、颈部,上肢,胸腹部,颈、背、臀部,双下肢、踝部、双足

C. 脸、颈部,上肢,胸腹部,会阴部,颈、背、臀部,双下肢、踝部、双足

D. 脸、颈部,上肢,胸腹部,颈、背、臀部,双下肢、踝部、双足,会阴部

E. 脸、颈部,会阴部,上肢,胸腹部,颈、背、臀部,双下肢、踝部、双足

8. 为患者擦洗,注意事项中正确的是 （ ）

A. 严禁擦洗腹股沟   B. 严格消毒隔离原则   C. 操作过程中,两腿并拢

D. 水盆远离身体,防止污水溅到身上   E. 如患者出现寒战、面色苍白等变化,立即停止擦洗

参考答案:

1. D 2. E 3. C 4. D 5. B 6. D 7. D 8. E

（贺君芬）

项目十五　压疮护理技术

压疮的预防　　压疮的分
　　　　　　　期与护理

【教学重点、要点】

1. 定义:压疮也称压力性溃疡,是指身体局部组织长期受压,血液循环障碍,局部组织持续缺血、缺氧、营养不良,导致皮肤失去正常功能而引起的局部组织溃烂和坏死。引起压疮最重要的因素是压力,故目前医学上倾向于将压疮称为"压力性溃疡"。压疮好发于长期卧床的患者、长久坐位或其他的患者。压疮本身不是原发疾病,一般是由于某些疾病发生后患者未得到很好的护理而造成的损伤。

2. 压疮形成原因

(1)形成压疮的力学因素:压力、摩擦力和剪切力,通常是 2~3 种力联合作用所致造成压疮的,最主要因素是持续的垂直压力,多见于长时间不改变体位者;剪切力指两层组织相邻表面间相对移动所引起的,由摩擦力和压力相加而成。剪切力与体位关系密切,常发生于半坐卧位。

(2)局部潮湿或排泄物刺激。

(3)营养不良或水肿。

(4)医疗器械使用不当。

3. 压疮的好发部位:多发生于无肌肉包裹或缺乏脂肪组织保护又经常受压的骨隆突处,好发部位与体位有密切关系。仰卧位时最易发生于骶尾部;坐位时最易发生于坐骨结节处。

4. 易发生压疮的高危人群包括:神经系统疾病患者,脊髓损伤者,老年患者,身体衰弱、营养不良患者,肥胖患者,水肿患者,疼痛患者,发热患者,使用医疗器械者,手术患者。

5. 高危人群应加强压疮预防和管理,预防压疮的七勤:勤观察、勤翻身、勤擦洗、勤按摩、勤整理、勤更换、勤交班。

6. 依病情及皮肤受压情况,长期卧床患者一般应每 2 h 翻身 1 次,必要时 1 h 翻身 1 次。

7. 压疮的预防措施:避免局部组织长期受压,避免潮湿和摩擦的刺激,促进局部组织血液循环,增加营养摄入。

8. 压疮的分期与特点见表 15-1。

表15-1　压疮的分期与特点

压疮的分期		临床表现及护理原则
Ⅰ期	淤血红润期	表现为局部皮肤红、肿、热、麻木或触痛。皮肤完整,为可逆性改变。此期护理原则是:加强预防措施,去除危险因素
Ⅱ期	炎性浸润期	表现为受压皮肤表面转为紫红色,出现硬结及大小不等的水疱。此期护理原则是:保护皮肤,预防感染
Ⅲ期	浅度溃疡期	表现为水疱破溃,有黄色渗出液;感染后创面有脓液,浅层组织坏死,形成溃疡。此期护理原则是:清洁创面,促进愈合
Ⅳ期	坏死溃疡期	表现为感染侵入皮下组织,甚至深达骨面,严重时引起败血症,造成全身感染。此期护理原则是:清洁创面,去腐生新

【临床护理举例】

患者,女,张某,69岁。脑出血,左侧肢体瘫痪,大小便失禁。入院就诊时护士发现患者骶尾部皮肤表面转为紫红色,出现硬结及大小不等的水疱。提示发生压疮。

【实验实训目的】

1.减轻局部压力,促进血液循环,预防压疮的发生。
2.提高患者的舒适度。

【评估内容】

1.患者年龄、体重、病情,接受治疗和护理措施及效果。
2.患者意识状态,合作程度,心理态度等。
3.患者的营养及皮肤状况,有无大小便失禁等。

【操作准备】

1.护士准备:操作前洗手、戴口罩。
2.患者准备:了解压疮的预防、压疮的护理措施及配合方法。
3.物品准备:治疗车、速干手消毒剂、皮肤保护剂、体位垫、气垫床、透明敷料或水胶体敷料、皮肤消毒剂、生理盐水、无菌针头或无菌注射器、无菌纱布、无菌棉签、尺子,患者自备水盆、毛巾。必要时备屏风。
4.环境准备:整洁、安静、舒适、安全、光线充足。

【临床操作评分标准】

压疮护理技术操作规程及评分见表15-2。

表 15-2 压疮护理技术操作规程及评分

项目	操作标准	分值	扣分细则	得分
素质评价	1.语言清晰、流利,普通话标准	2	一项不符合要求扣1分	
	2.行为举止规范、大方、优雅	3	不符合要求酌情扣分	
	3.着装规范,符合护士仪表礼仪	3	服装、鞋帽一项不符合要求扣1分	
准备质量评价	1.物品备齐,放置有序	2	物品少一样扣1分,放置无序扣1分	
	2.操作前评估患者	2	未评估患者扣2分,评估与病情不符扣1分	
	3.评估环境	1	未评估扣1分	
	4.洗手,戴口罩	2	一项未做扣1分,洗手动作一步不规范扣0.2分	
操作过程质量评价	1.备齐用物推至床旁,放在便于操作处	1	放置位置不方便操作扣1分	
	2.核对床号、姓名,向患者解释	2	一项未做扣1分	
	3.(口述)酌情关闭门窗	1	未口述扣1分	
	4.移开床旁桌距床约20 cm,移开床尾椅至合适位置	2	一项未做扣1分,距离过大或过小扣0.5分	
	5.床头松开床尾盖被	2	未做扣2分,方法不当扣1分	
	6.协助患者侧卧,背向护士,在患者身下铺大毛巾,检查皮肤受压情况	6	方法不当扣2分,未铺毛巾扣2分,未检查皮肤扣1分	
	7.将温水倒入盆中,将小毛巾蘸温水后缠在右手上,为患者擦洗背部(顺序为颈部→背部→臀部)	10	未注意保护患者扣2分,擦洗漏一处扣2分	
	8.取50%乙醇按摩全背(以手掌大、小鱼际按摩,从骶尾部开始沿脊柱两旁向上按摩至肩部,然后转向下回骶尾部,环形按摩数次,再用拇指指腹由骶尾部沿脊柱按摩至第7颈椎处)	10	手掌用力部位不对扣1分,按摩顺序错一次扣2分,按摩方法不当扣2分	
	9.取50%乙醇按摩骨隆突处(按摩重点为左、右肩胛部→左、右髂部→骶尾部,方法为向心方向)	10	手指用力部位不正确扣2分,按摩部位漏一处扣2分,按摩方法不正确扣2分	
	10.整理衣服,盖好盖被,撤下大毛巾	3	一项未做扣1分	
	11.逐层清扫并整理近侧床铺(顺序为中单→橡胶单→大单)	7	一处未扫净扣2分,一层未拉平铺好扣2分,手法错误扣2分	
	12.逐层清扫并整理对侧床铺	7	扣分标准同上	
	13.分别在患者背部、胸腹部和两膝间垫软枕	4	一处未垫扣1分,位置不合适扣1分	
	14.整理床单位	3	被头空虚扣1分,暴露患者扣1分,未做扣3分	
	15.移回床旁桌椅,开窗(口述:通风)	3	一项未移到位扣1分,未口述扣1分	
	16.记录翻身记录卡(时间、体位、皮肤受压情况、签名),洗手	4	记录漏一项扣1分,记录不准确扣1分,未洗手扣1分	

续表15-2

项目	操作标准	分值	扣分细则	得分
终末质量评价	1.仪表端庄,行为优雅、大方	2	不符合要求酌情扣1~2分	
	2.操作熟练、规范	3	一项不符合要求扣0.5分	
	3.关心患者,操作前、中、后与患者沟通	2	未与患者交流一次扣1分	
	4.操作用时不超过10 min(操作过程第2~15项为计时部分)	3	每超时30 s扣1分	

 单元知识检测

1. 引起压疮最主要的因素是　　　　　　　　　　　　　　　　　　　　　（　　）
    A. 潮湿的刺激　　　　　　　B. 活动或移动受限　　　　　　C. 持续的垂直压力
    D. 长期卧床　　　　　　　　E. 肥胖

2. 患者仰卧时最易发生压疮的部位是　　　　　　　　　　　　　　　　　（　　）
    A. 肩胛部　　　　　　　　　B. 肘部　　　　　　　　　　　　C. 坐骨结节
    D. 骶尾部　　　　　　　　　E. 脊椎体隆突处

3. 不属于压疮发生的高危人群的是　　　　　　　　　　　　　　　　　　（　　）
    A. 脑出血昏迷　　　　　　　B. 心绞痛急性发作卧床休息　　　C. 瘫痪
    D. 高热　　　　　　　　　　E. 下肢骨折牵引

4. 预防压疮发生最有效的护理措施是　　　　　　　　　　　　　　　　　（　　）
    A. 增加营养　　　　　　　　B. 支持身体空隙处　　　　　　　C. 定时更换体位
    D. 保持皮肤清洁、干燥　　　E. 及时评估压疮危险因素

5. 为不能自行更换卧位的患者翻身时,间隔时间最长不超过　　　　　　　（　　）
    A. 1 h　　　　　　　　　　B. 2 h　　　　　　　　　　　　C. 3 h
    D. 4 h　　　　　　　　　　E. 5 h

6. 患者男性,70岁,因心力衰竭绝对卧床休息,护士发现其骶尾部皮肤红、肿,有小水疱,皮下有硬结,该患者皮肤最有可能出现了　　　　　　　　　　　　　　　　　　　　　　　　（　　）
    A. 局部感染　　　　　　　　B. 压疮淤血红润期　　　　　　　C. 压疮炎性浸润期
    D. 压疮浅度溃疡期　　　　　E. 压疮坏死溃疡期

7. 患者女性,63岁,脑出血,神志不清急诊入院,检查骶尾部有压疮,面积为3 cm×3 cm,深达肌层,组织发黑,脓性分泌物较多,有臭味,该患者出现的压疮处于　　　　　　　　　　　　　　　　　（　　）
    A. 淤血红润期　　　　　　　B. 炎性浸润期　　　　　　　　　C. 浅度溃疡期
    D. 深度溃疡期　　　　　　　E. 坏死溃疡期

8. 患者女性,43岁,下肢骨折,骶尾部出现压疮,处于浅度溃疡期,不支持此期临床表现的是　（　　）
    A. 皮下组织受损,创面有黄色渗出液　　　　B. 出现大小不等的水疱和皮下硬结
    C. 感染后创面有脓液覆盖　　　　　　　　　D. 浅层组织坏死
    E. 疼痛加剧

9. 患者男性,72岁,脑血栓后左侧肢体瘫痪,预防压疮最有效的护理措施是　　　　（　　）
    A. 每2 h协助其翻身并局部按摩　　　　　　B. 受压部位垫软枕　　　　　C. 鼓励其做肢体功能锻炼
    D. 让其保持健侧卧位　　　　　　　　　　　E. 嘱家属定时观察局部皮肤

10. 患者女性,31岁,入院时骶尾部组织坏死深达肌层,局部发黑,有臭味,护士应首先采取的护理措施是　（　　）
    A. 涂抗生素药膏　　　　　　B. 高压氧疗　　　　　　　　　　C. 消毒后无菌敷料包扎
    D. 红外线照射　　　　　　　E. 清除坏死组织

(11~14 题共用题干)

患者女性,52 岁,急性肺水肿,心功能Ⅲ级,卧床已 3 周,下肢水肿,皮下脂肪少。护士发现其骶尾部已处于压疮的炎性浸润期。

11.支持护士判断的典型表现是 （ ）
    A.骶尾部疼痛、麻木感   B.患处皮肤发红、水肿   C.患处皮肤呈现紫红色、有硬结及水疱
    D.创面湿润,有少量脓液   E.伤口周围有坏死组织

12.制订的护理计划中不正确的是 （ ）
    A.每隔 3 h 协助患者翻身 1 次   B.保护未破损的水疱,防止感染
    C.无菌操作下抽出疱内液体   D.创面消毒后无菌敷料包扎
    E.平卧时在颈、腰处垫海绵垫

13.护理措施不正确的是 （ ）
    A.保持床单位整洁干燥   B.每 2 h 翻身 1 次   C.每日按摩骶尾部
    D.保持局部皮肤清洁   E.使用气垫床

14.该患者饮食应选择摄入的饮食是 （ ）
    A.低盐、高蛋白、高维生素   B.高脂肪、低蛋白、高维生素   C.高热量、高蛋白、高维生素
    D.高热量、低蛋白、低盐   E.低脂、高蛋白、低维生素

参考答案:
1.C   2.D   3.B   4.C   5.B   6.C   7.E   8.B   9.A   10.E   11.C   12.A   13.C   14.A

（贺君芬）

思政内容

1.百年同仁,精诚勤和,严谨为医,诚信为人。

2.技术上追求精益求精,服务上追求全心全意。

3.高度的责任感是我们的天职,精湛的技术是我们一生的追求,愿我们以真诚的服务,为您带来一缕温情!

4.灿烂的微笑,让病痛雾散云消,细心的呵护,让病魔藏身无处。

5.用我们的汗水与爱心编制您的健康与微笑。

6.完美的过程,才会有满意的结果。

7.走进每一位患者总带着一份微笑;不求回报温暖着每一颗惧怕的心灵。

8.护士必须要有同情心和一双愿意工作的手。——南丁格尔

9.将心比心,用我的爱心、诚心、细心,换您的舒心、放心、安心。

10.选择了护理职业,就选择了奉献。

11.珍惜生命,善待他人,真诚服务。

12.用我真诚的呵护,抚平您身心的伤痛。

13.我的汗水,是您康复中渴求的甘露。

14.爱在我们身边生长,我们在爱中成长。

15.以善良之心看待世人,以乐观之眼看尽事情,以开朗之手处理世事,以幽默之口道尽世言!

16.用我们的真心为您送去一丝温暖。

17.用真诚的心,去善待痛苦中的患者。

18.尊重患者就是尊重自己,爱护患者就是爱护医院。

19.患者不是没智慧的人,而是让我们长智慧的人。

20.高度的责任感是我们的天职,精湛的技术是我们一生的追求,愿我们以真诚的服务,为您带来一缕温情!

实训十六 卧有患者床整理法

【教学重点、要点】

1. 卧有患者床整理及更换床单法主要适用于昏迷、瘫痪、高热、大手术后或年老体弱等病情较重、长期卧床、活动受限、生活不能自理的患者。

2. 操作前与患者沟通,取得配合,移开床旁桌距床约 20 cm,移床尾椅至床尾,根据季节关闭门窗,酌情放平床头、床尾支架,拉起对侧床档,防止坠床。

3. 松开床尾盖被,协助患者移动到床对侧,背向护士,移枕头于患者头下。注意保暖,保证患者安全舒适。

4. 松开近侧各层被单,用床刷扫净中单、橡胶中单后搭在患者身上,再从床头至床尾扫净大单,注意扫净枕下及患者身下,逐层拉平铺好,注意对齐中线。同法铺好对侧。

5. 协助患者平卧于已铺好床的中间,整理盖被,将棉胎和被套拉平,折成被筒,为患者盖好。取出枕头,拍松后置于患者头下,根据需要支起床头、床尾支架、床档。

6. 在整理床单过程中,应注意观察患者面色、呼吸,随时询问有无不适;对于骨牵引或有引流管的患者,应给予保护,防止损伤,避免引流管扭曲、脱落。

7. 向患者及家属讲解保持床铺清洁平整的重要性。防止交叉感染,采取一床一消毒湿巾湿扫法。操作中注意节力原则。

【临床护理举例】

余某,男,69 岁,退休教师。主诉:突感胸口疼痛,向左肩放射 5 h,检查:体温 37.2 ℃,脉搏 110 次/min,呼吸 26 次/min。血压 135/92 mmHg,神志清楚,四肢活动良好。诊断:急性心肌梗死。医嘱卧床休息。患者入院第 6 天,病情稳定,晨间护理时病区护士应如何为患者整理床单位?

【实验实训目的】

1. 保持病室和床铺整洁、美观、舒适。
2. 预防压疮等并发症。

【评估内容】

1. 进行操作时评估患者病情、意识状态、躯体移动能力及合作程度。
2. 根据季节酌情关闭门窗。
3. 评估同病室患者有无进餐及治疗。

4.患者床单位的清洁程度,是否使用便器。

【操作准备】

1.护士准备:衣帽整齐,洗手,戴口罩。
2.患者准备:明确操作目的,了解操作过程。
3.用物准备:床刷及床刷套(略湿)治疗车、洗手液。
4.环境准备:患者未进行治疗或进食,调节合适室温。

【临床操作评分标准】

卧有患者床整理法操作规程及评分见表16-1。

表 16-1　卧有患者床整理法操作规程及评分

项目	操作标准	分值	扣分细则	得分
素质评价	1.语言清晰、流利,普通话标准	2	一项不符合要求扣1分	
	2.行为举止规范、大方、优雅	3	不符合要求酌情扣分	
	3.着装规范,符合护士仪表礼仪	3	服装、鞋帽一项不符合要求扣1分	
准备质量评价	1.物品备齐,放置有序	2	物品少一样扣1分,放置无序扣1分	
	2.操作前评估患者	2	未评估患者扣2分,评估与病情不符扣1分	
	3.评估环境	1	未评估扣1分	
	4.洗手,戴口罩	2	一项未做扣1分,洗手动作一步不规范扣0.2分	
操作过程质量评价	1.将备齐的用物推至床旁	1	放置位置不方便操作扣1分	
	2.核对床号、姓名,向患者解释操作的目的、方法及配合事项	5	一项未核对扣1分,未解释扣3分,解释不合理扣1分	
	3.口述:根据季节关闭门窗,酌情放平床尾、床头支架	2	一项未口述扣1分,口述错误扣1分	
	4.移开床旁桌,距床约20 cm,移开床尾椅至床尾正中	2	一项未做扣1分,距离过大或过小扣1分	
	5.松开床尾盖被,移枕至对侧,协助患者翻身侧卧,背向护士	5	一项未做扣1分,松开方法不当扣1分,未协助翻身扣1分	
	6.松开近侧各层被单,从床头至床尾由内向外分别四步扫净中单、橡胶中单,搭于患者身上	6	未松开近侧各层被单扣3分,一单清扫方法错误扣2分,一单未扫净扣2分,未搭于患者身上扣1分	
	7.从床头至床尾由内向外扫净大单,清扫过中线,注意扫净枕下和患者身下的碎屑;床刷清洁面向下放于治疗车上层盘内	6	清扫方法错误扣2分,未扫净扣2分,清扫未过中线扣2分,床刷放置方法错误扣1分	
	8.将大单、橡胶中单、中单分别拉平铺好	6	铺单方法错误扣3分,未拉平扣2分	
	9.移枕至近侧,协助患者翻身侧卧于扫净一侧,护士转至对侧	3	未移枕扣1分,未协助翻身扣1分	

续表16-1

项目	操作标准	分值	扣分细则	得分
操作过程质量评价	10.同法逐层扫净各单,取下床刷套放于车下层,分别拉平铺好各层	18	未松开近侧各层被单扣3分,一单清扫方法错误扣2分,一单未扫净扣2分,清扫未过中线扣2分,铺单方法错误扣3分,未拉平扣2分	
	11.协助患者取舒适卧位	1	未做扣1分	
	12.整理盖被,将棉胎和被套拉平,折成被筒,为患者盖好,折叠被尾	11	一项未拉平扣2分,一侧中线偏离超过2 cm扣2分,一边未齐床边扣1分,未盖严扣1分,被尾不平整扣1分,折法错误扣2分	
	13.取下枕头,拍松,置于患者头下	3	未取枕扣3分,未拍松扣1分,拍枕位置不当扣1分	
	14.口述:酌情支起床头、床尾支架	1	未口述扣1分	
	15.还原床旁桌、床尾椅,清理用物	3	一项未还原扣1分,未清理扣1分	
	16.(口述:开窗通风换气)洗手	2	未口述扣1分,未洗手扣1分	
终末质量评价	1.动作熟练优美,操作规范	2	不符合要求酌情扣1~2分	
	2.床铺平、整、紧、美观	2	一项不符合要求扣0.5分	
	3.操作程序符合标准,符合节力原则	2	程序颠倒一次扣1分,不符合节力原则扣1分	
	4.操作用时不超过5 min(操作过程第4~15项为计时部分)	4	每超时30 s扣1分	

 单元知识检测

晚间护理内容不包括　　　　　　　　　　　　　　　　　　　　　　　　　　　　　　（　　）

A.口腔护理　　　　　　　　　B.洗脸、手　　　　　　　　　C.梳头、更换床单

D.擦背部、臀部　　　　　　　E.洗脚

参考答案:

C

（平菊梅）

项目十七　卧有患者床更换床单法

【教学重点、要点】

1. 侧卧患者更换床单法主要适用于昏迷、瘫痪、高热、大手术后或年老体弱等病情较重、长期卧床、活动受限、生活不能自理，但病情允许翻身侧卧的患者。

2. 操作前与患者沟通，取得配合，移开床旁桌距床约 20 cm，移床尾椅至床尾，根据季节关闭门窗，酌情放平床头、床尾支架，拉起对侧床档，防止坠床。

3. 松开床尾盖被，协助患者移动至床对侧，背向护士，将枕头移至对侧。注意患者身上的导管安全与通畅情况，注意保暖，保证患者安全舒适。

4. 松开近侧各层床单，将中单向内卷入患者身下扫净橡胶中单，搭在患者身上，将污大单向上翻卷塞于患者身下，从床头至床尾扫净床褥上渣屑，注意扫净枕下及患者身下的渣屑。先铺清洁大单，将铺于对侧的一半大单塞于患者身下。按铺床法铺好近侧大单，注意大单中线与床中线对齐，塞于患者身下的大单正面向内。注意区分清洁大单与污单不能混在一起，放平橡胶中单。

5. 转至对侧，松开各层床单，取出污中单放在床尾，扫净橡胶中单搭在患者身上，将污大单从床头卷至床尾包污中单放入污衣袋内。扫净床褥上渣屑，取下床刷套放于污衣袋内。同法铺好各层床单，协助患者平卧，放下两侧床档。

6. 协助患者平卧于已铺好床的中间，更换被套。松开被筒，将清洁被套正面朝外，平铺于原盖被上，注意被套中线与床中线对齐，打开被尾 1/3，将污被套内的棉胎竖叠三折后，再按 "S" 形折叠拉出，取出的棉胎不能接触污被套的外面，将取出的棉胎直接放入清洁被套内，对好两上角，将棉胎和被套拉平并系带，污被套从床头至床尾撤出（或者从床尾抽出）放入污衣袋内，盖被两侧叠成被筒，被尾向内塞于床垫下。为患者盖好。

7. 更换枕套，一手托起患者头颈部，另一手取出枕头，更换干净枕套后拍松，开口背门放置于患者头下，根据需要支起床头、床尾支架、床档。

8. 在更换过程中，应注意观察患者面色、呼吸，随时询问有无不适；对于骨牵引或有引流管的患者，应给予保护，防止损伤，避免引流管扭曲、脱落。

9. 防止交叉感染，采取一床一消毒湿巾湿扫法。

10. 向患者及家属讲解保持床铺清洁平整的重要性。操作中注意节力原则。

【临床护理举例】

李女士，65 岁，退休教师，因直肠癌住院化疗。患者极度虚弱，食欲缺乏，精神萎靡，昨夜高热多汗，病区护士应如何为患者更换清洁的床单被套？

【实验实训目的】

1. 保持床铺清洁平整,使患者睡卧舒适,预防压疮等并发症。
2. 保持病室整洁、美观。

【评估内容】

1. 进行操作时评估患者病情、身上有无各种导管及伤口、意识状态、躯体移动能力及合作程度。
2. 根据季节酌情关闭门窗。
3. 评估同病室患者有无进餐及治疗。
4. 患者床单位的清洁程度,是否使用便器。

【操作准备】

1. 护士准备:衣帽整齐,洗手,戴口罩。
2. 患者准备:明确操作目的,了解操作过程。
3. 用物准备:床刷及床刷套(略湿)治疗车、洗手液。
4. 环境准备:患者未进行治疗或进食,调节合适室温。

【临床操作评分标准】

卧有患者床更换床单法操作规程及评分见表17-1。

表 17-1　卧有患者床更换床单法操作规程及评分

项目	操作标准	分值	扣分细则	得分
素质评价	1. 语言清晰、流利,普通话标准	2	一项不符合要求扣1分	
	2. 行为举止规范、大方、优雅	3	不符合要求酌情扣分	
	3. 着装规范,符合护士仪表礼仪	3	服装、鞋帽一项不符合要求扣1分	
准备质量评价	1. 物品备齐,放置有序	2	物品少一样扣1分,放置无序扣1分	
	2. 操作前评估患者	2	未评估患者扣2分,评估与病情不符扣1分	
	3. 评估环境	1	未评估扣1分	
	4. 洗手,戴口罩	2	一项未做扣1分,洗手动作一步不规范扣0.2分	
操作过程质量评价	1. 将备齐的用物推至床旁	1	放置位置不方便操作扣1分	
	2. 核对床号、姓名,向患者解释操作的目的、方法及配合事项	2	未核对扣1分,未解释或解释不合理扣1分	
	3. 口述:酌情放平床尾、床头支架	1	未口述扣1分,口述错误扣0.5分	
	4. 移开床旁桌,距床约20 cm,移床尾椅至床尾正中	3	一项未做扣1分,距离过大或过小扣1分	

续表 17-1

项目	操作标准	分值	扣分细则	得分
	5.松开床尾盖被,移枕至对侧,协助患者翻身侧卧,背向护士	4	一项未做扣1分,协助翻身侧卧方法不当扣1分	
	6.松开近侧各层被单,污染面向内卷中单,过中线扫橡胶中单,污染面向内卷大单,过中线扫床褥,床刷污染面向上放于更换车上	7	未一次松开近侧各层被单扣0.5分,污染中单、大单未向上卷塞各扣1分,橡胶中单、床褥清扫方法错误或未扫净各扣2分,床刷放置方法错误扣0.5分	
	7.取清洁大单放于床褥上,对齐床中线,清洁面向内卷大单,铺好大单,放平橡胶中单,清洁面向内卷中单,两单展平拉紧一并塞入床垫下	10	一侧中线偏离超过2 cm扣1分,清洁中单、大单未向下卷塞各扣2分,包角手法不规范扣2分,角松散扣1分,未铺平拉紧各单各扣1分	
	8.移枕至近侧,协助患者翻身侧卧于扫净一侧	3	一项未做扣1分,协助翻身侧卧方法不当扣2分	
操作过程质量评价	9.转至对侧,撤去污染中单,清扫橡胶中单搭在患者身上,撤去污染大单,清扫床褥,床刷立着放于更换车上,展平拉紧铺好清洁各单	12	未一次松开近侧各层被单扣0.5分,污染中单、大单未向上卷塞各扣1分,橡胶中单、床褥清扫方法错误或未扫净各扣2分,床刷放置方法错误扣0.5分	
	10.协助患者仰卧,枕头置于患者头下	2	一项未做扣1分	
	11.打开盖被,松解系带,将污染被套从被尾翻转至被头,取出棉胎,平铺于污染被套内面。将正面向内的清洁被套平铺于棉胎上,翻转拉出被套和棉胎的两角,套清洁被套。或"S"形套被套法	8	取出棉胎方法错误扣3分,套被套方法错误扣3分,过多暴露患者扣2分,棉胎接触污被套外面扣1分	
	12.撤出污被套放入污衣袋内,清洁被套向下逐层拉平,系带	4	未撤出污染被套或撤污染被套方法错误各扣1分,未放污物袋内扣1分,上下层未拉平各扣1分,漏系一组带扣1分	
	13.将两侧盖被折成被筒,被尾向下折叠与床尾齐	8	一侧中线偏离超过2 cm扣1分,一边未齐床边扣1分,未盖严扣1分,被尾不平整或折法错误扣1分	
	14.更换枕套,拍松枕头,置于患者头下,开口背门	4	未更换枕套扣4分,未拍松扣1分,拍枕位置不当扣1分,放置错误扣1分	
	15.口述:酌情支起床头、床尾支架	1	未口述扣1分	
	16.协助患者取舒适卧位,还原床旁桌、床尾椅,清理用物	3	一项未做扣1分	
	17.(口述:开窗通风换气)洗手	2	未口述扣1分,未洗手扣1分	

续表 17-1

项目	操作标准	分值	扣分细则	得分
终末质量评价	1. 动作熟练优美,操作规范	2	不符合要求酌情扣 1~2 分	
	2. 床铺平、整、紧、美观	1	一项不符合要求扣 0.5 分	
	3. 操作程序符合标准,符合节力原则	2	程序颠倒一次扣 1 分,不符合节力原则扣 1 分	
	4. 进行护患沟通,注意保护患者隐私,体现人文关怀	2	一项不符合要求扣 1 分	
	5. 操作用时不超过 10 min （操作过程第 2~16 项为计时部分）	3	每超时 30 s 扣 1 分	

 单元知识检测

1. 在更换床单过程中,下列说法正确的是　　　　　　　　　　　　　　　　（　　）

A. 更换要求棉胎可接触污被套外面　　B. 为防止交叉感染,采用干扫法

C. 污单可扔在地上,以减少污染　　D. 操作中注意双脚并拢,采用节力原则

E. 如系两人操作更换床单,应分工合作,配合协调

2. 在更换床单过程中,下列说法不正确的是　　　　　　　　　　　　　　（　　）

A. 注意保暖,保证患者安全舒适

B. 对于骨牵引或有引流管的患者,应加以保护,防止损伤,避免引流管扭曲、脱落

C. 为防止交叉感染,可多床同用一消毒巾

D. 协助患者翻身侧卧时,防止坠床

E. 在整理或更换床单过程中,应注意观察患者面色、呼吸,随时询问有无不适

参考答案:

1. E　2. C

（平菊梅）

项目十八　生命体征的测量技术

生命体征的
测量技术

【教学重点、要点】

（一）异常体温的观察

体温过高又称发热。发热是指机体在致热原的作用下，体温调节中枢的调定点上移，产热增加，散热减少，引起体温升高超出正常范围。

1. 原因：发热分感染性和非感染性两大类，以感染性发热多见。

2. 发热的程度判断：以口腔温度为标准，发热程度可划分为以下几种。低热：37.3～38.0 ℃；中等热：38.1～39.0 ℃；高热：39.1～41.0 ℃；超高热：41.0 ℃以上。

3. 发热过程及表现：一般发热包括3个阶段。

（1）体温上升期：其热代谢特点是产热大于散热。体温上升可有两种方式，即骤升和渐升。主要表现是疲乏无力、皮肤苍白、畏寒、干燥无汗，严重者有寒战。

（2）高热持续期：其热代谢特点是产热和散热在较高水平趋于平衡，体温维持在较高状态。主要表现是皮肤灼热、颜面潮红、呼吸、脉搏加快、口唇干燥、头痛、头晕、食欲缺乏、全身不适、软弱无力。严重者可出现谵妄、昏迷。

（3）退热期：其热代谢特点是散热增加，而产热趋于正常，直至体温恢复至正常水平。主要表现是大量出汗、皮肤温度降低。退热形式有骤退和渐退两种。

4. 常见热型：有一定特征的体温曲线形态，称为热型。

（1）稽留热：体温持续在39.0～40.0 ℃，持续数天或数周，24 h内波动范围不超过1 ℃。多见于伤寒、肺炎球菌肺炎等。

（2）弛张热：体温在39.0 ℃以上，波动幅度大，24 h温差可达1 ℃以上，体温最低仍高于正常水平。多见于败血症、风湿热、严重化脓性疾病等。

（3）间歇热：体温骤然升至39.0 ℃以上，持续数小时或更长，然后下降至正常或正常以下，经过一个间歇，体温再次升高，并反复发作，即高热期和无热期反复交替出现，多见于疟疾等。

（4）不规则热：发热无一定规律，持续时间不等。多见于癌性发热、流行性感冒等。

5. 体温过高的患者护理措施

（1）降温：物理降温或药物降温，体温超过39.0 ℃时，冰袋冷敷头部，体温超过39.5 ℃，乙醇（或温水）擦浴，采用降温措施30 min后应测量体温，并做好记录和交班。

（2）加强观察病情：高热时每4 h测量体温一次，并注意观察呼吸、血压、热型及伴随症状，体温恢复正常3 d后，改每天测量1～2次，同时应注意观察呼吸、脉搏、血压、热型、发热程度和出汗情况。

(3)补充营养和水分:进食高热量、高蛋白质、高维生素、易消化的清淡流质或半流质食物,且少量多餐,多饮水,以每天 2 500 ~ 3 000 mL(心功能不全者例外)为宜。

(4)口腔护理:护士应在晨起、睡前或餐后协助患者漱口,保持口腔清洁。

(5)皮肤护理:及时擦干汗液,更换衣服和床单,防止受凉。

(6)卧床休息:高热者应卧床休息,低热者可酌情允许少量活动。

(7)安全护理:高热者出现躁动不安、谵妄时应防止坠床,必要时用床档、约束带等保护具。

(8)心理护理:与患者多交谈,了解其心理活动,尽量满足患者需要,给予精神安慰。

6.体温的测量

(1)腋温测量部位:腋窝正中,时间为 10 min。腋下有创伤、手术或消瘦者不宜测腋温。

(2)口温测量部位:舌下热窝,时间为 3 min。精神异常、昏迷、婴幼儿、口腔疾病、口鼻手术、张口呼吸或呼吸困难及不能合作者均不宜测量口温;进冷、热饮食或面颊部热、冷敷者,30 min 后测量。若患者不慎咬破体温计,应立即清除玻璃碎屑,再口服蛋清或牛奶,以延缓汞的吸收。

(3)肛温测量部位:直肠内 3 ~ 4 cm,时间为 3 min。腹泻、肛门手术、心肌梗死的患者禁忌肛温测量。

(二)异常脉搏的观察

1.脉率异常

(1)心动过速:成人在安静状态下脉率超过 100 次/min,又称速脉。

(2)心动过缓:成人在安静状态下脉率低于 60 次/min,又称缓脉。

2.节律异常

(1)间歇脉:在一系列正常均匀的脉搏中,提前出现一次提前而较弱的脉搏,其后有一段较正常延长的间歇(代偿间歇),又称过早搏动或期前收缩。如果每隔一个或两个正常脉搏后出现一次期前收缩,分别称二联律、三联律。

(2)脉搏短绌:在同一单位时间内脉率少于心率,简称绌脉。其特点是脉律极不规则,听诊时心率快慢不一,心音强弱不等,常见于心房纤颤患者。

3.脉搏的测量:测量脉搏首选桡动脉,以示指、中指、环指的指端按压在桡动脉处,正常脉搏测 30 s,乘 2。异常脉搏测 1 min,脉搏细弱难以触诊时,应测心率;脉搏短绌的患者,应由 2 名护士同时测量,计数,1 min,记录为:心率(脉率)次/min。

(三)异常呼吸的观察

1.频率异常

(1)呼吸过速:成人在安静状态下呼吸频率超过 24 次/min,又称呼吸增快或气促。

(2)呼吸过缓:成人在安静状态下呼吸频率少于 10 次/min,又称呼吸减慢。

2.节律异常:潮式呼吸又称陈-施呼吸,其特点是呼吸由浅慢逐渐变为深快,然后再由深快逐渐变为浅慢,经过一段时间的呼吸暂停(5 ~ 20 s)后,又开始重复出现如上变化的周期性呼吸,其形态就如潮水起伏,故称潮式呼吸。

3.呼吸困难:呼吸困难是指呼吸频率、节律、深浅度均出现异常。患者主观感觉空气不足、胸闷、呼吸费力,烦躁不安,客观上表现为发绀、鼻翼扇动、张口耸肩、端坐呼吸。根据临床表现分为以下几种。

(1)吸气性呼吸困难:其特点是吸气费力,吸气时间延长,有显著的三凹征(即胸骨上窝、锁骨上窝、肋间隙或腹上角在吸气时出现凹陷)。主要原因是上呼吸道部分梗阻,气流进入肺部不畅而导致肺内负压极度增高所致。

(2)呼气性呼吸困难:其特点是呼气费力,呼气时间延长。主要原因是下呼吸道部分梗阻,气流呼出不畅所致。

(3)混合性呼吸困难:其特点是吸气、呼气均感费力,呼吸表浅。呼吸频率增快。主要原因是广泛性的肺部病变使呼吸面积减少,影响换气功能所致。

4.呼吸的测量:测量呼吸时护士将手放在患者诊脉部位,观察胸部或腹部的起伏,正常呼吸测30 s,乘2。异常呼吸测1 min,呼吸微弱者,可用少许棉花置于患者鼻孔前,观察棉花被吹动的次数。

(四)血压的观察

1.正常成人在安静状态下的血压范围为,收缩压90～139 mmHg,舒张压60～89 mmHg,脉压30～40 mmHg。

2.高血压指在未服用降压药的情况下,成年人收缩压≥140 mmHg和(或)舒张压≥90 mmHg。

3.需长期观察血压时应做到"四定":定时间、定部位、定体位、定血压计。

4.血压的测量:测量血压,患者取坐位时,肱动脉平第4肋软骨;卧位时肱动脉平腋中线。袖带缘距肘窝2～3 cm,松紧以放入一指为宜。

【临床护理举例】

李奶奶,67岁,因"肺部感染合并风心病"入院,主诉心悸,头晕,胸闷,四肢乏力,体温39.3 ℃。

【实验实训目的】

1.判断体温有无异常,动态监测体温变化,分析热型和观察伴随症状;协助诊断,为预防、诊断、治疗和护理提供依据。

2.判断脉搏有无异常,并观察伴随症状。为预防、诊断、治疗和护理提供依据。

3.判断呼吸有无异常,协助临床诊断,为预防、诊断、治疗和护理提供依据。

4.判断血压有无异常,间接了解循环系统的功能状况,协助诊断,为预防、诊断、治疗和护理提供依据。

【评估内容】

1.患者的一般情况:年龄、病情、治疗情况、测量部位的皮肤状况及肢体活动度;患者在30 min内有无影响测量准确性的因素存在。

2.患者的认知反应:意识状态、对生命体征测量的认知程度、心理反应、理解合作程度。

【操作准备】

1.护士准备:着装整洁,操作前洗手、戴口罩。

2.患者准备:患者能了解生命体征测量法的目的及注意事项,并配合操作。

3.物品准备:体温计、血压计、听诊器、秒表、记录本、笔。

4.环境准备:整洁、安静、安全。

【临床操作评分标准】

生命体征的测量技术操作规程及评分见表18-1。

表 18-1　生命体征的测量技术操作规程及评分

项目	操作标准	分值	扣分细则	得分
素质评价	1. 语言清晰、流利,普通话标准	2	一项不符合要求扣 1 分	
	2. 行为举止规范、大方、优雅	3	不符合要求酌情扣分	
	3. 着装规范,符合护士仪表礼仪	3	服装、鞋帽一项不符合要求扣 1 分	
准备质量评价	1. 物品备齐,放置有序	2	物品少一样扣 1 分,放置无序扣 1 分	
	2. 操作前评估患者	2	未评估患者扣 2 分,评估与病情不符扣 1 分	
	3. 洗手,戴口罩	3	一项未做扣 1.5 分,洗手动作一步不规范扣 0.2 分	
操作过程质量评价	1. 携用物至床旁,放在便于操作处	1	放置位置不方便操作扣 1 分	
	2. 核对床号、姓名	2	一项未做扣 1 分	
	3. 向患者解释,取舒适卧位	4	一项未做扣 2 分,体位不合适扣 2 分	
	4. 擦干腋下,检视体温计是否在 35 ℃以下,放置体温计	12	未擦腋下扣 2 分,未检视扣 2 分,放置部位不准确扣 4 分,方法不正确扣 4 分	
	5. 测量脉搏	7	测量方法不正确扣 4 分,时间不够扣 2 分	
	6. 测量呼吸	7	扣分标准同上	
	7. 测量体温 10 min(口述)。取出体温计,用纱布擦干,读数	2	未口述扣 1 分,未擦干扣 1 分	
	8. 准确记录体温、脉搏、呼吸结果	6	记录数值与实测结果不符扣 4 分,误差每超过 2 次扣 1 分	
	9. 测量血压:选择合适部位(肱动脉为例),协助患者暴露测量部位	4	测量部位不正确扣 3 分	
	10. 打开血压计,缠绕袖带,戴听诊器,右手触摸肱动脉搏动后,左手置听诊器胸件于搏动明显处并固定	10	袖带位置不正确扣 2 分,缠的过松或过紧扣 2 分,听诊器戴的方法不正确扣 1 公,放置位置不正确扣 1 分	
	11. 右手关闭阀门,打气至合适高度,放气测量血压	6	打气过快扣 1 分,放气速度过快或过慢扣 1 分,重测一次扣 2 分	
	12. 测量完毕,取下听诊器放治疗盘内,取下袖带,整理袖带,关闭血压计	3	袖带整理不整齐扣 1 分,关闭血压计方法错误扣 2 分	
	13. 协助患者整理衣袖,解释测量结果	4	一项未做扣 2 分	
	14. 整理床单位,洗手	2	一项未做扣 1 分	
	15. 准确记录测量结果	2	未记录扣 2 分,误差超过 4 mmHg 扣 1 分	
	16. 绘制体温曲线	3	一项不正确扣 1 分	
终末质量评价	1. 操作前、中、后与患者保持良好沟通	2	不符合要求酌情扣分	
	2. 操作规范	2	不符合要求酌情扣分	
	3. 应变能力强	2	不符合要求酌情扣分	
	4. 操作用时不超过 6 min（操作过程第 2～15 项为计时部分）	4	每超时 30 s 扣 1 分	

单元知识检测

1. 高热持续期患者通常表现为 （　　）
   A. 四肢湿冷　　　　　　　B. 血压下降　　　　　　　C. 大量出汗
   D. 颜面潮红　　　　　　　E. 尿量增加

2. 体温骤然上升时,患者主要表现为 （　　）
   A. 血压下降　　　　　　　B. 大量出汗　　　　　　　C. 四肢湿冷
   D. 皮肤苍白　　　　　　　E. 虚脱现象

3. 高热持续期的特点是 （　　）
   A. 产热多于散热　　　　　B. 散热大于产热　　　　　C. 散热增加而产热趋于正常
   D. 产热和散热趋于平衡　　E. 产热和散热在较高水平上趋于平衡

4. 体温下降期的特点是 （　　）
   A. 产热增加,散热正常　　B. 产热减少,散热正常　　C. 产热和散热趋于平衡
   D. 产热趋于正常,散热减少　E. 产热趋于正常,散热增多

5. 适宜测量腋温的是 （　　）
   A. 腹泻者　　　　　　　　B. 消瘦者　　　　　　　　C. 高热多汗者
   D. 腋窝脓肿者　　　　　　E. 腋窝手术者

6. 腋下测温不适用于 （　　）
   A. 呼吸困难的患者　　　　B. 心肌梗死的患者　　　　C. 鼻腔手术后的患者
   D. 极度消瘦的患者　　　　E. 口腔手术后的患者

7. 测量体温的注意事项中正确的是 （　　）
   A. 昏迷患者不可测腋温　　　　　　　　B. 心肌梗死患者宜测直肠温度
   C. 坐浴后须待 30 min 后方可测量直肠温度　　D. 呼吸困难者取坐位测量口腔温度
   E. 幼儿测量口腔温度时护士应守护在旁

8. 速脉指成人每分钟脉搏超过 （　　）
   A. 90 次　　　　　　　　　B. 80 次　　　　　　　　C. 100 次
   D. 110 次　　　　　　　　E. 120 次

9. 缓脉指成人每分钟脉搏少于 （　　）
   A. 50 次　　　　　　　　　B. 40 次　　　　　　　　C. 60 次
   D. 70 次　　　　　　　　　E. 75 次

10. 心房纤维性颤动患者的脉搏表现是 （　　）
    A. 缓脉　　　　　　　　　B. 间歇脉　　　　　　　　C. 三联律
    D. 绌脉　　　　　　　　　E. 速脉

11. 测量脉搏的首选部位是 （　　）
    A. 肱动脉　　　　　　　　B. 颞浅动脉　　　　　　　C. 桡动脉
    D. 颈动脉　　　　　　　　E. 股动脉

12. 脉搏测量方法错误的是 （　　）
    A. 护士用示指、中指和无名指的指端按在动脉上,计数 1 min 脉率
    B. 当脉搏细弱数不清时,可用听诊器听心尖冲动,数 1 min 心率代替诊脉
    C. 诊脉时如有异常,再复测 1~2 次,以求确证
    D. 如患者心率和脉率不一致时,护士应各测心率、脉率 1 min
    E. 诊脉时,不可用拇指,因拇指小动脉搏动易与患者脉搏相混淆

13. 测量脉搏方法不正确的是 （　　）

　　A. 用示指、中指和无名指诊脉　　　　B. 患者剧烈活动后应休息 30 min 再测

　　C. 有脉搏短绌时，应两名护士同时测心率和脉率

　　D. 脉搏细弱测不清时可听诊心率　　　E. 异常脉搏测 30 s

14. 呼吸增快指呼吸频率超过 （　　）

　　A. 18 次/min　　　　　　　B. 16 次/min　　　　　　　C. 20 次/min

　　D. 22 次/min　　　　　　　E. 24 次/min

15. 呼吸减慢指呼吸频率少于 （　　）

　　A. 14 次/min　　　　　　　B. 16 次/min　　　　　　　C. 12 次/min

　　D. 10 次/min　　　　　　　E. 8 次/min

16. 潮式呼吸的特点是 （　　）

　　A. 呼吸暂停，呼吸减弱，呼吸增强反复出现

　　B. 呼吸减弱，呼吸增强，呼吸暂停反复出现

　　C. 呼吸深快，逐步浅慢，以至暂停，反复出现

　　D. 呼吸深快，呼吸暂停，呼吸浅慢，三者交替出现

　　E. 呼吸浅慢，逐渐加快加深再变浅变慢，暂停数秒，周而复始

17. 不属于呼气性呼吸困难临床表现的是 （　　）

　　A. 三凹征　　　　　　　　　B. 发绀　　　　　　　　　C. 呼气时间延长

　　D. 鼻翼扇动　　　　　　　　E. 胸闷、烦躁

18. 正确测量呼吸的方法是 （　　）

　　A. 观察胸部或腹部起伏次数，一起一伏为 2 次

　　B. 危重患者观察棉絮被吹动的次数 30 s

　　C. 患者剧烈活动后应休息 10 min 再测量

　　D. 测量呼吸前要主动与患者沟通，取得合作

　　E. 诊脉结束后护士的手不离开诊脉的部位即开始测量呼吸

19. 测量脉搏后，护士的手仍置于诊脉部位测量呼吸是为了 （　　）

　　A. 表示对患者的关心　　　B. 测脉搏估计呼吸频率　　　C. 便于看表计时

　　D. 转移患者的注意力　　　E. 将脉搏与呼吸频率对照

20. 属于正常成人血压水平的是 （　　）

　　A. 收缩压 90～140 mmHg，舒张压 60～90 mmHg

　　B. 收缩压 90～120 mmHg，舒张压 60～80 mmHg

　　C. 收缩压 90～139 mmHg，舒张压 60～89 mmHg

　　D. 收缩压 90 mmHg，舒张压 60 mmHg

　　E. 收缩压小于 120 mmHg，舒张压小于 80 mmHg

21. 测量血压方法不正确的是 （　　）

　　A. 测量前嘱患者休息片刻　　B. 袖带平整缠在上臂下部　　　C. 被测部位裸露

　　D. 袖带松紧以能放入一指为度　E. 坐位时肱动脉平第 4 肋软骨

22. 测血压时放气速度太慢 （　　）

　　A. 收缩压、舒张压均偏低　　B. 收缩压偏低　　　　　　C. 收缩压偏高

　　D. 舒张压偏高　　　　　　　E. 舒张压偏低

23. 不属于测量血压"四定"内容的是 （　　）

　　A. 定部位　　　　　　　　　B. 定体位　　　　　　　　C. 定血压计

　　D. 定测量者　　　　　　　　E. 定时间

24. 测量血压的注意事项中错误的是　　　　　　　　　　　　　　　　　　　（　　）
   A. 打气不可过猛　　　　　　　B. 袖带缠绕松紧适度　　　　C. 偏瘫患者应在健侧测量
   D. 血压搏动音未听清时,应立即重新打气再听
   E. 听诊器胸件放在袖带外肱动脉搏动明显处

25. 需2个护士同时测量心率和脉率的是　　　　　　　　　　　　　　　　　　（　　）
   A. 心动过速　　　　　　　　　B. 心动过缓　　　　　　　　　C. 窦性心律不齐
   D. 甲状腺功能亢进　　　　　　E. 心房纤颤

26. 测血压时,应该注意　　　　　　　　　　　　　　　　　　　　　　　　　（　　）
   A. 测量时血压计0点与心脏、肱动脉在同一水平
   B. 固定袖带时应紧贴肘窝,松紧能放入二指为宜
   C. 测量前嘱患者先休息10～20 min
   D. 听诊器胸件应塞在袖袋内,便于固定
   E. 放气速度应慢,约2 mmHg/s

27. 测血压时袖带下缘距离肘窝　　　　　　　　　　　　　　　　　　　　　　（　　）
   A. 1～2 cm　　　　　　　　　B. 2～3 cm　　　　　　　　　C. 3～4 cm
   D. 5～6 cm　　　　　　　　　E. 4～5 cm

28. 患儿,发热待查,测腋温39.5 ℃,属于　　　　　　　　　　　　　　　　　（　　）
   A. 低热　　　　　　　　　　　B. 超低热　　　　　　　　　　C. 中等热
   D. 高热　　　　　　　　　　　E. 超高热

29. 患者女性,28 岁,因发热来院就诊,体检时发现患者皮肤苍白、干燥无汗,畏寒伴寒战,此时患者处于（　　）
   A. 体温上升期,产热大于散热　　　　　B. 体温上升期,散热大于产热
   C. 高热持续期,产热和散热趋于平衡　　D. 体温下降期,产热大于散热
   E. 体温下降期,散热大于产热

30. 患者女性,58 岁,肺炎,高热对症处理后患者表现大量出汗,皮肤潮湿,患者可能处于　　（　　）
   A. 体温上升期,产热大于散热　　　　　B. 体温上升期,散热大于产热
   C. 高热持续期,产热和散热趋于平衡　　D. 体温下降期,产热大于散热
   E. 体温下降期,散热大于产热

31. 患者女性,43 岁,疟疾,体温曲线形态会呈现出　　　　　　　　　　　　　　（　　）
   A. 不规则热　　　　　　　　　B. 间歇热　　　　　　　　　　C. 弛张热
   D. 回归热　　　　　　　　　　E. 稽留热

32. 患者男性,38 岁,伤寒,最有可能出现的热型是　　　　　　　　　　　　　　（　　）
   A. 间歇热　　　　　　　　　　B. 不规则热　　　　　　　　　C. 弛张热
   D. 稽留热　　　　　　　　　　E. 回归热

33. 患者男性,62 岁,测体温39 ℃以上,持续7 天,24 h 内温度差不超过1 ℃,体温曲线变化属于（　　）
   A. 弛张热　　　　　　　　　　B. 间歇热　　　　　　　　　　C. 稽留热
   D. 回归热　　　　　　　　　　E. 不规则热

34. 护士测口腔温度前了解患者刚喝完热牛奶,测量体温应在　　　　　　　　　　（　　）
   A. 10 min 后　　　　　　　　B. 3 min 后　　　　　　　　　C. 20 min 后
   D. 30 min 后　　　　　　　　E. 60 min 后

35. 患者男性,心肌梗死,入院时已昏迷,正确的测体温方法是　　　　　　　　　　（　　）
   A. 测口腔温度5 min　　　　　B. 测口腔温度3 min　　　　　C. 测直肠温度3 min
   D. 测腋下温度3 min　　　　　E. 测腋下温度10 min

36. 患者女性,33 岁,甲状腺功能亢进,与病情吻合的脉搏特点是　　　　　　　　（　　）
   A. 短绌脉　　　　　　　　　　B. 间歇脉　　　　　　　　　　C. 细脉

D.奇脉　　　　　　　　　E.洪脉

37.患者女性,56岁,护士甲为其测量脉搏时发现强弱不等,极不规律,与护士乙同时测量心率78次/min,脉率52次/min提示　　　　　　　　　　　　　　　　　　　　　　　　　　（　　）

A.二联律　　　　B.间歇脉　　　　C.丝脉

D.短绌脉　　　　E.缓脉

38.患者女性,28岁,因"胃溃疡"入院治疗,常规测量脉搏的正确方法是　　　　　（　　）

A.10 s×6　　　　B.15 s×4　　　　C.30 s×2

D.1 min　　　　E.两人同时测心率和脉率1 min

39.实习护生小张,在为危重患者测脉搏时感细弱而难以记数,处理方法是　　　（　　）

A.指导患者深呼吸,休息几分钟后再测　　B.协助患者改变卧位

C.换另一侧手臂重测　　　　　　　　　　D.用听诊器测心率

E.让带教老师给患者测量

40.患者男性,42岁,护士为其测脉搏时发现每隔一次搏动后出现一次期前收缩,判断脉搏属于　　　　　　　　　　　　　　　　　　　　　　　　　　　　　　　（　　）

A.二联律　　　　B.脉搏短绌　　　　C.三联律

D.规则脉　　　　E.不整脉

41.患者男性,因"风湿性心脏病、主动脉狭窄"住院治疗,护士测量脉搏时,最可能的表现是　　　　　　　　　　　　　　　　　　　　　　　　　　　　　　　　　（　　）

A.洪脉　　　　B.丝脉　　　　C.速脉

D.绌脉　　　　E.间歇脉

42.患者女性,因"心律失常、频发室性早搏"住院治疗,护士测量脉搏时,方法不正确的是（　　）

A.稳定患者情绪　　　B.协助腕部伸展　　　C.所施压力以能清楚触及搏动为宜

D.用示指、中指和无名指的指端按在动脉上　　　E.计数30 s×2

43.患者女性,32岁,胃穿孔修补术后第5天,护士为其测量血压读数偏低,最有可能的原因是　　　　　　　　　　　　　　　　　　　　　　　　　　　　　　　　　（　　）

A.放气速度太慢　　　B.袖带缠绕过紧　　　C.肱动脉位置太低

D.视线太低　　　　　E.袖带过窄

44.患者男性,慢性肾小球肾炎,护士为其测量血压,错误的是　　　　　　　　（　　）

A.核对患者、解释　　　　　　　　　　　B.袖带松紧以插入一指为度

C.协助患者取舒适卧位,测量部位与心脏同水平

D.快速打气、放气速度以水银柱每秒下降6 mmHg　　　E.测量结束,血压计右倾45°关闭开关

45.患者男性,65岁,肺心病,护士在为其测量血压,第一次未听清搏动音,重新测量时驱净袖带内气体,使汞柱降至"0"点的目的是　　　　　　　　　　　　　　　　　　（　　）

A.避免连续加压使静脉回流受阻　　　B.避免加压过度给患者造成不适感

C避免连续加压使肢体循环加快　　　D.避免袖带长时间接触肢体造成不适

E.避免输气球冲压过度造成气球损坏

(46~49题共用题干)

患者女性,28岁,以发热2 d来院就诊。

46.收集资料中属于主观资料的是　　　　　　　　　　　　　　　　　　　　（　　）

A.畏寒　　　　B.皮肤灼热　　　　C.腋下温度39 ℃

D.呼吸增快　　　　E.脉搏有力

47.医生初步诊断为肺炎球菌肺炎,最可能的热型为　　　　　　　　　　　　（　　）

A.回归热　　　　B.弛张热　　　　C.不规则热

D.稽留热　　　　E.间歇热

48.护理措施中不正确的是　　　　　　　　　　　　　　　　　　　　　　　（　　）

A.体温上升期,及时给予物理降温　　B.补充营养和水分　　　C.嘱患者卧床休息

D.注意皮肤护理　　　E.每4 h测一次体温,并观察P、R、BP变化

49. 为患者测量腋温时,错误的操作是 （ ）

    A. 安置舒适体位   B. 测量时间 10 min   C. 屈臂过胸夹紧体温表

    D. 水银端紧贴腋窝深处皮肤   E. 用消毒液浸湿的纱布擦拭体温计后置于腋下

（50~51 题共用题干）

患者女性,28 岁,发热 3 d,最高体温达 40 ℃,最低体温在 37 ℃左右,入院治疗。

50. 患者的热型应属于 （ ）

    A. 稽留热   B. 弛张热   C. 间歇热

    D. 波浪热   E. 不规则热

51. 测口腔温度时,患者不慎咬碎体温计,护士应立即 （ ）

    A. 让其口服蛋清   B. 催吐   C. 让其服用韭菜

    D. 洗胃   E. 清除其口腔内玻璃碎屑

参考答案:

1. D   2. D   3. E   4. E   5. A   6. D   7. C   8. C   9. C   10. D   11. C   12. D   13. E   14. E   15. D   16. E
17. A   18. E   19. D   20. C   21. B   22. D   23. D   24. D   25. E   26. A   27. B   28. D   29. A   30. E   31. B   32. D
33. C   34. D   35. E   36. E   37. D   38. C   39. D   40. A   41. B   42. E   43. B   44. D   45. A   46. A   47. D   48. A
49. E   50. B   51. E

（张奕格）

项目十九　体温单的使用

体温单的使用

【教学重点、要点】

1. 住院期间体温单排在住院病历的首页，以便医务人员查阅。

体温单主要用于记录患者的生命体征及其他情况，如患者入院、手术、分娩、转科、出院、死亡等时间，体温、脉搏、呼吸、血压、体重、大小便次数、出入量等。

2. 眉栏部分用蓝（黑）色钢笔填写患者基本信息，日期栏用蓝（黑）钢笔填写，每页体温单的第一天均应填写年、月、日，其余六天只填写日，若在六天中遇到跨年或跨月，则应填写年、月、日或月、日。

3. 住院日数用蓝（黑）钢笔填写，从入院当天开始填写，连续写至出院日，手术（分娩）后天数栏用红色钢笔填写，手术（分娩）次日为第一天，填写至14天。若14天内行第二次手术，则将第一次手术日数作为分母，第二次手术日数作为分子填写，写至第二次手术后14天为止。

4. 体温单40～42℃横线之间相应时间栏内，用红色钢笔纵向填写入院、转入、手术、分娩、出院、死亡等项目。除手术不写具体时间外，其余均按24 h制，精确到分钟。

5. 体温曲线的绘制用蓝色符号，相邻体温用蓝线相连，药物降温或物理降温30 min后，重新测得体温以红圈表示，绘制在物理降温前温度的同一纵格内，用红虚线与降温前的体温相连。

6. 脉率（心率）曲线的绘制，用红色的符号，相邻脉率（心率）以红线相连，脉搏与体温重叠时，先绘制体温符号，再用红圈画于其外表示脉搏；脉搏短绌的绘制，相邻脉率或心率用红线相连，在脉搏和心率纵向时间栏内两曲线之间用红线填满。

7. 将实际测量的呼吸次数，以阿拉伯数字表示，免写计量单位，用红钢笔填写在相应的呼吸栏内，相邻的两次上下错开记录，每页首记呼吸从上开始写。

8. 底栏填写的内容，均用蓝（黑）钢笔填写，不写计量单位。

【临床护理举例】

患者，刘晴，女，42岁，于2021年5月27日因进食半小时后剧烈呕吐不止，经门诊检查后，于当日9：30分收入外科诊治，被安排于一病房，2床，门诊号2021060100，住院号2021060021。护士李莉为其做入院记录，测体温36.8 ℃，脉搏70 次/min，呼吸20 次/min，血压130/90 mmHg，体重55 kg。

请你将相关信息绘制在体温单上，入院后相关信息记录见表19-1。

表 19-1　体温单绘制相关信息

日期	时间	体温/℃	心率/(次/min)	脉率/(次/min)	呼吸/(次/min)	大便/次	小便/次	血压/mmHg	体重/kg	入水量/mL	出水量/mL
2021.5.27	9:30 入院	36.8		70	20			130/90	55		
	16:00	37		82	20						
	20:40 手术										
	00:00	37.8		88	16	灌肠后大便1次	4	110/80	45		
2021.5.28	8:00	37.4		80	20						
	16:00	37.2		88	24	1	5	120/88			
	00:00	37.8		90	22						
2021.5.29	4:00	肛38		100	24						
	12:00	肛37.5		102	22						
	16:00	肛37.8	110	98	24						
	17:15 转内科										
	20:00	37.8	110	94	25	1	5	110/80			
2021.5.30	4:00	38	112	92	24						
	8:00	38.5	112	92	25						
	12:00	39	110	90	27						
	16:00	39.6物理降温后38.8	108	92	23						
	20:00	39	96	96	24	0	4	100/70		2150	2880
	00:00	38.6		96	24						
2021.5.31	8:00	38.2		94	20						
	12:00	37.8		88	22						
	16:00	38		96	24	1	4	95/70		2110	2650
2021.6.1	4:00	37.5		88	22						
	8:00	37		84	22						
	12:00	37.2		84	20						
	16:00	37.2		84	20						
	20:00	37.2		80	20	0	5	112/90			
2021.6.2	8:00	37.8		80	19						
	12:00	36.8		80	18						
	15:15 出院										

【实验实训目的】

1. 主要用于记录患者的生命体征及其他情况。

2. 为疾病诊断、治疗提供依据。

【评估内容】

1. 患者基本信息,入院时间及特殊治疗情况。
2. 测量并记录生命体征情况。

【操作准备】

1. 护士准备:操作前洗手、戴口罩。
2. 患者准备:理解生命体征测量的意义及配合方法。
3. 物品准备:体温单、记录本、蓝(黑)钢笔或水笔、红钢笔或水笔、黑色铅笔、直尺等。
4. 环境准备:光线充足,台面整洁。

【临床操作评分标准】

体温单的使用操作规程及评分见表19-2。

表 19-2　体温单的使用操作规程及评分

项目	操作标准	分值	扣分细则	得分
素质评价	1. 语言清晰、流利,普通话标准	2	一项不符合要求扣1分	
	2. 行为举止规范、大方、优雅	3	不符合要求酌情扣分	
	3. 着装规范,符合护士仪表礼仪	3	服装、鞋帽一项不符合要求扣1分	
准备质量评价	1. 物品备齐,放置有序	2	物品少一样扣1分	
	2. 操作前评估患者	2	未评估患者扣2分,评估与病情不符扣1分	
	3. 评估环境	1	未评估扣1分	
	4. 洗手,戴口罩	2	一项未做扣1分,洗手动作一步不规范扣0.2分	
操作过程质量评价	**眉栏**			
	1. 用蓝(黑)色钢笔填写患者姓名、性别、年龄、科别、床号、入院日期及入院病历等项目	4	用笔颜色不符合要求扣1分,一项未填或错填各扣0.5分	
	2. 填写"日期"每页第一天应填写年、月、日,其余六天只写日	4	一项不符合要求,扣0.5分	
	3. 填写"住院天数"栏时,从患者入院当天为第一天开始填写,直至出院	4	一项不符合要求,扣0.5分	
	4. 填写"手术(分娩)后天数"栏时,用红色水笔填写,以手术(分娩)次日为第一天,填写至14天	4	用笔颜色不符合要求扣1分,未填或错填各扣1分	
	40～42 ℃之间			
	用红色钢笔在40～42 ℃横线之间相应的时间格内级向填写患者入院、转入、手术、分娩、出院、死亡等,除了手术不写具体时间外,其余均采用24 h制,精确到分钟	5	用笔颜色不符合要求扣1分,未填或错填各扣1分	

续表 19-2

项目	操作标准	分值	扣分细则	得分
操作过程质量评价	**体温**			
	1. 按实际测量记录,以蓝色钢笔绘制,腋温以蓝"×"表示,肛温以蓝"○"表示,口温以蓝"●"表示	5	用笔颜色不符合要求扣1分,符号记录不符合要求扣1分,连线不符合要求扣1分	
	2. 每一小格为0.2 ℃,用蓝色水笔绘制于体温单35~42 ℃的相应时间格内,相邻温度用蓝线相连	10	温度、时间对应位置不符合要求各扣2分	
	3. 体温低于35 ℃时,为体温不升,应在35 ℃线以下相应时间纵格内用红色钢笔写"不升",不再与相邻温度相连	5	用笔颜色不符合要求扣1分,位置不符合要求各扣2分	
	脉率(心率)			
	1. 用红笔绘制,脉率以红"●"表示,心率以红"○"表示	2	用笔颜色不符合要求扣1分,符号记录不符合要求扣1分	
	2. 每一小格为4次/min,用红色钢笔绘制于体温单相应时间格内,相邻脉率或心率之间以红线相连	5	频率、时间对应位置不符合要求各扣1分,连线不符合要求扣1分	
	3. 脉搏与体温重叠时,先画体温符号,再用红色钢笔在外画红"○"	2	用笔颜色不符合要求扣1分,符号记录不符合要求扣1分	
	呼吸			
	1. 将实际测量的呼吸次数,以阿拉伯数字表示,免写计量单位	4	用笔颜色不符合要求扣1分,记录位置、方法不符合要求各扣1分	
	2. 用红笔记录,相邻的两次呼吸,上、下错开记录,每页首记呼吸先上后下,不要写出格	1	用笔颜色不符合要求扣1分,记录位置、方法不符合要求各扣1分	
	3. 使用呼吸机患者的呼吸以®表示	1	符号记录不符合要求扣1分	
	大便			
	1. 每天在规定时间询问24 h内大便次数,填在底栏内,入院第二日开始填写,以后每日填写一次	3	未询问患者扣1分,与病情不符扣1分,记录不符合要求扣1分	
	2. 未解大便以"0",表示,灌肠后记录大便方法:1/E表示灌肠后大便1次,11/E为灌肠前、后各大便一次,※表示大便失禁	2	符号记录不符合要求各扣1分	
	出入量			
	1. 将前一日24 h总出入量记录在相应日期栏内,每隔24 h填写一次。单位为mL	3	记录位置、方法不符合要求各扣1分	
	2. ※表示尿失禁	2	符号记录不符合要求扣1分	

续表 19-2

项目	操作标准	分值	扣分细则	得分
操作过程质量评价	**血压**			
	1.新入院患者应记录血压,根据患者病情及医嘱测量并记录	3	记录方法不符合要求扣1分	
	2.填写在相应的时间格内,只记血压值	2	记录位置不符合要求扣1分	
	体重			
	1.每周不少于一次,只记录数值	3	记录位置、方法不符合要求各扣1分	
	2.入院时不能测体重者,入院方式,以"平车""轮椅"为主。病情危重不能测体重者应填写"卧床"	2	记录不符合要求各扣1分	
终末质量评价	1.操作规范,熟练有序	3	不符合要求酌情扣1~2分	
	2.用物按规定放好	2	物品少一样扣0.5分	
	3.字迹、图形清晰,无涂改	4	字迹不清晰、有涂改各扣1分	

单元知识检测

1. 住院期间病历排在首页的是 （ ）
   A.入院记录　　　　　　　B.入院记录　　　　　　C.体温单
   D.长期医嘱单　　　　　　E.临时医嘱单

2. 有关特别护理记录单的书写描述正确的一项是 （ ）
   A.总结24 h出入液量后记录于体温单上　　B.日间用红色钢笔书写
   C.夜间用蓝色钢笔书写　　　　　　　　　　D.护理记录单不随病历留档保存
   E.用红色钢笔填写眉栏各项

3. 体温单底栏填写的内容是 （ ）
   A.体温　　　　　　　　　B.脉搏　　　　　　　　C.胃液引流量
   D.住院天数　　　　　　　E.呼吸

4. 不属于出液量记录的内容是 （ ）
   A.尿量　　　　　　　　　B.胃肠减压量　　　　　C.大便量
   D.呼吸蒸发水量　　　　　E.咳痰量

5. 体温单40~42 ℃填写内容不正确的是 （ ）
   A.入院时间　　　　　　　B.手术时间　　　　　　C.患病时间
   D.转科时间　　　　　　　E.死亡时间

6. 护士在办理某患者出院手续时,将病历重新进行排列,排在最后的应是 （ ）
   A.出院小结　　　　　　　B.住院病案首页　　　　C.医嘱单
   D.体温单　　　　　　　　E.住院病历封面

7. 某护士在下夜班前,将总结的危重患者24 h出入液量记录在当天体温单的相应栏内,应使用 （ ）
   A.铅笔　　　　　　　　　B.蓝色钢笔　　　　　　C.红色钢笔
   D.蓝色铅笔　　　　　　　E.红色铅笔

8. 患者刘某,肺炎,体温39 ℃,行物理降温,降温后将体温绘制在体温单上,以下正确的是   （   ）

    A. 蓝圈,以蓝虚线与降温前体温相连

    B. 红圈,以红虚线与降温前体温相连

    C. 红圈,以红实线与降温前体温相连

    D. 红点,以红实线与降温前体温相连

    E. 蓝圈,以红虚线与降温前体温相连

参考答案:

1.C 2.A 3.C 4.D 5.C 6.D 7.B 8.B

（张奕格）

思政内容

1. 百年同仁,精诚勤和,严谨为医,诚信为人。

2. 技术上追求精益求精,服务上追求全心全意。

3. 高度的责任感是我们的天职,精湛的技术是我们一生的追求,愿我们以真诚的服务,为您带来一缕温情!

4. 灿烂的微笑,让病痛雾散云消,细心的呵护,让病魔藏身无处。

5. 用我们的汗水与爱心编制您的健康与微笑。

6. 完美的过程,才会有满意的结果。

7. 走进每一位患者总带着一份微笑;不求回报温暖着每一颗惧怕的心灵。

8. 护士必须要有同情心和一双愿意工作的手。——南丁格尔

9. 将心比心,用我的爱心、诚心、细心,换您的舒心、放心、安心。

10. 选择了护理职业,就选择了奉献。

11. 珍惜生命,善待他人,真诚服务。

12. 用我真诚的呵护,抚平您身心的伤痛。

13. 我的汗水,是您康复中渴求的甘露。

14. 爱在我们身边生长,我们在爱中成长。

15. 以善良之心看待世人,以乐观之眼看尽事情,以开朗之手处理世事,以幽默之口道尽世言!

16. 用我们的真心为您送去一丝温暖。

17. 用真诚的心,去善待痛苦中的患者。

18. 尊重患者就是尊重自己,爱护患者就是爱护医院。

19. 患者不是没智慧的人,而是让我们长智慧的人。

20. 高度的责任感是我们的天职,精湛的技术是我们一生的追求,愿我们以真诚的服务,为您带来一缕温情!

项目二十 吸氧法

吸氧法

【教学重点、要点】

(一)定义

氧气吸入法是指通过给氧,提高动脉血氧分压(PaO_2)和动脉血氧饱和度(SaO_2),增加动脉血氧含量(CaO_2),纠正各种原因造成的缺氧状态,促进组织的新陈代谢,维持机体生命活动的一种治疗方法。

(二)吸氧适应证

心肺功能不全、肺活量减少、昏迷患者、各种中毒引起的呼吸困难、大出血休克、某些外科手术前后的患者及分娩时产程过长或胎心不良等。

(三)氧气的成分、氧浓度和流量的换算法

1. 氧气的成分:一般用99%氧气或5%的二氧化碳和纯氧混合气体。

2. 氧气浓度:氧气在空气中占20.93%。给氧时,低于25%的氧浓度,则和空气中的氧含量相似,无治疗价值;在常压下吸入40%~60%的氧气是安全的;高于60%,吸入时间超过1 d,就有发生氧中毒的可能。

3. 氧浓度和氧流量的换算公式:流量用升/分(L/min)表示。

$$吸氧浓度(\%) = 21 + 4 \times 氧流量(L/min)$$

(四)注意事项

1. 注意用氧安全,做好"四防":防震、防火、防热、防油。氧气筒需放置在阴凉处,在筒的周围禁烟火和放置易燃物品,离暖气1 m以上,离火炉5 m以上,筒上应有"严禁烟火"的标志;搬运时,避免倾斜、撞击;氧气表及螺旋口上勿涂油,也不用带油的手装卸,避免燃烧。

2. 严守操作规程。

(1)吸氧时先调好流量后应用;停用氧气时,应先拔出导管,再关闭氧气开关。中途改变流量,先将鼻导管与湿化瓶连接处分离,调好流量再接上,以免弄错开关方向,大量氧气进入呼吸道而损伤肺部组织。

(2)患者用氧期间加强巡视,观察患者意识、呼吸、血压、脉搏及血气分析结果,判断用氧的疗效,并保证导管通畅。

(3)若为急性肺水肿的患者吸氧时,湿化瓶内应盛装20%~30%乙醇,可降低肺泡内泡沫的表面张力,使泡沫破裂、消散,改善肺部气体交换,减轻缺氧症状。

3. 氧气筒内氧气不可用空,压力表至少要保留5 kg/cm²,以免灰尘进入筒内,再充气时引起爆炸。对未用或已用空的氧气筒应分别悬挂"满"或"空"的标志,以便于及时充氧,还可以避免急用时

搬错而影响抢救速度。

4.氧疗的不良反应及预防:当吸氧浓度高于60%,持续吸入时间超过24 h,可能出现氧疗不良反应。常见反应如下:

(1)氧中毒:肺实质的改变,表现为胸骨下不适、疼痛、灼热感,继而出现呼吸增快、恶心、呕吐、烦躁、干咳。预防措施是避免长时间、高浓度氧疗,经常做血气分析,动态观察氧疗的治疗效果。

(2)肺不张:患者吸入高浓度氧气后,肺泡内氮气被大量置换,一旦支气管有阻塞时,所属肺泡内的氧气被肺循环血液迅速吸收,引起吸入性肺不张。表现为烦躁,心率、呼吸加快,血压上升,继而出现呼吸困难、发绀、昏迷。预防措施是控制吸氧浓度,鼓励患者做深呼吸,多咳嗽并经常改变卧位、姿势,防止分泌物阻塞。

(3)呼吸道分泌物干燥:氧气为干燥气体,如持续吸入未经湿化且浓度较高的氧气,可致呼吸道黏膜干燥,使分泌物黏稠、结痂、不易咳出。加强吸入氧气的湿化是预防的关键,定期做雾化吸入。

(4)晶状体后纤维组织增生:仅见于新生儿,以早产儿多见。由于视网膜纤维化、视网膜血管收缩,最后出现不可逆转的失明,因此新生儿应当控制吸氧浓度和吸氧时间。

(5)呼吸抑制:见于Ⅱ型呼吸衰竭患者,由于$PaCO_2$持续处于高水平,呼吸中枢失去了对二氧化碳的敏感性,呼吸的调节主要依靠缺氧对外周化学感受器的刺激来维持,吸入高浓度氧气,解除了缺氧对呼吸的刺激作用,使呼吸中枢抑制加重,甚至呼吸停止。预防措施是对Ⅱ型呼吸衰竭患者给予低浓度、低流量持续吸氧,维持PaO_2在60 mmHg即可。

【临床护理举例】

患者,女,76岁,慢性肺源性心脏病,缺氧合并二氧化碳潴留,遵医嘱持续吸氧2 L/min。

【实验实训目的】

1.改善各种原因造成的缺氧状态,提高血氧含量及动脉血氧饱和度。
2.促进组织的新陈代谢,维护机体生命活动。

【评估内容】

1.患者的年龄、病情、意识状态、心理状态、治疗情况及合作程度。
2.向患者及家属解释给氧的目的、方法、配合要点及注意事项。
3.患者缺氧程度的判断,根据患者临床表现及血气分析的PaO_2和SaO_2来确定。血气分析检查是反映缺氧的敏感指标,也是监测用氧效果的客观指标。PaO_2正常值为80~100 mmHg,当患者PaO_2低于50 mmHg时,应给予吸氧。缺氧程度见表20-1。

表20-1　缺氧程度

缺氧程度	临床表现
轻度缺氧	无发绀,呼吸困难不明显,意识清醒,PaO_2>50 mmHg,SaO_2>80%
中度缺氧	发绀、呼吸困难明显,烦躁不安,PaO_2 30~50 mmHg,SaO_2 60%~80%
重度缺氧	发绀显著,严重呼吸困难,三凹征明显,昏睡或昏迷,PaO_2<30 mmHg,SaO_2<60%

【操作准备】

1. 护士准备:着装整洁,洗手,戴口罩。

2. 患者准备:了解吸氧的目的、方法、注意事项及配合要点;情绪稳定,体位舒适,愿意配合。

3. 物品准备

(1)治疗车上层:治疗盘内备鼻导管、小药杯(内盛冷开水)、纱布、弯盘、棉签、扳手、湿化瓶(选用一次性或内装 1/3 ~ 1/2 冷开水或蒸馏水)。治疗盘外备用氧记录单、笔、标识、手消毒液。

(2)治疗车下层:生活垃圾桶、医用垃圾桶。

4. 环境准备:病室安静,整洁,光线充足。

【临床操作评分标准】

吸氧法操作规程及评分见表20-2。

表 20-2　吸氧法操作规程及评分

项目	操作标准	分值	扣分细则	得分
素质评价	1. 语言清晰、流利,普通话标准	2	一项不符合要求扣1分	
	2. 行为举止规范、大方、优雅	3	不符合要求酌情扣分	
	3. 着装规范,符合护士仪表仪容	3	服装、鞋帽一项不符合要求扣1分	
准备质量评价	1. 物品备齐,放置有序	2	物品少一样扣1分,摆放无序扣1分	
	2. 操作前评估患者	2	未评估患者扣2分,评估与病情不符扣1分	
	3. 评估环境	1	未评估扣1分	
	4. 洗手,戴口罩	2	一项未做扣1分,洗手动作一步不规范扣0.2分	
操作过程质量评价	1. 携用物至床旁,放至便于操作处	2	未做扣2分,放置不妥扣1分	
	2. 核对床号、姓名,向患者解释	3	一项未做扣1分	
	3. 取下氧气帽,吹尘	2	一项未做扣1分	
	4. 安装氧气表,连接湿化瓶	8	安装方法不正确扣4分,安装顺序错误扣2分,漏气扣2分,二次安装扣4分,湿化瓶内加水不合要求扣1分	
	5. 检查连接处是否漏气	4	未做扣4分,开关顺序错误扣2分	
	6. 与患者沟通,检查并清洁鼻腔	4	一项未做扣2分,清洁鼻腔不到位扣1分	
	7. 连接双侧鼻导管或鼻塞	4	未做扣4分,连接不牢固扣1分	
	8. 检查氧气流出是否通畅,管道有无漏气	4	未检查扣4分,检查方法不正确扣2分	
	9. 调节氧流量	6	未调节扣6分,流量与病情不符扣4分	
	10. 插入并固定鼻导管或鼻塞,向患者交代注意事项	6	插管动作过猛扣2分,固定过紧或过松扣1分,未向患者交代扣2分	
	11. 协助患者取舒适卧位,清理用物,洗手	3	一项未做扣1分,未协助患者扣0.5分	
	12. 记录用氧时间、流量	4	一项未做扣2分	
	13. 停氧,核对床号、姓名,向患者解释	3	一项未做扣1分	

续表 20-2

项目	操作标准	分值	扣分细则	得分
操作过程质量评价	14. 弯盘放于枕旁,取下鼻导管或鼻塞,清洁面部	3	一项未做1分	
	15. 关流量表,分离鼻导管放入弯盘中	4	一项未做扣2分,关错开关扣1分	
	16. 协助患者取舒适卧位,询问患者无需要后,洗手	3	一项未做扣1分,未协助患者扣0.5分	
	17. 记录停氧时间	1	未做扣1分	
	18. 关总开关,开流量表放出余气,关流量表	3	未做扣3分,开关顺序错误扣1分	
	19. 卸下湿化瓶和氧气表,戴上氧气帽	6	一项未做扣2分,卸表顺序或方法错误扣1分	
	20. 记录氧气剩余量,洗手	2	一项未做扣1分	
终末质量评价	1. 动作熟练,操作规范、有序	2	不符合要求酌情扣分	
	2. 指导到位,关心患者	2	吸入过程未进行指导扣2分	
	3. 吸氧有效,用氧安全	2	不符合要求扣2分	
	4. 操作用时不超过 5 min (操作过程第2~20项为计时部分)	4	每超时 30 s 扣 1 分	

📖 单元知识检测

1. 在吸氧护理操作中不正确的方法是 （ ）
   A. 向患者解释　　　　　　B. 用湿棉签清洁鼻孔　　　　C. 吸氧流量用"L/min"表示
   D. 连接鼻导管蘸水轻插入患者双侧鼻孔调节氧流量　　　E. 记录用氧时间

2. 缺氧时突出的临床表现是 （ ）
   A. 皮肤湿冷,尿量减少　　B. 辗转反侧,呻吟不止　　　C. 脉搏、呼吸加快
   D. 心悸乏力,血压下降　　E. 烦躁不安,明显发绀

3. 为达到治疗目的吸氧浓度不应低于 （ ）
   A. 25%　　　　　　　　　B. 70%　　　　　　　　　　C. 35%~45%
   D. 50%　　　　　　　　　E. 60%

4. 发生氧中毒的条件:吸氧浓度高于（ ）持续时间超过 1 d。 （ ）
   A. 55%　　　　　　　　　B. 65%　　　　　　　　　　C. 70%
   D. 60%　　　　　　　　　E. 75%

5. 患者用氧后如缺氧症状得不到改善呼吸困难加重首先应 （ ）
   A. 调节氧流量加大吸氧量　　B. 检查吸氧装置及患者鼻腔　　C. 气管插管吸氧
   D. 马上通知医生　　　　　　E. 用人工呼吸机

6. 用氧过程中如需调节氧流量应 （ ）
   A. 直接调节流量　　　　　B. 拔出鼻导管调节流量　　　C. 分离鼻导管调节流量
   D. 更换粗导管并加大流量　　E. 更换双侧鼻导管并加大流量

7. 患者女性,78岁,慢性肺源性心脏病,缺氧合并二氧化碳潴留,供氧时应调节氧浓度为 （ ）
   A. 21%　　　　　　　　　B. 33%　　　　　　　　　　C. 29%
   D. 37%　　　　　　　　　E. 41%

8. 患者男性,52 岁,慢性支气管炎并发急性肺炎,通过治疗和给氧护理后病情有所好转。停用氧疗时护士应首先

                                               (   )

    A. 关总开关   B. 取下湿化瓶   C. 关流量表

    D. 分离鼻导管与湿化瓶   E. 拔出鼻导管

(9~11 题共用题干)

患者男性,77 岁,肺心病下肢水肿,哮喘严重,端坐呼吸。

9. 正确的给氧方法是   (   )

    A. 间歇给氧   B. 高浓度持续给氧   C. 高浓度间歇给氧

    D. 低流量间歇给氧   E. 低流量持续给氧

10. 吸入氧浓度为   (   )

    A. 25% ~29%   B. 40% ~45%   C. 21% ~25%

    D. 30% ~34%   E. 35% ~39%

11. 吸入氧流量为   (   )

    A. 1 ~2 L/min   B. 2 ~3 L/min   C. 4 ~5 L/min

    D. 3 ~4 L/min   E. 5 ~6 L/min

参考答案:

1. D   2. E   3. A   4. D   5. B   6. C   7. C   8. E   9. E   10. A   11. A

(刘 伟)

项目二十一　鼻饲法

鼻饲法

【教学重点、要点】

(一)定义

1.**胃肠内营养**:是指经口服或管饲等方法经胃肠道供给机体营养素和能量的支持疗法。

2.**管饲饮食**:是指对于不能或无法经口进食但胃肠功能正常的患者,通过导管将流质饮食、水和药物注入胃肠内的一种既安全又经济的营养支持方法。根据导管插入的途径不同可分为口胃管、鼻胃管、鼻肠管、胃造瘘管、空肠造瘘管。

3.**鼻饲法**:是指将鼻胃管经鼻腔插入胃内,从管内灌注流质食物、水分和药物的方法,以维持患者营养和治疗需要的技术。

(二)注意事项

1.**有效沟通**:鼻饲前应与患者或其家属进行有效沟通,使他们了解鼻饲目的和配合方法。

2.**动作轻柔**:操作时动作应轻柔,尤其在通过食管3个狭窄部位时(环状软骨水平处、平气管分叉处、食管穿过膈肌处)要非常注意,避免损伤食管黏膜。

3.**观察反应**:观察并正确处理插管过程中患者的反应。

(1)出现恶心欲吐,可暂停插管,嘱患者做张口呼吸或深呼吸,缓解后再插入。

(2)出现呛咳、呼吸困难、发绀等情况,表明胃管误入气管,应立即拔出胃管,休息片刻后重新插入。

(3)插管不畅时查看口腔观察胃管是否盘在口腔内,若有应回抽一段,再小心插入。

4.**保证质量**:鼻饲前必须证实胃管在胃内且通畅,先注入少量温开水冲管后再灌注食物,鼻饲完毕后再次注入少量温开水,防止鼻饲液残留在管内而致凝结、变质;每次鼻饲量不超过200 mL,间隔时间不少于2 h;鼻饲液勿过热或过冷,温度应为38~40 ℃;喂食速度勿过快,勿注入空气而致腹胀。新鲜果汁和奶液应分别注入,避免产生凝块;药片应研碎溶解后注入。

5.**注意更换**:长期鼻饲者应每日进行口腔护理2次,所有鼻饲用物每日更换、消毒。普通胃管每周更换一次,硅胶胃管每月更换一次,于晚间末次灌食后拔出,次日晨从另一侧鼻孔插入。

6.**鼻饲禁忌**:食管静脉曲张、食管梗阻的患者禁忌使用鼻饲法。

【临床护理举例】

患者,女,69岁,2 h前突然跌倒,家属发现时意识不清,右侧肢体活动受限,伴恶心、呕吐,急来医院就诊。经头颅 CT 示:左侧基底节区出血。医嘱给予鼻饲及对症治疗。

【实验实训目的】

对下列不能或不愿自行经口进食的患者供给食物和药物,以维持患者营养和治疗的需要。

1. 不能吃:不能经口进食的患者,如昏迷、口腔疾病、口腔手术后、破伤风的患者。
2. 不会吃:早产儿及病情危重的患者。
3. 不肯吃:拒绝进食、精神厌食症的患者。

【评估内容】

1. 患者的病情、意识状态、营养状况及治疗情况。
2. 患者鼻腔黏膜有无炎症、阻塞、肿胀,有无鼻中隔偏曲、鼻息肉等。
3. 患者的心理状态与合作程度、有无鼻饲的经历、是否愿意配合。

【操作准备】

1. 护士准备:着装整洁,洗手,戴口罩。
2. 患者准备:意识清楚的患者了解鼻饲目的,操作中的配合方式及注意事项等,鼻孔通畅。有活动义齿和戴眼镜者应取下,妥善保管。
3. 物品准备

(1)治疗车上层:手消毒剂,插管时治疗盘内置无菌鼻饲包(内备胃管、治疗碗2个、镊子、压舌板、止血钳、50 mL注射器、纱布数块、治疗巾。胃管可根据鼻饲持续时间、患者的耐受程度选择橡胶胃管或硅胶管)、液体石蜡棉球、棉签、胶布、别针、夹子或橡胶圈、听诊器、手电筒、弯盘、鼻饲流食(38～40 ℃)200 mL、适量温开水。拔管时治疗盘内置治疗碗(内有纱布)、松节油或乙醇、棉签、弯盘、治疗巾、手消毒液、一次性手套。

(2)治疗车下层:生活垃圾桶、医用垃圾桶。

4. 环境准备:病室安静,整洁,光线充足。

【临床操作评分标准】

鼻饲法操作规程及评分见表21-1。

表21-1　鼻饲法操作规程及评分

项目	操作标准	分值	扣分细则	得分
素质评价	1. 语言清晰、流利,普通话标准	2	一项不符合要求扣1分	
	2. 行为举止规范、大方、优雅	3	不符合要求酌情扣分	
	3. 着装规范,符合护士仪表礼仪	3	服装、鞋帽一项不符合要求扣1分	
准备质量评价	1. 物品备齐,放置有序	2	物品少一样扣1分,放置无序扣1分	
	2. 操作前评估患者,了解病情,掌握插管要领	2	未评估患者扣2分,评估与病情不符扣1分	
	3. 评估环境	1	未评估扣1分	
	4. 洗手,戴口罩	2	一项未做扣1分,洗手动作一步不规范扣0.2分	

续表 21-1

项目	操作标准	分值	扣分细则	得分
操作过程质量评价	1.将备齐的用物推至床旁,放至合适位置	2	放置位置不合适扣1分	
	2.核对床号、姓名,向患者解释	3	一项未做扣1分	
	3.取坐位、半坐卧位或仰卧位,头稍向后仰(口述:有活动义齿或眼镜者取下妥善保管)	5	体位不当扣2分,未口述扣1分	
	4.铺治疗巾于颌下,检查、清洁鼻腔	6	一项未做扣2分	
	5.准备胶布	2	未做扣2分	
	6.打开鼻饲包,将治疗碗放于患者面颊旁	2	放置不稳扣1分	
	7.检查胃管是否通畅	2	未做扣2分	
	8.戴手套,测量胃管长度并标记,润滑胃管前端	6	一项未做扣2分,污染扣1分	
	9.左手持纱布托住胃管,右手用镊子夹胃管前端沿鼻腔、下鼻道插入,至10~15 cm时,嘱患者做吞咽动作,顺势插入至所需长度	8	方法不正确扣4分,插管过程中未指导患者扣2分,插入长度不符扣1分	
	10.判断胃管是否在胃内(使用一种方法)	4	未做不得分,方法不当扣2分	
	11.胶布固定胃管	4	固定方法不正确扣2分,固定不牢扣1分	
	12.注入少量温开水,然后注入流质饮食或药物,注完后再注入少量温开水冲管	8	一项未做扣2分,速度过快扣1分	
	13.将胃管开口端反折或用塞子塞好,用纱布包裹、夹紧,固定于患者肩部衣服上	6	一项未做扣2分	
	14.脱去手套,协助患者取舒适卧位,整理床单位	6	一项未做扣2分	
	15.观察有无不良反应,交代注意事项	5	未做不得分,交代不全面酌情扣分	
	16.整理用物,洗手	2	一项未做扣1分	
	17.查对并记录鼻饲流质的种类、量	4	少一项扣1分	
终末质量评价	1.动作熟练、步骤正确,操作规范	2	不符合要求酌情扣1~2分,程序颠倒一次扣1分	
	2.操作程序符合标准,符合节力原则	2	一项不符合要求扣0.5分,不符合节力原则扣1分	
	3.体现人文关怀,患者无不适感	2	不符合要求酌情扣分	
	4.操作用时间15 min(操作过程第2~16项为计时部分)	4	每超时30 s扣2分	

 单元知识检测

1.不属于鼻饲适应证的是　　　　　　　　　　　　　　　　　　　　　　　　　　　　（　　）

　　A.人工冬眠　　　　　　B.肝硬化伴上消化道出血　　　C.早产婴儿

　　D.糖尿病合并昏迷　　　E.口腔手术后

2. 一次鼻饲量不超过 （　　）
 A. 200 mL　　　　　　B. 250 mL　　　　　　　C. 100 mL
 D. 150 mL　　　　　　E. 300 mL

3. 测量胃管插入长度的正确方法为 （　　）
 A. 鼻尖到耳垂再至剑突的长度　B. 耳垂到鼻尖的长度　　　C. 鼻尖到胸骨的长度
 D. 鼻尖到剑突的长度　　　E. 口唇到剑突的长度

4. 昏迷患者胃管插至咽喉部时托起患者头部,使其下颌靠近胸骨柄的目的是 （　　）
 A. 使鼻腔通畅　　　　　B. 避免咽后壁刺激　　　　C. 使食管第一狭窄消失
 D. 使喉肌放松便于胃管通过　E. 加大咽喉部通道的弧度

5. 患者女性,48 岁,肠梗阻,胃肠减压,插入胃管时患者恶心欲吐,正确的处理方法是 （　　）
 A. 托起患者头部继续缓慢插入　　　B. 嘱患者忍耐、快速插入
 C. 立即拔出胃管,待症状缓解后重新插入　D. 拔管后从另一侧鼻孔插入
 E. 暂停片刻,嘱患者深呼吸,症状缓解后继续插入

6. 患儿,7 岁,行腭裂修补术后鼻饲饮食,护士为其插胃管时做法错误的是 （　　）
 A. 插管时出现呛咳、发绀,应嘱其做吞咽动作　B. 协助患儿取坐位或半坐卧位
 C. 插管前滑润胃管前端　　　D. 清洁鼻孔
 E. 通过食管 3 个狭窄处时动作应轻柔

(7~8 共用题干)
患者男性,46 岁,因车祸导致脑外伤而出现昏迷,为保证其营养的供给需要长期鼻饲,取去枕平卧位准备接受插胃管。

7. 为其插胃管至 15 cm 时应采取的护理措施是 （　　）
 A. 使患者头后仰便于胃管插入　　B. 让患者取右侧卧位使插管顺利
 C. 将患者头托起,使下颌骨靠近胸骨柄　D. 将病床床头摇起,使患者呈半坐卧位
 E. 使患者头偏向护士一侧方便胃管插入

8. 帮助患者更换胃管的时间为 （　　）
 A. 硅胶管每月更换 1 次,普通管每周更换 2 次　B. 硅胶管每月更换 1 次,普通管每周更换 1 次
 C. 硅胶管每周更换 1 次,普通管每日更换 1 次　D. 硅胶管每月更换 2 次,普通管每日更换 1 次
 E. 硅胶管每周更换 1 次,普通管每月更换 1 次

(9~11 题共用题干)
患者男性,46 岁,脑出血昏迷。遵医嘱鼻饲供给营养。

9. 插胃管的长度为 （　　）
 A. 15~35 cm　　　　　B. 85~95 cm　　　　　C. 25~35 cm
 D. 65~75 cm　　　　　E. 45~55 cm

10. 胃管插入后,检查其在胃内的正确方法是 （　　）
 A. 注入少量温开水,同时在胃部听气过水声　B. 注入少量气体,同时在胃部听气过水声
 C. 注入少量气体,同时听肠鸣音变化　　D. 将胃管末端放入水中,见有气泡逸出
 E. 注入少量温开水,同时听肠鸣音变化

11. 鼻饲液温度调控在 （　　）
 A. 30~40 ℃　　　　　B. 24~28 ℃　　　　　C. 28~35 ℃
 D. 38~40 ℃　　　　　E. 45~48 ℃

参考答案:
1. B　2. A　3. A　4. E　5. E　6. A　7. C　8. B　9. E　10. B　11. D

（刘　伟）

单元二测评

A1 型题

1. 口腔 pH 值为中性时最适宜的漱口液是 （　　）
   A. 1% ~3% 过氧化氢溶液　　　B. 生理盐水　　　C. 1% ~4% 碳酸氢钠溶液
   D. 0.1% 醋酸溶液　　　E. 2% ~3% 硼酸溶液

2. 口腔护理的目的不包括 （　　）
   A. 治疗溃疡　　　B. 保持口腔清洁　　　C. 清除口腔内的一切微生物
   D. 提供病情变化的动态信息　　　E 预防口腔感染

3. 口腔 pH 值低时易发生 （　　）
   A. 溃疡　　　B. 真菌感染　　　C. 出血
   D. 铜绿假单胞菌感染　　　E. 细菌感染

4. 不需要进行特殊口腔护理的患者是 （　　）
   A. 高热患者　　　B. 昏迷患者　　　C. 禁食患者
   D. 口腔疾病患者　　　E. 足外伤患者

5. 对长期使用抗生素的患者,需重点观察口腔 （　　）
   A. 口唇是否干裂　　　B. 牙龈是否肿胀出血　　　C. 有无口臭
   D. 有无溃疡　　　E. 有无真菌感染

6. 对 1% ~3% 过氧化氢溶液作用陈述正确的是 （　　）
   A 可消除口臭,轻微抑菌　　　B. 抑制真菌感染　　　C. 遇有机物时可释放新生氧抗菌
   D. 适用于口腔 pH 值偏碱性者　　　E. 抑制铜绿假单胞菌感染

7. 能在床上进行擦浴的是 （　　）
   A. 大出血患者　　　B. 心肌梗死急性期患者　　　C. 体温上升期患者
   D. 截瘫患者　　　E. 腹部手术术后当天患者

8. 床上梳发遇头发打结,要湿润头发,可选用的酒精浓度是 （　　）
   A. 30%　　　B. 25%　　　C. 50%
   D. 75%　　　E. 95%

9. 关于床上梳发正确的是 （　　）
   A. 一般由发梢梳至发根,长发则由发梢逐渐梳至发根
   B. 一般由发根梳至发梢,长发则由发梢逐渐梳至发根
   C 一般由发梢梳至发根,长发则由发根逐渐梳至发梢
   D 一般由发根梳至发梢,长发也由发根逐渐梳至发梢
   E. 长短发均由发根梳至发梢

10. 在环境温度高于皮肤温度时,主要散热方式是　　　　　　　　　　　　　(　　)

    A. 对流　　　　　　　　　B. 辐射　　　　　　　　　C. 传导

    D. 蒸发　　　　　　　　　E. 寒战

11. 对体温生理性变化陈述错误的是　　　　　　　　　　　　　　　　　(　　)

    A. 老人基础代谢率低,故体温偏低　　B. 一般清晨 2～6 时体温最低

    C. 情绪激动、精神紧张可使体温略有增高　　D. 儿童基础代谢率高,故体温偏高

    E. 女性在排卵期受孕激素影响,体温偏高

12. 对呼吸评估指标陈述不正确的是　　　　　　　　　　　　　　　　　(　　)

    A. 成人安静时每分钟 16～20 次

    B. 每分钟超过 24 次称呼吸过速,每分钟少于 10 次称呼吸过缓

    C. 潮式呼吸和间断呼吸属节律异常的呼吸

    D. 呼气时发出鼾声由喉头痉挛引起

    E. 呼吸困难分为呼气性、吸气性和混合性 3 类

13. 潮式呼吸的特点是　　　　　　　　　　　　　　　　　　　　　　(　　)

    A. 呼吸暂停,呼吸减弱,呼吸增强反复出现

    B 呼吸减弱,呼吸增强,呼吸暂停反复出现

    C. 呼吸深快,逐步浅慢,以至暂停,反复出现

    D. 呼吸深快,呼吸暂停,呼吸浅慢,三者交替出现

    E. 呼吸浅慢,逐渐加快加深再变浅变慢,暂停数秒,周而复始

14. 库斯莫氏呼吸多见于　　　　　　　　　　　　　　　　　　　　　(　　)

    A. 慢性阻塞性肺疾病患者　　B. 深昏迷患者　　　　C. 高热患者

    D. 喉头水肿患者　　　　　　E. 糖尿病酮症酸中毒患者

15. 不会出现潮式呼吸的疾病是　　　　　　　　　　　　　　　　　　(　　)

    A. 脑外伤　　　　　　　　B. 尿毒症　　　　　　　　C. 脑出血

    D. 脑炎　　　　　　　　　E. 肺气肿

16. 病情与呼吸变化不相符的是　　　　　　　　　　　　　　　　　　(　　)

    A. 重症肺炎:呼吸浅快　　B. 酮症酸中毒:呼吸深大　　C. 巴比妥中毒:呼吸浅快

    D. 哮喘:呼气费力　　　　E. 濒死:间断呼吸

17. 代谢性酸中毒的呼吸表现是　　　　　　　　　　　　　　　　　　(　　)

    A. 深而规则的大呼吸　　B. 叹息样呼吸　　C. 呼吸和呼吸暂停交替出现

    D. 呼吸困难　　　　　　E. 浅快呼吸

18. 血压测量值假性增高的因素是　　　　　　　　　　　　　　　　　(　　)

    A. 袖带过宽　　　　　　B. 血压计内水银不足　　C. 测量部位高于心脏水平

    D. 袖带缠绕过紧　　　　E. 袖带过窄

19. 不属于测量血压"四定"内容的是　　　　　　　　　　　　　　　　(　　)

    A. 定体位　　　　　　　B. 定部位　　　　　　　　C. 定血压计

    D. 定测量者　　　　　　E. 定时间

20. 测量血压的注意事项中错误的是　　　　　　　　　　　　　　　　(　　)

    A. 袖带缠绕松紧适度

    B. 打气不可过猛

    C. 偏瘫患者应在健侧测量

    D. 血压搏动音未听清时,应立即重新打气再听

    E. 听诊器胸件放在袖带外肱动脉搏动明显处

21. 需 2 名护士同时测量心率和脉率的是   ( )

    A. 心动过缓   B. 心动过速   C. 窦性心律不齐

    D. 甲状腺功能亢进   E. 心房纤颤

22. 测血压时,应该注意   ( )

    A. 测量时血压计 0 点与心脏、肱动脉在同一水平

    B. 固定袖带时应紧贴肘窝,松紧能放入一指为宜

    C. 听诊器胸件应塞在袖袋内,便于固定

    D. 测量前嘱患者先休息 10~20 min

    E. 放气速度应慢,约 2 mmHg/s

23. 生命体征测量值正常的是   ( )

    A. T 36.9 ℃,P 105 次/min,R 22 次/min,BP 120/75 mmHg

    B. T 38.0 ℃,P 96 次/min,R 24 次/min,BP 112/70 mmHg

    C. T 36.6 ℃,P 86 次/min,R 20 次/min,BP 130/80 mmHg

    D. T 36.4 ℃,P 76 次/min,R 16 次/min,BP 140/100 mmHg

    E. T 35.8 ℃,P 58 次/min,R 15 次/min,BP 100/60 mmHg

24. 生命体征测量后,记录方法错误的是   ( )

    A. 体温 37.2 ℃   B. 呼吸 20 次/min   C. 脉率 120 次/min

    D. 血压 100/70 mmHg   E. 心率/脉率(120 次/min)/(90 次/min)

25. 患者刘某,肺炎,体温 39.5 ℃,行物理降温,降温后将体温绘制在体温单上,以下正确的是

                                      ( )

    A. 蓝圈,以蓝虚线与降温前体温相连   B. 红圈,以红虚线与降温前体温相连

    C. 红圈,以红实线与降温前体温相连   D. 红点,以红实线与降温前体温相连

    E. 蓝圈,以红虚线与降温前体温相连字

26. 某护士在下夜班前,将总结的危重患者 24 h 出入液量记录在当天体温单的相应栏内应

                                      ( )

    A. 铅笔   B. 蓝钢笔   C. 红钢笔

    D. 蓝铅笔   E. 红铅笔

27. 住院期间排在病历首页的是   ( )

    A. 体温单   B. 医嘱单   C. 入院护理评估单

    D. 护理计划单   E. 住院病历首页

28. 下列关于体温曲线的绘制,不正确的是   ( )

    A. 体温曲线的绘制,口温以蓝色"●"表示;腋温以蓝色"×"表示;肛温以蓝色"○"表示

    B. 物理或药物降温 30 min 后,测量的体温以红色"○"表示

    C. 降温后的温度绘制在物理降温前温度的相邻纵格内

    D. 降温后的温度用红色虚线与降温前的温度相连

    E. 当患者体温过低时,低于 35 ℃,应在相应时间内以蓝色墨水笔填写"不升"二字,下次测量不与前次体温相连

29. 关于脉搏曲线的绘制,错误的是 （　　）

    A. 脉搏以蓝色"●"表示,相邻脉搏用蓝线相连

    B. 当出现脉搏与体温重叠时,应先画体温符号,再用红笔在体温符号外画红"○"

    C. 当患者出现脉搏短绌时,心率用红色"○"表示,脉搏用红色"●"表示

    D. 脉搏短绌时相邻心率用红线相连

    E. 脉搏短绌时,在脉搏和心率之间用红色铅笔画上直线填满

30. 在吸氧护理操作中,方法不正确的是 （　　）

    A. 向患者解释   B. 用湿棉签清洁鼻腔

    C. 连接鼻导管蘸水后轻插入患者一侧鼻孔,调节氧流量

    D. 吸氧流量用"L/min"表示   E. 记录用氧时间

31. 在整理或更换床单过程中,下列说法不正确的是 （　　）

    A. 在整理或更换床单过程中,应注意观察患者面色、呼吸,随时询问有无不适

    B. 对于骨牵引或有引流管的患者,应加以保护,防止损伤,避免引流管扭曲、脱落

    C. 协助患者翻身侧卧时,防止坠床

    D. 注意保暖,保证患者安全舒适

    E. 为防止交叉感染,可多床同用一消毒巾

32. 在更换床单过程中,下列说法正确的是 （　　）

    A. 为防止交叉感染,采用干扫法   B. 更换时要求棉胎不可接触污被套外面

    C. 污单可扔在地上,以减少污染   D. 如系两人操作更换床单,应分工合作,配合协调

    E. 操作中注意双脚并拢,采用节力原则

33. 不属于压疮发生的高危人群的是 （　　）

    A. 心绞痛急性发作卧床休息者   B. 脑出血昏迷   C. 急性胃肠炎

    D. 瘫痪   E. 下肢骨折牵引患者

34. 预防压疮发生最有效的护理措施是 （　　）

    A. 增加营养   B. 保持皮肤清洁干燥   C. 及时评估压疮危险因素

    D. 定时更换体位   E. 支持身体空隙处

35. 为不能自行更换卧位的患者翻身时隔时间最长不超过 （　　）

    A. 4 h   B. 3 h   C. 6 h

    D. 1 h   E. 2 h

36. 发生压疮最主要的原因是 （　　）

    A. 病原微生物侵入皮肤组织   B. 皮肤受潮湿、摩擦刺激   C. 机体营养不良

    D. 皮肤过敏反应   E. 局部组织受压过久

37. 患者坐位时最易发生压疮的部位是 （　　）

    A. 肩胛部   B. 脊柱棘突处   C. 骶尾部

    D. 坐骨结节   E. 肘部

38. 用50%乙醇按摩局部受压皮肤的目的是 （　　）

    A. 润滑皮肤   B. 消毒皮肤   C. 促进血循环

    D. 去除污垢   E. 防止过敏

39. 两层组织相邻表面间相对移动所引起的力称 （　　）

    A. 摩擦力   B. 垂直压力   C. 压力

D. 剪切力　　　　　　　　　　E. 拉力

A2 型题

1. 患者女性,28 岁,妊娠早期,护士为其测量脉搏后在测量呼吸时手仍置于患者测脉搏部位的目的是　　　　　　　　　　　　　　　　　　　　　　　　　　　( )
　　A. 转移患者的注意力　　　　B. 将脉率与呼吸频率对照　　C. 测量脉搏估计呼吸频率
　　D. 便于看表计时　　　　　　E. 表示对患者的关心

2. 患者,女性,32 岁,发热待查,体温39.6 ℃,遵医嘱行乙醇拭浴降温。评价降温效应在拭浴后
　　　　　　　　　　　　　　　　　　　　　　　　　　　　　　　　　　　　　( )
　　A. 10 min　　　　　　　　　B. 15 min　　　　　　　　　C. 30 min
　　D. 60 min　　　　　　　　　E. 20 min

3. 高热患者退热期提示可能发生虚脱的症状是　　　　　　　　　　　　　　　　( )
　　A. 皮肤苍白、寒战　　　　　B. 头晕、出汗、疲倦　　　　C. 脉细速、四肢湿冷
　　D. 脉搏、呼吸减慢、出汗　　E. 脉速、面部潮红、头晕

4. 患者男性,66 岁,败血症,近日病情恶化,体温骤降至35 ℃以下,最理想的护理措施是
　　　　　　　　　　　　　　　　　　　　　　　　　　　　　　　　　　　　　( )
　　A. 加盖棉被或毛毯　　　　　　　　　　B. 提高室温至24～26 ℃
　　C. 给予高热量易消化的热流食　　　　　D. 给予50 ℃以下的热水袋保暖
　　E. 每4 h 测量体温一次

5. 患儿不慎将花生米吸入气管,其不可能出现的临床表现是　　　　　　　　　　( )
　　A. 吸气费力　　　　　　　　B. 呼气费力　　　　　　　　C. 口唇发绀
　　D. 烦躁不安　　　　　　　　E. 鼻翼扇动

6. 护士测口腔温度前了解患者刚喝完热牛奶,测量体温应在　　　　　　　　　　( )
　　A. 3 min 后　　　　　　　　B. 10 min 后　　　　　　　　C. 20 min 后
　　D. 30 min 后　　　　　　　E. 60 min 后

7. 患者男性,心肌梗死,入院时已昏迷,正确的测体温方法是　　　　　　　　　　( )
　　A. 测口腔温度,3 min　　　　B. 测口腔温度,5 min　　　　C. 测直肠温度,3 min
　　D. 测腋下温度,3 min　　　　E. 测腋下温度,10 min

8. 患者女性,65 岁,食管癌,护士为患者测量口腔温度时方法错误的是　　　　　( )
　　A. 协助患者用温水漱口后测量　　　　　B. 口表水银端斜放于患者舌下
　　C. 嘱患者勿咬体温计,闭口用鼻呼吸　　D. 3 min 后取出,用纱布擦净
　　E. 检视后将体温计放于消毒液内,记录

9. 患者女性,56 岁,肺结核,护士为患者测量直肠温度时,方法错误的是　　　　( )
　　A. 协助患者取侧卧位　　　　B. 核查肛表在 37 ℃以下后轻轻插入肛门 3～4 cm
　　C. 3 min 后取出　　　　　　D. 用卫生纸清洁肛门　　　　E. 用卫生纸擦拭肛表后检视

10. 患者女性,60 岁,化脓性阑尾炎、剖腹探查术后,体温39.6 ℃,诊脉时符合病情特征的是
　　　　　　　　　　　　　　　　　　　　　　　　　　　　　　　　　　　　　( )
　　A. 脉搏细速　　　　　　　　B. 脉搏快,强大有力　　　　C. 有期前收缩
　　D. 脉搏少于心率　　　　　　E. 吸气时明显减弱

11. 患者女性,33 岁,甲状腺功能亢进,与病情吻合的脉搏特点　　　　　　　　　( )
　　A. 间歇脉　　　　　　　　　B. 短绌脉　　　　　　　　　C. 细脉

D. 奇脉   E. 洪脉

12. 实习护生小张,在为危重患者测脉搏时,感细弱而难以记数,处理方法是 （ ）

    A. 协助患者改变卧位   B. 指导患者深呼吸,休息几分钟后再测

    C. 换另一侧手臂重测   D. 用听诊器测心率   E. 让带教老师给患者测量

13. 某患者,就诊时突感胸闷心悸,护士为其测脉时发现每隔 2 个正常搏动后出现 1 次期前收
缩,此现象称为 （ ）

    A. 不整脉   B. 三联律   C. 二联律

    D. 间歇脉   E. 缓脉

14. 患者女性,因"心律失常、频发室性早搏"住院治疗,护士测量脉搏时,方法不正确的是

（ ）

    A. 协助腕部伸展   B. 稳定患者情绪

    C. 所施压力以能清楚触及搏动为宜   D. 用示指、中指和环指的指端按在动脉上

    E. 计数 30 s×2

15. 患者刚做完康复锻炼回到病房,护士测量脉搏时做法不正确的是 （ ）

    A. 协助患者取舒适位   B. 向患者解释,取得合作

    C. 让患者休息 10 min 后再测   D. 用示指、中指和环指的指端按在动脉上,计数 1 min

    E. 测量后洗手,将结果绘制在体温上

16. 患者女性,"甲状腺功能亢进、房颤",不可能出现的脉搏是 （ ）

    A. 心音强弱不等   B. 脉搏强弱不等   C. 心率小于脉率

    D. 心律不齐   E. 脉搏不齐

17. 患者女性,28 岁,体检时,心电图提示偶发室性早搏,心率 76 次/min,测量脉搏时可能会出现

（ ）

    A. 速脉   B. 缓脉   C. 间歇脉

    D. 洪脉   E. 细脉

18. 患者女性,28 岁,哮喘急性发作,发病时典型的呼吸变化是 （ ）

    A. 潮式呼吸   B. 库斯莫呼吸   C. 吸气性呼吸困难

    D. 呼气性呼吸困难   E. 混合性呼吸困难

19. 患者男性,75 岁,濒死期,呼吸浅表微弱,不易观察,测量呼吸的正确方法是 （ ）

    A. 仔细听呼吸音并计数   B. 手置患者鼻孔前,感觉气流计数

    C. 手按胸腹部,感觉起伏次数   D. 测脉率乘 1/4,推测呼吸次数

    E. 用少许棉絮置于患者鼻孔前观察吹动频率

20. 患者男性,72 岁,因"糖尿病酮症酸中毒"入院,患者的呼吸特点是 （ ）

    A. 慢、不规则   B. 浅、快   C. 呼吸几次后暂停,反复交替

    D. 深大、规则   E. 由浅慢到深快,再变浅慢后暂停,周期性变化

21. 患者男性,"肝硬化",测得收缩压 140 mmHg,舒张压 95 mmHg,正确的记录是 （ ）

    A. 95 mmHg、140 mmHg   B. 95 mmHg/140 mmHg   C. 140 mmHg/95 mmHg

    D. 95/140 mmHg   E. 140/95 mmHg

22. 女性,42 岁,健康体检时测量血压,操作不正确的是 （ ）

    A. 因袖口过紧,嘱其脱去衣袖

    B. 取坐位,肱动脉平第 4 肋软骨

    C. 袖带下缘置于距肘窝 2 ~ 3 cm 处,平整地缠于上臂

    D. 将听诊器的胸件固定在袖带内

    E. 先触及动脉搏动最明显处

23. 患者,男性,46 岁,脑瘤晚期昏迷,鼻饲供给营养时,护理措施错误的是 （   ）

    A. 所有鼻饲用物每日应消毒一次   B. 胃管应每日更换消毒

    C. 每次灌食前检查胃管是否在胃内   D. 鼻饲间隔时间不少于 2 h

    E. 每日做口腔护理

24. 患者男性,60 岁,采用鼻饲法进食,推注鼻饲流质饮食后再注入少量温开水的目的是（   ）

    A. 测量、记录准确   B. 使患者温暖、舒适   C. 防止患者呕吐

    D. 冲洗胃管,避免食物存积变质   E. 防止液体反流

25. 患者女性,55 岁,在鼻饲插管过程中出现呛咳、呼吸困难,应采取的措施是 （   ）

    A. 托起患者头部再插   B. 嘱患者深呼吸   C. 停止操作,取消鼻饲

    D. 立即拔出胃管,休息片刻重新插管   E. 嘱患者做吞咽动作

26. 患者男性,35 岁,因背部大面积烧伤采取俯卧位,为预防压疮护士应密切观察的部位是

    （   ）

    A. 坐骨结节   B. 肘部   C. 髂嵴

    D. 足尖   E. 髂前上棘

27. 患者女性,入院时骶尾部压疮面积 3 cm×5 cm,深达肌层,表面有脓性分泌物,创面周围有黑色坏死组织,最适宜的护理措施是 （   ）

    A. 暴露创面红外线每日照射一次

    B. 用生理盐水清洗并敷新鲜鸡蛋膜

    C. 剪去坏死组织,用过氧化氢溶液洗净置引流纱条

    D. 用 50% 乙醇按摩创面及周围皮肤

    E. 涂厚层滑石粉包扎

28. 患者女性,50 岁,因下肢瘫痪长期坐轮椅,坐骨结节处皮肤出现硬结及大小不等的水疱,护理原则正确的是 （   ）

    A. 保持皮肤清洁、干燥   B. 消毒皮肤   C. 去除危险因素

    D. 加强预防措施   E. 防止皮肤完整性受损,防止感染

29. 患者女性,65 岁,脑出血,神志不清急诊入院,检查骶尾部有压疮,面积为 2 cm×3 cm,深达肌层,组织发黑,脓性分泌物较多,有臭味。该患者出现的压疮处于 （   ）

    A. 淤血红润期   B. 坏死溃疡期   C. 浅度溃疡期

    D. 深度坏死期   E. 炎性浸润期

30. 患者男性,79 岁,脑血栓后左侧肢体瘫痪,预防压疮最有效的护理措施是 （   ）

    A. 让其保持健侧卧位   B. 每 2 h 协助其翻身并局部按摩

    C. 鼓励其进行肢体功能锻炼   D. 嘱家属定时观察局部皮肤

    E. 受压部位垫软枕

31. 患者女性,27 岁,再生障碍性贫血,检查发现口腔黏膜有散在瘀点,轻触牙龈出血,护士为其口腔护理时应特别注意 （   ）

    A. 一次一个棉球   B. 夹紧棉球   C. 动作轻柔

    D. 按消毒隔离原则处理   E. 患处涂冰硼散

32. 患者男性,35 岁,上消化道出血,禁食,选用 0.02% 呋喃西林溶液进行口腔护理的作用是 （ ）

    A. 清洁口腔,广谱抗菌   B. 改变细菌生长的酸碱环境   C. 防腐生新,促进愈合

    D. 遇有机物放出氧分子杀菌   E. 使蛋白质凝固变性

33. 患者男性,61 岁,白血病,护士为其进行口腔护理时发现舌下有一小血痂,护理方法错误的是 （ ）

    A. 去除血痂   B. 观察口腔黏膜变化   C. 用过氧化氢溶液漱口

    D. 轻擦口腔各面   E. 观察舌苔变化

A3/A4 型题

(1~7 题共用题干)

患者女性,56 岁,败血症,高热昏迷已 1 周,广谱抗生素治疗,评估发现患者右侧颊部口腔黏膜破溃,创面附有白色膜状物,用棉签拭去附着物,可见轻微出血。

1. 为其进行口腔护理时操作错误的是 （ ）

    A. 开口器从切牙之间放入   B. 棉球不能太湿   C. 用血管钳夹紧棉球,每次一个

    D. 口唇干裂可涂液状石蜡   E. 禁忌漱口

2. 为该患者口腔护理时,下列操作错误的是 （ ）

    A. 操作前后清点棉球个数   B. 擦洗完毕,协助患者漱口

    C. 用弯止血钳夹紧棉球每次 1 个   D. 由内向外擦洗舌面

    E. 从磨牙到切牙纵向擦洗牙齿外侧面

3. 如患者有义齿,正确的处理方法是 （ ）

    A. 将义齿浸泡于开水中备用   B. 先取下义齿清洁后浸泡于清水中备用

    C. 将义齿浸泡于乙醇中备用   D. 先擦拭口腔黏膜,后取下义齿

    E. 每日取下义齿清洗后再为患者戴上

4. 为其进行口腔护理,应选择的漱口溶液为 （ ）

    A. 0.9% 的氯化钠溶液   B. 1%~4% 碳酸氢钠溶液   C. 2%~3% 硼酸溶液

    D. 0.02% 呋喃西林溶液   E. 0.1% 醋酸溶液

5. 进行口腔护理的主要目的是 （ ）

    A. 观察口腔黏膜变化   B. 预防口腔黏膜出血   C. 治疗感染,保持正常功能

    D. 观察病情的动态变化   E. 保持口腔黏膜清洁湿润

6. 为其进行口腔护理时,不需要准备的用物是 （ ）

    A. 弯血管钳   B. 压舌板   C. 棉球

    D. 吸水管   E. 开口器

7. 为其进行口腔护理时应禁忌 （ ）

    A. 先取下义齿   B. 擦拭硬腭   C. 用止血钳夹紧棉球

    D. 漱口   E. 用开口器

(8~11 题共用题干)

患者女性,47 岁,因腹部包块待查住院,接诊护士发现其有头虱

8. 灭头虱液配方正确的是 （ ）

    A. 50 g 百部,70% 乙醇 140 mL,纯乙酸 1 mL

    B. 10 g 百部,30% 乙醇 60 mL,纯乙酸 1 mL

C.20 g 百部,40% 乙醇 80 mL,纯乙酸 1 mL

D.40 g 百部,60% 乙醇 120 mL,纯乙酸 1 mL

E.30 g 百部,50% 乙醇 100 mL,纯乙酸 1 mL

9.护士帮助其灭头虱,做法错误的是　　　　　　　　　　　　　　　　　　　　　（　　）

A.戴帽子或用三角巾严密包裹头发 2 h 后取下帽子

B.箆子上除去的棉花用纸包好焚烧

C.用箆子箆去死虱、虮

D.将灭虱液按顺序涂擦全部头发

E.操作中应防止灭虱药液沾污患者的面部和眼部

10.患者自行沐浴时不正确的是　　　　　　　　　　　　　　　　　　　　　　　（　　）

A.水温调节至 40~45 ℃　　　　B.浴室不应闩门　　　　C.教会患者使用浴室内的呼叫器

D.入浴时间太长应予以询问　　　E.饭后马上进行

11.患者沐浴时水温过高可产生　　　　　　　　　　　　　　　　　　　　　　　（　　）

A.休克　　　　　　　　　　　B.头痛　　　　　　　　　C.疲劳

D.恶心　　　　　　　　　　　E.眩晕

(12~13 题共用题干)

患者女性,58 岁,股骨骨折行牵引已 1 周,护士为其进行床上洗发。

12.床上洗头的水温是　　　　　　　　　　　　　　　　　　　　　　　　　　　（　　）

A.40~45 ℃　　　　　　　　　B.35~40 ℃　　　　　　　C.52~60 ℃

D.45~52 ℃　　　　　　　　　E.50~55 ℃

13.洗发过程中,患者突然感到心悸、气促,且面色苍白、出冷汗,正确的处理是　　（　　）

A.立即停止操作让患者平卧　　B.让家属协助洗发　　　　C.边洗发边通知医生

D.让患者做深呼吸　　　　　　E.加快速度完成洗发

(14~15 题共用题干)

患者女性,57 岁,截瘫,生活不能自理,护士为其进行床上擦浴。

14.床上擦浴的目的不包括　　　　　　　　　　　　　　　　　　　　　　　　　（　　）

A.预防皮肤感染　　　　　　　B.预防过敏性皮炎　　　　C.预防压疮

D.促进皮肤血液循环　　　　　E.观察病情

15.为患者进行床上擦浴时错误的做法是　　　　　　　　　　　　　　　　　　　（　　）

A.动作敏捷　　　　　　　　　B.防止患者受凉　　　　　C.增加翻动次数

D.擦浴部位的下面需垫浴巾　　E.患者出现寒战、面色苍白应立即停止擦浴

(16~20 题共用题干)

患者女性,47 岁,左上臂脂肪瘤摘除术后 3 d。

16.护士为患者进行床上擦浴操作正确的是　　　　　　　　　　　　　　　　　　（　　）

A.由外眦向内擦拭眼部　　　　B.擦洗动作要轻稳　　　　C.脱上衣时先脱左肢

D.暴露充分,方便操作　　　　E.穿上衣时先穿右肢

17.注意事项中正确的是　　　　　　　　　　　　　　　　　　　　　　　　　　（　　）

A.严禁擦洗腹股沟

B.如患者出现寒战、面色苍白等变化,立即停止擦洗

C.严格消毒隔离原则

D. 水盆远离患者身体,符合节力原则

E. 操作过程中两腿并拢

18. 为其更换上衣的合理顺序是 （　　）

    A. 后脱右侧先穿右侧　　　　　B. 先脱右侧后穿右侧　　　　　C. 先脱左侧后穿左侧

    D. 先脱右侧后穿左侧　　　　　E. 先脱左侧后穿右侧

19. 擦洗过程中操作错误的是 （　　）

    A. 室温应调节到 24 ℃左右　　　　　　　B. 注意遮挡患者保护患者隐私

    C. 擦拭全身各处注意擦净皮肤皱褶处　　　D. 脱下的衣物放在地上避免交叉感染

    E. 动作轻柔尽量减少翻动次数和暴露

20. 正确的擦洗顺序是 （　　）

    A. 会阴部、脸、颈部、上肢、胸腹部、背臀部、双下肢、踝部、双足

    B. 脸、颈部、上肢、胸腹部、背臀部、双下肢、踝部、双足、会阴部

    C. 脸、颈部、上肢、胸腹部、会阴部、背臀部、双下肢、踝部、双足

    D. 脸、颈部、会阴部、上肢、胸腹部、背臀部、双下肢、踝部、双足

    E. 脸、颈部、上肢、胸腹部、背臀部、会阴部、双下肢、踝部、双足

(21~22 题共用题干)

患者男性,68 岁,因高血压性脑出血后肢体偏瘫,患者长期卧床,近期发现其骶尾部皮肤呈紫色,皮下有硬结,表皮出现水疱。

21. 患者最主要的护理问题是 （　　）

    A. 知识缺乏　　　　　　B. 生活自理缺陷　　　　　C. 个人应对无效

    D. 皮肤完整性受损　　　E. 躯体移动障碍

22. 护理措施中正确的是 （　　）

    A. 清除坏死组织　　　　　　　　B. 生理盐水冲洗受损皮肤　　C. 剪破表皮引流

    D. 无菌纱布包裹,减少摩擦,促进其自行吸收　　　E. 外敷抗生素

(23~24 题共用题干)

患者男性,76 岁,因脑室出血入院,体温 39 ℃,神志不清。

23. 患者最容易发生压疮的部位是 （　　）

    A. 肩部　　　　　　　B. 枕后　　　　　　　C. 足跟部

    D. 骶尾部　　　　　　E. 膝关节

24. 2 d 后,患者病情进一步恶化,检查时发现臀部皮肤红、肿、热,皮肤表面无破损,患者的压疮处于 （　　）

    A. 淤血坏死期　　　　B. 淤血红润期　　　　C. 炎性浸润期

    D. 溃疡形成期　　　　E. 溃疡坏死期

(25~27 题共用题干)

李女士,60 岁,卧床 3 周,近日骶尾部皮肤破溃,护士仔细观察后认为是压疮溃疡期

25. 支持判断的是 （　　）

    A. 创面湿润有脓性分泌物　　　　　B. 皮肤上有大小水疱,水疱破溃湿润

    C. 患者主诉骶尾部疼痛麻木感　　　D. 局部皮肤发红水肿

    E. 骶尾部皮肤呈紫红色,皮下有硬结

26. 对李女士局部压疮的处理方法不妥的是 （ ）
    A. 用高压氧治疗　　　　　　　　　　B. 清除坏死组织,生理盐水冲洗
    C. 大水疱剪去表皮,涂消毒溶液　　　　D. 伤口湿敷
    E. 局部按外科换药处理

27. 李女士发生压疮最主要的原因是 （ ）
    A. 机体营养不良　　　　　B. 局部组织受压过久　　　　C. 皮肤受潮湿摩擦刺激
    D. 病原菌侵入皮肤组织　　E. 皮肤破损

(28~32 题共用题干)

患者男,70 岁。因慢性阻塞性肺气肿入院治疗。今晨护理查房时发现患者躁动不安,有幻觉,对自己所处的位置、目前的时间,无法做出正确判断。

28. 医嘱给予吸氧,最适合该患者的吸氧流量为 （ ）
    A. 2 L/min　　　　　　　B. 4 L/min　　　　　　　C. 6 L/min
    D. 8 L/min　　　　　　　E. 10 L/min

29. 该患者目前的意识状态属于 （ ）
    A. 嗜睡　　　　　　　　　B. 意识模糊　　　　　　　C. 昏睡
    D. 浅昏迷　　　　　　　　E. 深昏迷

30. 正确的给氧方法是 （ ）
    A. 间歇给氧　　　　　　　B. 高浓度持续给氧　　　　C. 低流量持续给氧
    D. 低流量间歇给氧　　　　E. 高浓度间歇给氧

31. 吸入氧为 2 L/min,吸氧的浓度为 （ ）
    A. 21%　　　　　　　　　B. 40%　　　　　　　　　C. 25%
    D. 29%　　　　　　　　　E. 35%

32. 如该患者采用单侧鼻导管给氧,导管插入的长度为 （ ）
    A. 鼻尖至耳垂　　　　　　B. 放于鼻前庭　　　　　　C. 鼻尖至耳垂的 1/3
    D. 鼻尖至耳垂的 1/2　　　E. 鼻尖至耳垂的 2/3

(33~35 题共用题干)

患者女性,28 岁,以发热 2 天来院就诊。

33. 收集资料中属于主观资料的是 （ ）
    A. 畏寒　　　　　　　　　B. 皮肤灼热　　　　　　　C. 腋下温度 39.5 ℃
    D. 脉搏有力　　　　　　　E. 呼吸增快

34. 护理措施中不正确的是 （ ）
    A. 体温上升期,及时给予物理降温　　B. 补充营养和水分　　　C. 注意皮肤护理
    D. 嘱患者卧床休息　　　　　　　　　E. 每 4 h 测一次体温,并观察 P、R、BP 变化

35. 为患者测量腋温时,错误的操作是 （ ）
    A. 安置舒适体位　　　　　B. 测量时间 10 min　　　　C. 水银端紧贴腋窝深处皮肤
    D. 屈臂过胸夹紧体温表　　E. 用消毒液浸湿的纱布擦拭体温计后置于腋下

(36~37 题共用题干)

患者女性,28 岁,发热 3 d,最高体温达 40.5 ℃,最低体温在 37.8 ℃ 左右,入院治疗。

36. 患者的热型应属于 （ ）
    A. 稽留热　　　　　　　　B. 弛张热　　　　　　　　C. 间歇热

    D. 不规则热   E. 波浪热

37. 测口腔温度时,患者不慎咬碎体温计,护士应立即   (   )

    A. 催吐   B. 让其口服蛋清   C. 让其服用韭菜

    D. 洗胃   E. 清除其口腔内玻璃碎屑

(38~39题,共用题干)

患者男性,36岁,因车祸导致脑外伤而出现昏迷,为保证其营养的供给需要长期鼻饲,取去枕平卧位,准备接受插胃管。

38. 为其插胃管至15 cm时应采取的护理措施是   (   )

    A. 将患者头托起,使下颌骨靠近胸骨柄   B. 让患者取右侧卧位使插管顺利

    C. 使患者头后仰便于胃管插入   D. 将病床床头摇起,使患者呈半坐卧位

    E. 使患者头偏向护士一侧方便胃管插入

39. 帮助患者更换胃管的时间为   (   )

    A. 硅胶胃管每月更换一次,普通胃管每周更换两次

    B. 硅胶胃管每月更换两次,普通胃管每日更换一次

    C. 硅胶胃管每周更换一次,普通胃管每日更换一次

    D. 硅胶胃管每月更换一次,普通胃管每周更换一次

    D. 硅胶胃管每周更换一次,普通胃管每月更换一次

(40~44题,共用题干)

患者女性,36岁,暴饮暴食后出现上腹正中刀割样疼痛,不能忍受并伴有恶心、呕吐急诊入院,诊断为急性胰腺炎。医嘱:禁食、胃肠减压,肠外营养支持2周后情绪稳定改为要素饮食,鼻饲提供营养。

40. 给该患者要素饮食过程中做法正确的是   (   )

    A. 从高浓度、大剂量开始   B. 溶液温度应保持在35 ℃   C. 若停用应逐渐减量

    D. 鼻饲过程出现恶心立即停用 E. 长期使用无须补充维生素

41. 该患者要素饮食的特点不包括   (   )

    A. 营养价值高   B. 含少量纤维   C. 无须经过消化

    D. 肠道直接吸收   E. 营养成分全面

42. 插胃管的长度为   (   )

    A. 15~35 cm   B. 45~55 cm   C. 25~35 cm

    D. 65~75 cm   E. 85~95 cm

43. 胃管插入后,检查其在胃内的正确方法是   (   )

    A. 注入少量温开水,同时在胃部听气过水声   B. 注入少量温开水,同时听肠鸣音变化

    C. 注入少量气体,同时听肠鸣音变化   D. 将胃管末端放入水中,见有气泡逸出

    E. 注入少量气体,同时在胃部听气过水声

44. 鼻饲液温度调控在   (   )

    A. 30~40 ℃   B. 38~40 ℃   C. 28~35 ℃

    D. 24~28 ℃   E. 45~48 ℃

(45~47题共用题干)

患者女性,46岁,蛛网膜下腔出血昏迷3 d,经抢救后病情渐稳定,鼻饲供给营养。

45. 插胃管时,应安置患者 （　　）
    A. 右侧卧位   B. 左侧卧位   C. 去枕仰卧位
    D. 坐位   E. 半坐卧位

46. 界定胃管插入长度的正确方法为 （　　）
    A. 耳垂到鼻尖的长度   B. 鼻尖到耳垂再至剑突的长度   C. 鼻尖到胸骨的长度
    D. 鼻尖到剑突的长度   E. 口唇到剑突的长度

47. 留置胃管期间护理措施不正确的是 （　　）
    A. 每日做口腔护理   B. 每次喂食间隔时间不少于 2 h
    C. 鼻饲用物每日消毒一次   D. 灌食前后注入少量温开水
    E. 每日晚上拔出胃管,次晨换管插入

参考答案:

A1 型题

1. B　2. C　3. B　4. E　5. E　6. C　7. D　8. A　9. B　10. D　11. E　12. D　13. E　14. E
15. E　16. C　17. A　18. E　19. D　20. D　21. E　22. A　23. C　24. E　25. B　26. B　27. A
28. C　29. A　30. C　31. E　32. D　33. C　34. D　35. E　36. E　37. D　38. C　39. D

A2 型题

1. A　2. C　3. C　4. B　5. B　6. D　7. E　8. A　9. B　10. E　11. E　12. D　13. B　14. E
15. C　16. C　17. C　18. D　19. E　20. D　21. E　22. D　23. B　24. C　25. D　26. E　27. C
28. E　29. B　30. B　31. C　32. A　33. A

A3/A4 型题

1. A　2. B　3. B　4. B　5. C　6. D　7. D　8. E　9. A　10. E　11. E　12. A　13. A　14. B
15. C　16. B　17. B　18. B　19. D　20. B　21. D　22. D　23. D　24. A　25. A　26. C　27. B
28. A　29. B　30. C　31. D　32. E　33. A　34. A　35. E　36. B　37. E　38. A　39. D　40. C
41. B　42. B　43. E　44. B　45. C　46. B　47. E

（贺君芬）

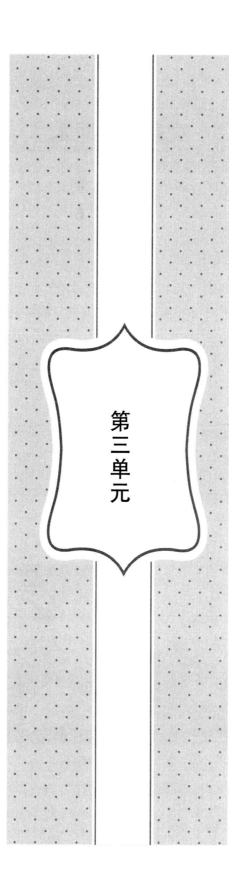

第三单元

项目二十二　女患者导尿术

【教学重点、要点】

（一）定义

导尿术是指在严格无菌操作下,用无菌导尿管经尿道插入膀胱引流尿液的方法(图22-1)。

（二）局部解剖特点

女性尿道具有粗、短、直的解剖特点。因尿道的此特点,女性更易受到肛门肠道菌的感染,发生尿路感染,甚至逆行感染上侵犯到膀胱、肾而发生炎症等。因此,在操作中,需严格执行无菌操作原则。

（三）注意事项

1.严格遵守无菌操作原则,以防发生感染。

2.有效沟通、注意保暖、保护患者的自尊和隐私,注重人文关怀。

3.插管时动作应轻柔,避免损伤尿道黏膜;放尿过程中导尿管末端应低于耻骨联合,防尿液逆流;导尿过程中,注意询问患者的感觉,观察患者的反应。

4.为女性患者导尿时,如果导尿管误入阴道,应立即拔出,更换导管重新插入;膀胱高度膨胀且又极度虚弱的患者,首次放尿不得超过1 000 mL。

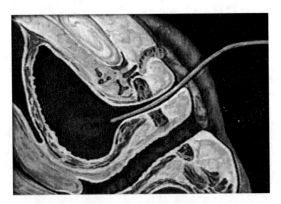

图22-1　女患者导尿

【临床护理举例】

患者,张某,女,83岁。术后12 h不能自行排尿,主诉下腹胀痛难忍,有尿意,情绪紧张,烦躁不安,但排尿困难,查体发现耻骨上膨隆,扪及囊样包块,叩诊呈实音,有压痛,诊断为尿潴留,遵医嘱为其进行导尿术。

【实验实训目的】

1. 为尿潴留患者引流出尿液,以减轻痛苦。

2. 协助临床诊断:如留取未受污染的尿标本做细菌培养;测量膀胱容量、压力及检查残余尿量;进行尿道或膀胱造影等。

3. 为肿瘤患者进行膀胱内化疗。

【评估内容】

1. 患者的病情、年龄、临床诊断、导尿的目的。

2. 患者的意识状态、生命体征、心理状况、生活自理能力及合作程度。

3. 患者的卧位、膀胱充盈度及会阴部皮肤清洁度及黏膜情况。

【操作准备】

1. 护士准备:操作前衣帽整齐,洗手,戴口罩。

2. 患者准备:理解导尿目的、配合要求及方法。

3. 物品准备

(1)治疗车上层:治疗盘、一次性导尿包、一次性垫巾或小橡胶单和治疗巾、弯盘、手消毒液、浴巾。一次性导尿包内置有初步消毒和导尿用物。初步消毒用物:小方盘、镊子1把、消毒棉球、单只手套。再次消毒和导尿用物:外包治疗巾、手套、洞巾、弯盘、4个消毒棉球、气囊导尿管、自带无菌液体的20 mL注射器、镊子2把、标本瓶、纱布、润滑油棉球、集尿袋、方盘。导尿管的种类:一般分为单腔导尿管(用于一次性导尿)、双腔导尿管(用于留置导尿)、三腔导尿管(用于膀胱冲洗或向膀胱给药)3种。根据患者的导尿目的选择合适的导尿管。

(2)治疗车下层:便盆及便盆巾,生活垃圾桶,医用垃圾桶。

(3)其他:按需准备屏风、保暖用物。

4. 环境准备:病室安静、整洁、光线充足。

【临床操作评分标准】

女患者导尿术操作规程及评分见表22-1。

表22-1　女患者导尿术操作规程及评分

项目	操作标准	分值	扣分细则	得分
素质评价	1. 语言柔和、恰当,态度和蔼可亲	2	一项不符合要求扣1分	
	2. 行为举止规范、大方、优雅	3	不符合要求酌情扣分	
	3. 着装规范,符合护士仪表礼仪	3	服装、鞋帽一项不符合要求扣1分	
准备质量评价	1. 物品备齐,放置有序	2	物品少一样扣1分,放置无序扣1分	
	2. 评估患者	2	未评估患者扣2分,评估与病情不符扣1分	
	3. 评估环境	1	未评估扣1分	
	4. 洗手,戴口罩	2	一项未做扣1分,洗手动作一步不规范扣0.2分	

续表 22-1

项目	操作标准	分值	扣分细则	得分
操作过程质量评价	1. 携用物至床旁,置于方便操作处	2	未做扣2分,位置不妥扣0.5分	
	2. 核对床号、姓名,向患者解释	3	一项未做扣1分	
	3. 移椅至床尾	1	未做扣1分	
	4. 打开便盆巾,洗手	2	一项未做扣1分	
	5. 松开床尾盖被,脱去对侧裤腿盖在近侧腿上,对侧腿用被子遮盖	4	一项未做扣1分,遮盖不妥扣1分	
	6. 臀下铺橡胶单、垫巾或一次性治疗巾	2	未做扣2分,位置不妥扣1分	
	7. 协助患者取仰卧屈膝位,两腿略外展	2	未做扣2分,卧位不当扣1分	
	8. 弯盘放于会阴处,治疗碗置弯盘后	3	一项未做扣1分,放置位置不妥扣1分	
	9. 左手戴手套,右手持血管钳夹棉球对外阴进行第一次消毒,顺序为横擦阴阜,从上向下擦对侧大阴唇、近侧大阴唇、对侧小阴唇、近侧小阴唇、尿道口、肛门,每擦拭一个部位更换一个棉球,消毒范围内不得有空隙	6	未戴手套扣1分,持钳方法不正确扣1分,一个部位消毒不到位扣0.5分,一次未更换棉球扣1分,消毒有空隙扣1分,擦拭顺序错误扣1分	
	10. 撤去消毒用物,放于车下层,脱去手套	3	一项未做扣1分,顺序颠倒扣1分	
	11. 取无菌导尿包,检查包的名称和消毒日期,置于患者两腿之间打开	5	一项未做扣1分,检查不全面扣1分,放置不妥扣1分,污染扣1分	
	12. 用持物钳取出包内小药杯放于包布边缘	3	未做扣3分,持钳方法错误扣1分,污染扣1分	
	13. 倒消毒液于小药杯内	2	未做扣2分,污染扣1分	
	14. 戴无菌手套,铺洞巾,摆放包内物品	3	一项未做扣1分	
	15. 进行第二次消毒,一手分开并固定小阴唇,由上至下先尿道口,再对侧小阴唇,近侧小阴唇,再尿道口	6	未做扣3分,一个部位消毒不到位扣0.5分,一次未更换棉球扣1分,消毒顺序错误扣1分	
	16. 一手持续固定小阴唇,消毒后将弯盘和小药杯移至无菌区边缘	2	未做扣2分,污染扣1分	
	17. 用血管钳夹持导尿管插入尿道4~6 cm(口述见尿液流出后再插入1~2 cm),血管钳夹住导尿管	6	插管方法不正确扣2分,插入深度不够扣2分,未口述扣1分	
	18. 左手固定导尿管,右手将标本瓶打开,留取少量尿液于标本瓶中,盖瓶盖,将标本瓶置于治疗车上层	6	未做扣4分,方法不正确扣1分,尿液倒出扣1分,标本瓶放置不妥扣1分,污染扣1分	
	19. 拔出导尿管,控出管内尿液,将尿液倒入便盆中	3	一项未做扣1分	
	20. 撤去洞巾,擦净会阴	2	一项未做扣1分	
	21. 脱去手套,整理导尿包,置于治疗车下层	3	一项未做扣1分	

续表22-1

项目	操作标准	分值	扣分细则	得分
操作过程质量评价	22. 取出橡胶单、垫巾	2	未做扣2分	
	23. 协助患者穿好裤子,取舒适卧位,整理床单位	4	一项未做扣1分,床单位不整齐扣1分	
	24. 询问患者无需要后,清理用物,洗手	3	一项未做扣1分	
	25. 口述:记录,尿标本贴标签后及时送检	2	一项未述扣1分	
终末质量评价	1. 动作熟练,操作规范	2	酌情扣分	
	2. 无菌观念强,全程无污染	4	污染1次扣1分,污染3次以上全扣	
	3. 护患沟通有效,解释符合临床实际,操作过程体现人文关怀	2	酌情扣分	
	4. 操作用时不超过8 min (操作过程第2~24项为计时部分)	2	每超时30 s扣1分	

单元知识检测

1. 成年女性导尿时,一般导尿管插入的长度为( ),可见尿液流出。

   A. 4~6 cm　　　　　　　B. 2~5 cm　　　　　　　C. 3~4 cm

   D. 7~8 cm　　　　　　　E. 6~7 cm

2. 第二遍消毒后,左手继续固定小阴唇的最重要目的时　　　　　　　　( )

   A. 以免污染已消毒的尿道口　　　　　B. 以免污染已消毒的阴道口

   C. 充分暴露尿道口,以方便操作　　　　D. 充分暴露阴道口,以方便操作

   E. 充分暴露小阴唇,以方便操作

3. 导尿时,初次消毒和再次消毒的顺序是　　　　　　　　　　　　　( )

   A. 由外向内,自下而上;由内向外、自上而下　　B. 由内向外,自上而下;由内向外、自下而上

   C. 由外向内,自下而上;由内向外、自下而上　　D. 由内向外,自上而下;由外向内、自下而上

   E. 由外向内,自上而下;由内向外、自上而下

4. 下面导尿的说法,哪项是不正确的　　　　　　　　　　　　　　( )

   A. 动作轻柔,以免损伤尿道黏膜

   B. 导尿是解除每一位尿潴留的患者的首项选择

   C. 尿标本贴标签后要求及时送检

   D. 女患者导尿时取屈膝仰卧位,两腿略外展,暴露外阴

   E. 铺孔巾时要使孔巾和导尿包内层包布形成一连续无菌区

5. 患者女性,55岁,膀胱高度膨胀且又极度虚弱,第一次放尿过多可致血尿的原因是　　( )

   A. 使腹腔压力突然降低,血液大量滞留在腹腔血管中

   B. 膀胱内压力突然减低,引起膀胱内黏膜急剧充血

   C. 尿道黏膜发生损伤

   D. 操作中损伤膀胱

   E. 操作中损伤尿道内口

6. 患者女性,28岁,顺产后8 h未排尿,主诉下腹胀痛难忍,体检可见耻骨上膨隆、扣及囊样包块,叩诊呈实音,有压痛。护士应采取的护理措施是( )

A. 立即注射利尿剂　　　　　　B. 立即行导尿术　　　　　　C. 调整姿势和体位

D. 立即用生理盐水冲洗膀胱　　E. 嘱患者少饮水

(7~12 题共用题干)

患者,女性,35 岁,拟行子宫全切术,术前留置导尿管。

7. 该患者认为没必要留置而拒绝合作,此种情况护士应该(　　)

    A. 请家属劝说患者　　　　　　　　　　B. 请患者自行排尿

    C. 向患者说明插管方法　　　　　　　　D. 向患者解释插管目的和意义

    E. 向患者解释插管注意事项

8. 术前留置导尿管的目的是(　　)

    A. 留取未受污染的尿标本做细菌培养　　B. 避免术中误伤膀胱

    C. 行膀胱功能训练　　　　　　　　　　D. 保持会阴部的清洁干燥

    E. 正确记录每小时尿量

9. 操作前安置患者的正确卧位是(　　)

    A. 右侧卧位　　　　　　　B 仰卧位　　　　　　　　C. 左侧卧位

    D. 屈膝仰卧位　　　　　　E. 截石位

10. 术后,对患者进行留置导尿管护理,错误的是(　　)

    A. 注意倾听患者的主诉并观察尿液情况　　B. 每日留取标本做尿常规检查

    C. 避免导尿管受压、扭曲、堵塞　　　　　D. 每周更换导尿管 1 次

    E. 保持尿道口清洁

11. 如果操作中导尿管误入阴道,应(　　)

    A. 用原来的导尿管直接重新插入尿道

    B. 用消毒剂消毒原来的导尿管,重新插入尿道

    C. 更换另外清洁的导尿管重新插入

    D. 更换另外消毒的导尿管重新插入

    E. 更换无菌导尿管重新插入,防止泌尿系统感染

12. 1 周后,护士为患者拔管时,操作不正确的是　　　　　　　　　　　(　　)

    A. 首先用注射器抽尽气囊中液体　　　　B. 首先核对患者的床号、姓名

    C. 协助患者穿好衣裤,取舒适的卧位　　D. 整理床单位,清理用物

    E. 洗手,记录拔管时间、尿液引流量及患者反应

参考答案:

1. A　2. A　3. E　4. B　5. B　6. C　7. D　8. B　9. D　10. B　11. E　12. A

(贺君芬)

项目二十三 男患者导尿术

男患者导尿术　　排尿护理

【教学重点、要点】

(一)定义

导尿术是指在严格无菌操作下,用无菌导尿管经尿道插入膀胱引流尿液的方法。

(二)局部解剖特点

男性尿道长、窄、有弯曲,造成男性导尿难插入,易损伤。

1. 长:男性成人尿道长 18 ~ 20 cm,起自膀胱的尿道内口,止于尿道外口。

2. 窄:管径平均为 5 ~ 7 mm。尿道在走行中粗细不一,有 3 个狭窄(尿道内口、膜部和尿道外口)。

3. 弯曲:2 个弯曲。一个弯曲为耻骨下弯,在耻骨联合下方 2 厘米处,凹面向上,此弯曲恒定无变化。另一个弯曲为耻骨前弯,在耻骨联合的前下方,凹面向下,如将阴茎向上提起,此弯曲可以消失。

(三)注意事项

1. 有效沟通,注意保暖,注重人文关怀,保护患者的自尊和隐私。

2. 严格遵守无菌操作,严格操作规程,以防感染;放尿过程中导尿管末端应低于耻骨联合,注意询问患者的感觉,观察患者的反应。

3. 为男性患者导尿时,熟记尿道的解剖特点,注意耻骨前弯的处理方法,并在插管时动作轻柔,避免损伤尿道黏膜。

4. 膀胱高度膨胀且又极度虚弱的患者,首次放尿不得超过 1 000 mL。

【临床护理举例】

患者,男,44 岁。阑尾切除术 6 h,责任护士检查发现,患者情绪紧张,烦躁不安,主诉下腹胀痛难忍,有尿意,但排尿困难。查体发现耻骨上膨隆,扪及囊样包块,叩诊呈实音,有压痛,诊断为尿潴留,遵医嘱为其进行导尿术。

【实验实训目的】

1. 为尿潴留患者引流出尿液,以减轻痛苦。

2. 协助临床诊断:如留取未受污染的尿标本做细菌培养;测量膀胱容量、压力及检查残余尿;进行尿道或膀胱造影等。

3. 为肿瘤患者进行膀胱内化疗。

【评估内容】

1. 患者的病情、年龄、临床诊断、导尿的目的。
2. 患者的意识状态、生命体征、心理状况、生活自理能力及合作程度。
3. 患者的卧位、膀胱充盈度及会阴部皮肤清洁度及黏膜情况。

【操作准备】

1. 护士准备:操作前衣帽整齐,洗手,戴口罩。
2. 患者准备:理解导尿目的及配合方法。
3. 物品准备

(1)治疗车上层:治疗盘、一次性导尿包、一次性垫巾或小橡胶单和治疗巾、弯盘、手消毒液、浴巾。一次性导尿包内置有初步消毒和导尿用物。初步消毒用物:小方盘、镊子1把、消毒棉球、单只手套。再次消毒和导尿的无菌导尿包:治疗巾、手套、洞巾、弯盘、治疗碗,小药杯内盛4个消毒棉球、导尿管、镊子2把、标本瓶、纱布、润滑油棉球。

导尿管的种类:一般分为单腔导尿管(用于一次性导尿)、双腔导尿管(用于留置导尿)、三腔导尿管(用于膀胱冲洗或向膀胱给药)3种。根据患者的导尿目的选择合适的导尿管。

(2)治疗车下层:便盆及便盆巾、生活垃圾桶、医用垃圾桶。

(3)其他:按需准备屏风、保暖用物。

4. 环境准备:病室安静,整洁,光线充足,温湿度适宜。

【临床操作评分标准】

男患者导尿术操作规程及评分见表23-1。

表23-1 男患者导尿术操作规程及评分

项目	操作标准	分值	扣分细则	得分
素质评价	1. 语言柔和、恰当,态度和蔼可亲	2	一项不符合要求扣1分	
	2. 行为举止规范、大方、优雅	3	不符合要求酌情扣分	
	3. 着装规范,符合护士仪表礼仪	3	服装、鞋帽一项不符合要求扣1分	
准备质量评价	1. 物品备齐,放置有序	2	物品少一样扣1分,放置无序扣1分	
	2. 评估患者	2	未评估患者扣2分,评估与病情不符1扣1分	
	3. 评估环境	1	未评估环境扣1分	
	4. 洗手,戴口罩	2	一项未做扣1分,洗手动作一步不规范扣0.2分	
操作过程质量评价	1. 携用物至床旁,置于方便操作处	2	未做扣2分、位置不妥扣0.5分	
	2. 核对床号、姓名,向患者解释	3	一项未做扣1分	
	3. 移椅至床尾	1	未做扣1分	
	4. 打开便盆巾,洗手	2	一项未做扣1分	
	5. 松开床尾盖被,脱去对侧裤腿盖在近侧腿上,对侧腿用被子遮盖,保暖	4	一项未做扣1分,遮盖不妥扣1分	
	6. 臀下铺橡胶单、垫巾或一次性治疗巾	2	未做扣2分,位置不妥扣1分	

续表 23-1

项目	操作标准	分值	扣分细则	得分
操作过程质量评价	7. 协助患者取仰卧位,两腿平放略分开	2	一项未做扣1分	
	8. 弯盘放于会阴处,治疗碗置弯盘后	2	放置位置不妥扣1分	
	9. 左手戴手套,右手持血管钳夹棉球进行第一次消毒,顺序依次为阴阜、阴茎及阴囊。暴露尿道外口,自尿道口向外旋转擦拭,依次消毒尿道口、龟头和冠状沟数次。每个棉球限用一次	7	未戴手套扣2分,持钳方法不正确扣1分,一个部位消毒不到位扣0.5分,一次未更换棉球扣1分,消毒有空隙扣1分,擦拭顺序错误扣1分	
	10. 脱去手套放入弯盘内,撤去消毒用物,放于车下层,并将弯盘移至床尾	4	一项未做扣1分,用物放于车上层1分,撤去消毒用物与脱去手套顺序颠倒扣1分	
	11. 取无菌导尿包,检查包的名称和消毒日期,置于患者两腿之间打开	3	一项未做扣1分,检查不全面扣1分,放置不妥扣1分,污染扣1分	
	12. 用持物钳夹取包内小药杯放于包布边缘	3	未做扣3分,持钳方法错误扣1分,污染扣1分	
	13. 倒消毒液于小药杯内,再倒适量无菌生理盐水于另一小药杯内,将石蜡油棉球、导尿管放于无菌区内	4	一项未做扣1分,污染扣1分	
	14. 戴无菌手套,铺洞巾,使治疗巾与洞巾衔接,形成完整的无菌区,摆放包内物品,润滑导尿管前段	4	未戴无菌手套做扣1分;治疗巾与洞巾未形成完整的无菌区扣1分;未按序摆放包内物品扣1分,未润滑导尿管前段扣1分	
	15. 进行第二次消毒,暴露尿道口,用消毒液棉球消毒尿道口、龟头及冠状沟数次,每个棉球只用一次	4	未做全扣,一个部位消毒不到位扣0.5分,一次未更换棉球扣1分,消毒顺序错误扣1分	
	16. 消毒后将弯盘和小药杯移至无菌区边缘	2	未做扣2分,污染扣1分	
	17. 左手提起阴茎使之与腹壁呈60°角,右手将治疗碗移至会阴处,用血管钳夹持导尿管对准尿道口轻轻插入 20～22 cm,见尿液流出再插入 1～2 cm(插入深度边做边口述),左手固定导尿管,引流尿液至方盘内,至合适量,用血管钳夹住导尿管末端,把尿液倒入便盆内,打开导尿管继续放尿;注意观察患者反应,如做尿培养用无菌标本瓶接取中段尿液 5 mL,盖好瓶盖,放置合适处	8	插管方法不正确扣2分,插入深度不够扣2分,未口述扣1分,未夹管扣1分,标本方法不正确扣1分,未口述观察患者的反应扣1分	
	18. 导尿毕,轻轻拔出尿管	2	拔出尿管动作不是轻轻扣1分	
	19. 撤去洞巾,擦净外阴	2	一项未做扣1分	
	20. 倒掉尿液,脱去手套,整理导尿包,置于治疗车下层	4	未倒掉尿液扣2分,其余一项未做扣1分,导尿包置于治疗车上层扣1分	

续表23-1

项目	操作标准	分值	扣分细则	得分
操作过程质量评价	21.取出橡胶单、垫巾	2	一项未做扣1分	
	22.协助患者穿好裤子,取舒适卧位,整理床单位	3	一项未做扣1分	
	23.询问患者无需要后,清理用物,洗手	3	一项未做扣1分,床单位不整齐扣1分	
	24.尿标准及时送检	1	未做扣1分	
终末质量评价	1.动作熟练,操作规范	2	不符合要求酌情扣分	
	2.无菌观念强,全程无污染	4	污染1次扣1分,污染3次以上全扣	
	3.护患沟通有效,解释符合临床实际,操作过程体现人文关怀	3	不符合要求酌情扣分	
	4.操作用时不超过10 min (操作过程第2~24项为计时部分)	2	每超时30 s扣1分	

单元知识检测

1. 成年男性导尿时,导尿管插入的长度为( ),见尿后( )插入。　　　　( )
   A. 18~20 cm;1~2 cm   B. 18~20 cm;2~4 cm   C. 20~22 cm;1~2 cm
   D. 20~22 cm;2~4 cm   E. 1~2 cm;20~22 cm

2. 男患者导尿时,提起阴茎使之与腹壁呈60°角,可使　　　　　　　　　　　( )
   A. 耻骨下弯消失,利于尿管的插入   B. 耻骨前弯消失,利于尿管的插入
   C. 膀胱颈肌肉松弛,利于尿管的插入   D. 耻骨前弯扩大,利于尿管的插入
   E. 耻骨下弯扩大,利于尿管的插入

3. 男患者留置尿管过程中,为防止感染应　　　　　　　　　　　　　　　　( )
   A. 经常清洗尿道口   B. 消毒阴阜、阴茎及阴囊
   C. 用消毒液棉球擦拭尿道口、龟头及包皮   D. 进行膀胱冲洗
   E. 及时更换导尿管

4. 患者男性,42岁,突然出现昏迷、语言不清、尿失禁等症状,经检查确诊为脑出血。为患者留置导尿最主要的目的是　　　　　　　　　　　　　　　　　　　　　　　　　　　　( )
   A. 进行局部治理   B. 测量尿量及比重,了解肾血流灌注情况
   C. 采集尿标本做细菌培养   D. 持续引流尿液,促进有毒物质排出
   E. 保持会阴部的清洁干燥

5. 患者男性,40岁,尿潴留,为其导尿时要特别注意　　　　　　　　　　　( )
   A. 尿管插入20 cm左右   B. 固定尿管要牢固
   C. 提起阴茎与腹壁呈60°角,耻骨前弯消失   D. 动作要快,避免损伤尿道黏膜
   E. 见尿液流出后,再插入1~2 cm

(6~9题共用题干)
患者男性,70岁,行导尿术留取尿标本做细菌培养。

6. 男性尿道的3个狭窄、2个弯曲分别是　　　　　　　　　　　　　　　　( )
   A. 3个狭窄分别是尿道内口、尿道膜部和尿道外口,2个弯曲分别是耻骨前弯和耻骨下弯
   B. 3个狭窄分别是尿道内口、尿道前列腺部和尿道外口,2个弯曲分别是耻骨前弯和耻骨上弯

C.3个狭窄分别是尿道内口、尿道舟状窝部和尿道外口,2个弯曲分别是耻骨前弯和耻骨上弯

D.3个狭窄分别是尿道内口、尿道球部和尿道外口,2个弯曲分别是耻骨前弯和耻骨上弯

E.3个狭窄分别是尿道内口、尿道膜部和尿道外口,2个弯曲分别是耻骨后弯和耻骨上弯

7.由于男性尿道有3个狭窄,所以男患者进行导尿时要特别注意　　　　　　　　　　　　(　　)

A.尿管插入20 cm左右　　　　B.动作轻柔,避免损伤黏膜　　　　C.使阴茎与腹壁呈60°角

D.固定尿管要牢固　　　　　E.避免过多暴露患者,保护其自尊和隐私

8.第二遍消毒时,首先消毒的部位是　　　　　　　　　　　　　　　　　　　　　　　(　　)

A.尿道口　　　　　　　　　B.包皮　　　　　　　　　　　C.阴阜

D.阴茎根部　　　　　　　　E.冠状沟

9.患者因膀胱肌肉收缩而产生阻力使导尿管不易插入时,正确的处理方法是　　　　　　　(　　)

A.旋转导尿管稍用力插入　　　　　　　　B.将导尿管退出少许,轻轻按摩下腹后再插入

C.嘱患者缓慢深呼吸,再徐徐插入导尿管　　D.改变患者体位后再插入导尿管

E.拔出导尿管重新插入

参考答案:

1.C　2.B　3.C　4.E　5.C　6.A　7.B　8.A　9.C

(贺君芬)

思政内容

1.百年同仁,精诚勤和,严谨为医,诚信为人。

2.技术上追求精益求精,服务上追求全心全意。

3.高度的责任感是我们的天职,精湛的技术是我们一生的追求,愿我们以真诚的服务,为您带来一缕温情!

4.灿烂的微笑,让病痛雾散云消,细心的呵护,让病魔藏身无处。

5.用我们的汗水与爱心编制您的健康与微笑。

6.完美的过程,才会有满意的结果。

7.走进每一位患者总带着一份微笑;不求回报温暖着每一颗惧怕的心灵。

8.护士必须要有同情心和一双愿意工作的手。——南丁格尔

9.将心比心,用我的爱心、诚心、细心,换您的舒心、放心、安心。

10.选择了护理职业,就选择了奉献。

11.珍惜生命,善待他人,真诚服务。

12.用我真诚的呵护,抚平您身心的伤痛。

13.我的汗水,是您康复中渴求的甘露。

14.爱在我们身边生长,我们在爱中成长。

15.以善良之心看待世人,以乐观之眼尽事情,以开朗之手处理世事,以幽默之口道尽世言!

16.用我们的真心为您送去一丝温暖。

17.用真诚的心,去善待痛苦中的患者。

18.尊重患者就是尊重自己,爱护患者就是爱护医院。

19.患者不是没智慧的人,而是让我们长智慧的人。

20.高度的责任感是我们的天职,精湛的技术是我们一生的追求,愿我们以真诚的服务,为您带来一缕温情!

项目二十四　留置导尿管术

【教学重点、要点】

(一)定义

留置导尿管术是指在导尿后,将导尿管保留在膀胱内以引流尿液的方法。

(二)目的

1. 抢救危重、休克患者时,能正确记录尿量、测量尿比重,以密切观察病情变化。

2. 盆腔手术患者术前留置导尿管,手术时膀胱空虚,避免误伤。

3. 某些泌尿系统疾病手术后留置导尿管,便于引流及冲洗,还可以减轻手术切口的张力,促进切口的愈合。

4. 尿失禁、昏迷、会阴或肛门附近有伤口,不宜自行排尿者,留置导尿管可引流尿液,以保持会阴部的清洁、干燥。

5. 为尿失禁患者行膀胱功能训练。

(三)注意事项

1. 严格遵照无菌技术操作原则,预防泌尿系统感染;导尿管型号适宜,插管动作轻柔,以免损伤尿道黏膜。

2. 操作环境要遮挡,保护患者隐私,采取适当的措施,以保暖防着凉。

3. 保持引流通畅,避免导尿管受压、扭曲、堵塞等导致泌尿系统的感染;气囊导尿管固定时,要注意不能过度牵拉导管,以防膨胀的气囊卡在尿道内口,压迫膀胱壁或尿道,导致黏膜组织损伤。

4. 患者离床活动时,应将导尿管远端妥善固定在大腿上,以防导尿管脱出,集尿袋不得超过膀胱高度并避免挤压,防止尿液反流,导致感染的发生。

(四)留置尿管时,防止泌尿系统感染的措施

1. 保持尿道口清洁:女患者用消毒液棉球擦拭外阴及尿道口,男患者用消毒液棉球擦拭尿道口、龟头及包皮,每天1~2次。排便后及时清洗肛门及会阴部皮肤。

2. 排空及更换集尿袋:及时排空集尿袋,并记录尿量。集尿袋定时更换。

3. 定期更换导尿管:导尿管的更换频率通常根据导尿管的材质决定,一般导尿管每周更换1次;硅胶导尿管可酌情延长更换时间。

4. 患者离床活动时,妥善固定引流袋及导尿管,引流袋不能高于膀胱,以防尿液反流。留置尿管期间,如病情允许,鼓励患者多饮水,保持每日尿量在2 000 mL以上。

5. 每周查1次尿常规,若发现尿液混浊、沉淀或出现结晶,应及时进行膀胱冲洗。向患者及家属解释留置导尿管的意义和护理方法,使其充分认识预防泌尿道感染的重要性。

【临床护理举例】

患者,李某,男,45 岁。拟行阑尾切除术,遵医嘱,为其进行留置尿管。

【实验实训目的】

1. 抢救危重、休克患者时,能正确记录尿量、测量尿比重,以密切观察病情变化。

2. 盆腔手术患者术前留置导尿管,手术时膀胱空虚,避免误伤。

3. 某些泌尿系统疾病手术后留置导尿管,便于引流及冲洗,还可以减轻手术切口的张力,促进切口的愈合。

4. 尿失禁、昏迷、会阴或肛门附近有伤口不宜自行排尿者,留置导尿管可引流尿液,以保持会阴部的清洁、干燥。

5. 为尿失禁患者行膀胱功能训练。

【评估内容】

1. 患者的病情、临床诊断、治疗情况和生命体征。

2. 自理能力、意识状态及合作理解程度。

3. 患者的心理状态及对留置导尿术认识程度。

4. 患者膀胱充盈度及会阴部皮肤黏膜情况。

【操作准备】

1. 患者准备:了解留置导尿的目的、过程和注意事项,并学会如何配合;根据患者自理能力,嘱其自行清洗或协助清洗外阴。

2. 护士准备:着装整洁,修剪指甲、洗手,戴口罩。

3. 物品准备

(1)治疗车上层:治疗盘、一次性导尿包、一次性垫巾或小橡胶单和治疗巾、弯盘、手消毒液、浴巾。一次性导尿包内置有初步消毒和导尿用物。初步消毒用物:小方盘、镊子 1 把、消毒棉球、单只手套。再次消毒和导尿的无菌包:治疗巾、手套、洞巾、弯盘、4 个消毒棉球、气囊导尿管、自带无菌液体的 20 mL 注射器、镊子 2 把、标本瓶、纱布、润滑油棉球、集尿袋、方盘。

(2)根据患者的导尿目的选择合适的导尿管,如留置导尿用双腔导尿管;三腔导尿管用于膀胱冲洗或向膀胱给药。

(3)治疗车下层:便盆及便盆巾,生活垃圾桶,医用垃圾桶。

(4)其他:按需准备屏风、保暖用物。

4. 环境准备:病室安静,整洁,光线充足,温湿度适宜。

【临床操作评分标准】

留置导尿管术操作规程及评分见表 24-1。

表24-1 留置导尿管术操作规程及评分

项目	操作标准	分值	扣分细则	得分
素质评价	1. 语言柔和、恰当,态度和蔼可亲	2	一项不符合要求扣1分	
	2. 行为举止规范、大方、优雅	3	不符合要求酌情扣分	
	3. 着装规范,符合护士仪表礼仪	3	服装、鞋帽一项不符合要求扣1分	
准备质量评价	1. 物品备齐,放置有序	2	物品少一样扣1分,放置无序扣1分	
	2. 评估患者	2	未评估患者扣2分,评估与病情不符扣1分	
	3. 评估环境	1	未评估扣1分	
	4. 洗手,戴口罩	2	一项未做扣1分,洗手动作一步不规范扣0.2分	
操作过程质量评价	1. 携用物至床旁,置于方便操作处	2	未做扣2分,位置不妥扣0.5分	
	2. 核对床号、姓名,向患者解释	3	一项未做扣1分	
	3. 移椅至床尾	1	未做扣1分	
	4. 打开便盆巾,洗手	2	一项未做扣1分	
	5. 松开床尾盖被,脱去对侧裤腿盖在近侧腿上,对侧腿用被子遮盖	4	一项未做扣1分,遮盖不妥扣1分	
	6. 臀下铺橡胶单、垫巾或一次性治疗巾	2	未做扣2分,位置不妥扣1分	
	7. 协助患者取仰卧位,两腿平放略分开	2	未做扣2分,卧位不当扣1分	
	8. 弯盘放于会阴处,治疗碗置弯盘后	3	一项未做扣1分,放置位置不妥扣1分	
	9. 左手戴手套,右手持血管钳夹棉球进行第一次消毒,每擦拭一个部位更换一个棉球	6	未戴手套扣1分,持钳方法不正确扣1分,一个部位消毒不到位扣0.5分,一次未更换棉球扣1分,消毒有空隙扣1分,擦拭顺序错误扣1分	
	10. 脱去手套放入弯盘内。撤去消毒用物,放于车下层	4	一项未做扣1分,顺序颠倒扣1分,集尿袋固定位置不妥扣1分	
	11. 取无菌导尿包,检查包的名称和消毒日期,置于患者两腿之间打开	3	一项未做扣1分,检查不全面扣1分,放置不妥扣1分,污染扣1分	
	12. 用持物钳夹取包内小药杯放于包布边缘	3	未做扣3分,持钳方法错误扣1分,污染扣1分	
	13. 倒消毒液于小药杯内,再倒适量无菌生理盐水于另一小药杯内,将石蜡油棉球、注射器、导尿管放于无菌区内	5	一项未做扣1分,污染扣1分	
	14. 戴无菌手套,铺洞巾,摆放包内物品,检查气囊	4	一项未做扣1分	
	15. 进行第二次消毒	4	未做扣3分,一个部位消毒不到位扣0.5分,一次未更换棉球扣1分,消毒顺序错误扣1分	

续表 24-1

项目	操作标准	分值	扣分细则	得分
操作过程质量评价	16.消毒后将弯盘和小药杯移至无菌区边缘	2	未做扣2分,污染扣1分	
	17.同男、女患者导尿术法插入预定长度,见尿液流出再插入7~10 cm(插入深度边做边口述),夹闭导尿管	6	插管方法不正确扣2分,插入深度不够扣2分,未口述扣1分,未夹管扣1分	
	18.向气囊内注入生理盐水后轻拉导尿管有阻力,固定	4	未做扣4分,方法不正确扣1分,固定不牢扣2分	
	19.撤去洞巾,连接集尿袋,开放导尿管	2	一项未做扣1分	
	20.倒掉尿液,脱去手套,整理导尿包,置于治疗车下层	4	一项未做扣1分	
	21.取出橡胶单、垫巾	2	一项未做扣1分	
	22.协助患者穿好裤子,取舒适卧位,整理床单位	4	一项未做扣1分,床单位不整齐扣1分	
	23.询问患者无需要后,清理用物,洗手	3	一项未做扣1分	
终末质量评价	1.动作熟练,操作规范	2	不符合要求酌情扣分	
	2.无菌观念强,全程无污染	4	污染1次扣1分,污染3次以上全扣	
	3.护患沟通有效,解释符合临床实际,操作过程体现人文关怀	2	不符合要求酌情扣分	
	4.操作用时不超过10 min(操作过程第2~23项为计时部分)	2	每超时30 s扣1分	

单元知识检测

1. 留置导尿时,见尿后再插入 （　　）
   A.7~10 cm　　　　　　　　　B.2~4 cm　　　　　　　　　C.4~6 cm
   D.18~20 cm　　　　　　　　E.20~22 cm

2. 集尿袋低于膀胱高度的目的 （　　）
   A.便于消毒尿道口　　　　　　　　　　B.防止尿液反流,引起泌尿系统感染
   C.保护尿道黏膜,以免受压　　　　　　D.防止导尿管脱出尿道
   E.便于及时更换导尿管

3. 患者,男性,45岁,因昏迷留置导尿管,护士对其进行护理时,不正确的做法是 （　　）
   A.向家属解释留置导尿的目的
   B.采用间歇性夹管方式,训练膀胱功能
   C.定时更换集尿袋,集尿袋不得超过膀胱高度
   D.引流管防扭曲,保持引流通畅
   E.鼓励患者少饮水

4. 患者男性,40岁,留置尿管,向患者及家属告知注意事项,不正确的是 （　　）
   A.保持引流通畅　　　　　　　　　　　B.患者离床活动时,防导尿管脱出

C. 集尿袋高于膀胱高度可以防止尿液反流　　　　D. 鼓励患者多饮水

E. 避免导尿管受压、扭曲、堵塞

（5~7题共用题干）

患者女性,56岁,卵巢癌术前留置尿管。

5. 为患者提供的护理措施中,维护其自尊的是　　　　　　　　　　　　　　（　　）

A. 耐心解释并提供隐蔽的排尿环境　　　　B. 教育其养成良好的排尿习惯

C. 调整卧位以协助排尿　　　　D. 按摩其下腹部,使尿液排出

E. 温水冲洗会阴以诱导排尿

6. 为该患者留置尿管的目的是　　　　　　　　　　　　　　　　　　　　（　　）

A. 正确记录尿量、测量尿比重,以密切观察病情变化

B. 留置导尿管,手术时膀胱空虚,避免误伤

C. 留置导尿管,便于引流及冲洗,还可以减轻手术切口的张力,促进切口的愈合

D. 留置导尿管可引流尿液,以保持会阴部的清洁、干燥

E. 进行膀胱功能训练

7. 术后对患者进行留置导尿管护理,不正确的是　　　　　　　　　　　　　（　　）

A. 注意倾听患者的主诉并观察尿液情况　　　　B. 避免导尿管受压、扭曲、堵塞

C. 每日留取标本做尿常规检查　　　　D. 每周更换导尿管一次

E. 保持尿道外口清洁

参考答案:

1. A　2. B　3. E　4. C　5. A　6. B　7. C

（贺君芬）

项目二十五 | 大量不保留灌肠

【教学重点、要点】

1. 灌肠法定义：灌肠法是将一定量的液体由肛门经直肠灌入结肠，以帮助患者清洁肠道、排便、排气或由肠道供给药物，达到缓解症状、协助诊断和治疗疾病为目的的方法。

2. 各种灌肠法：见表25-1。

表25-1　各种灌肠法

种类	灌肠法分类
不保留灌肠	大量不保留灌肠
	小量不保留灌肠
	清洁灌肠
保留灌肠	保留灌肠

3. 注意事项

(1)妊娠、急腹症、严重心血管疾病等患者禁止灌肠。

(2)准确掌握灌肠溶液的温度、浓度、流速、压力和溶液的量；伤寒患者灌肠时溶液不得超过500 mL，压力要低(液面不得高于肛门30 cm)；肝性脑病患者灌肠时，禁用肥皂水，以减少氨的产生和吸收；充血性心力衰竭和水钠潴留患者，禁用0.9%氯化钠溶液灌肠。

(3)灌肠过程中密切观察筒内液面下降情况和患者反应。发现患者有腹胀或便意时，应嘱患者做深呼吸，同时适当降低灌肠筒的高度以减慢流速或暂停片刻，以减少灌入溶液的压力，减轻不适。

(4)当发现患者脉速，面色苍白、出冷汗、心慌、气急时，应立即停止灌肠并及时与医生联系，采取急救措施。

【临床护理举例】

患者，男，67岁，大便干结、难以排出，诊断为便秘。医嘱：39.0 ℃的0.1%肥皂水800 mL，进行大量不保留灌肠(图25-1)。

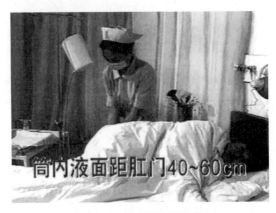

图 25-1　大量不保留灌肠

【实验实训目的】

1. 软化和清除粪便、解除便秘和肠胀气。
2. 清洁肠道,为肠道手术、检查或分娩做准备。
3. 稀释并清除肠道内的有害物质,减轻中毒。
4. 灌入低温液体,为高热患者降温。

【评估内容】

1. 评估患者的年龄、病情、意识状态、自理能力、生命体征、心理状况。
2. 患者对灌肠知识的认知程度与对灌肠操作的合作程度。
3. 患者的肠道病变部位、肛周皮肤黏膜情况等。
4. 按病情准备灌肠液。

【操作准备】

1. 护士准备:操作前衣帽整齐,洗手,戴口罩。
2. 患者准备:理解大量不保留灌肠目的及配合方法。
3. 物品准备

(1)治疗车上层:治疗盘内备一次性灌肠包(包内有垫巾、灌肠器一套、肥皂冻1包、纸巾数张、手套、润滑剂棉球)、弯盘、水温计、根据医嘱准备的灌肠液。治疗盘外备卫生纸、手消毒液。

(2)治疗车下层:便盆及便盆巾、生活垃圾桶、医用垃圾桶。

(3)灌肠常用溶液:常用 0.1%~0.2% 肥皂液,0.9% 氯化钠溶液。成人每次用量为 500~1 000 mL,小儿量 200~500 mL。溶液温度一般为 39~41 ℃,降温时用 28~32 ℃,中暑用 4 ℃ 的 0.9% 氯化钠溶液。

(4)其他:屏风、输液架。

4. 环境准备:病室安静,整洁,光线充足。

【临床操作评分标准】

大量不保留灌肠操作规程及评分见表 25-2。

表 25-2　大量不保留灌肠操作规程及评分

项目	操作标准	分值	扣分细则	得分
素质评价	1.语言柔和、恰当,态度和蔼可亲	2	一项不符合要求扣1分	
	2.行为举止规范、大方、优雅	3	一项不符合要求酌情扣1分	
	3.着装规范,符合护士仪表礼仪	3	服装、鞋帽一项不符合要求扣1分	
准备质量评价	1.洗手,戴口罩	2	一项未做扣1分,洗手动作一步不规扣0.2分	
	2.操作前评估患者	2	未评估患者扣2分,评估与病情不符扣1分	
	3.环境准备:整洁、舒适、安全、隐蔽、调节室温,酌情关闭门窗	1	未做扣1分	
	4.用物准备:一次性灌肠包,水温计,弯盘,一次性垫巾,卫生纸,手消毒剂,便盆及便盆巾,输液架,医疗垃圾桶。遵医嘱备灌肠液,放置有序	3	物品少一样扣1分,放无序扣1分	
操作过程质量评价	1.备齐用物携至床边,查对患者信息,解释操作目的、方法及配合要点,以取得合作,嘱其排尿	10	放置位置不方便操作扣1分;为查对信息扣2分;未解释操作目的、方法及配合要点,一项未做扣2分	
	2.关闭门窗,调节室温,屏风遮挡	3	一项未做扣1分	
	3.协助患者取左侧卧位,脱裤至膝部,臀部移至床边,盖好被子,暴露臀部	5	协助患者卧位错误扣2分;未移至床边扣1分,过多暴露患者扣2分	
	4.将橡胶布和治疗巾垫于臀下,弯盘置臀边	3	一项未做扣1分	
	5.挂灌肠袋于输液架上,液面距肛门40～60 cm	4	一项未做扣2分,距离不当扣1分	
	6.戴手套,润滑肛管前端,放出少量液体,排出管内气体,关闭调节器	6	一项未做扣1分	
	7.左手垫卫生纸分开臀部,显露肛门,嘱患者做排便动作,使肛门括约肌放松,右手将肛管轻轻插入直肠7～10 cm,小儿插入深度4～7 cm,固定肛管	6	未充分显露肛门扣2分,未嘱咐患者扣2分,插入长度不当扣2分	
	8.打开调节器,使溶液缓缓流入,同时观察患者反应	4	操作方法错误扣2分,未观察患者扣2分	
	9.观察液面下降情况,如溶液流入受阻,可稍移动肛管或挤捏,若患者有便意,应将灌肠袋适当放低,减慢流速,并嘱患者张口深呼吸,减轻腹压	9	未观察内液面下降情况扣3分,如溶液流入受阻及若患者有便意一项未口述扣各3分	

续表 25-2

项目	操作标准	分值	扣分细则	得分
操作过程质量评价	10.待灌肠袋内溶液将流尽时,关闭调节器,用卫生纸包住肛管拔出放入弯盘内	4	未在灌肠筒内溶液将流尽时夹闭扣2分肛管拔出方法错误扣2分	
	11.擦净肛门,协助患者穿好裤子,嘱患者平卧尽可能保留5~10 min后排便,以利粪便软化。不能下床的患者,给予便盆	4	未擦净肛门扣1分,未交代注意事项扣2分,未口述不能下床情况扣1分	
	12.便毕,协助虚弱患者揩净肛门,取出便盆、橡胶单和治疗巾,脱去手套,整理床单位	5	未擦净肛门扣1分,便盆、橡胶单和治疗巾、脱去手套、整理床单位一项未做扣1分	
	13.向患者交代注意事项,开窗通风,观察大便情况,必要时留取标本送验	3	一项未做扣1分	
	14.整理用物,洗手,在体温单的大便栏内记录	3	未整理扣1分,未洗手扣一分,未记录扣一分	
终末质量评价	1.操作熟练,动作轻柔,符合操作规程	2	酌情扣分	
	2.操作过程中态度严肃认真,体现人文关怀,保护患者的隐私和防止其受凉	3	酌情扣分	
	3.患者衣裤、床单位无污染	2	衣裤污染扣1分,床单位污染扣1分	
	4.降温灌肠后应保留30 min后再排便,排便后30 min测量体温,记录	3	未测体温扣2分,未记录扣1分	
	5.灌肠液的温度、浓度、量和压力正确	3	一项不对扣1分	
	6.使用后物品处理规范	2	物品处理不规范扣2分	

单元知识检测

1. 大量不保留灌肠时,灌肠筒内液面应距肛门的距离为　　　　　　　　　　　　　　　　　　　　（　　）
   A.50~60 cm　　　　　　　B.45~60 cm　　　　　　　C.60~70 cm
   D.40~50 cm　　　　　　　E.40~60 cm

2. 大量不保留灌肠时,肛管插入直肠内的长度一般是　　　　　　　　　　　　　　　　　　　　（　　）
   A.5~10 cm　　　　　　　B.7~10 cm　　　　　　　C.10~15 cm
   D.15~20 cm　　　　　　　E.20~25m

3. 大量不保留灌肠时,成人每次的用液量　　　　　　　　　　　　　　　　　　　　　　　　　（　　）
   A.500~1 000 mL　　　　　B.200~500 mL　　　　　C.1 000~1 500 mL
   D.250~600 mL　　　　　　E.300~800 mL

4. 不能用0.1%~0.2%肥皂液进行灌肠的患者是　　　　　　　　　　　　　　　　　　　　　（　　）
   A.肠道手术前准备　　　　　B.产妇分娩前备　　　　　C.便秘
   D.肝昏迷　　　　　　　　　E.肠胀气

5. 肝昏迷患者灌肠时禁用肥皂水是因为　　　　　　　　　　　　　　　　　　　　　　　　　（　　）
   A.肥皂水易引起腹胀　　　　B.肥皂水易造成肠穿孔　　C.可以减少氨的产生和吸收
   D.可以防止发生水肿　　　　E.可以防止发生酸中毒

6. 可实施大量不保留灌肠的患者是　　　　　　　　　　　　　　　　　　　　　　　　（　　）

   A. 高热患者　　　　　　　　　　B. 心肌梗死患者　　　　　　　　　C. 急腹症患者

   D. 消化道出血患者　　　　　　　E. 妊娠早期患者

7. 护士为患者进行大量不保留灌肠时,溶液流入受阻,正确的处理方法是　　　　　　　　　（　　）

   A. 降低灌肠筒的高度　　　　　　B. 让患者深呼吸　　　　　　　　　C. 抬高灌肠筒的高度

   D. 让患者快速呼吸　　　　　　　E. 移动肛管位置

8. 张某,初产妇,30 岁。检查宫口开大 3 cm,医嘱:大量不保留灌肠。其目的是　　　　　　（　　）

   A. 解除便秘　　　　　　　　　　B. 解除肠胀气　　　C. 清除肠道内的有害物质,减轻中毒

   D. 刺激子宫收缩,清洁肠道　　　E. 为患者降温

9. 张某,30 岁。护士在为其进行大量不保留灌肠时,患者出现脉速、出冷汗、剧烈腹痛,正确的处理是　（　　）

   A. 嘱患者张口呼吸　　　　　　　B. 降低灌肠筒高度　　　　　　　　C. 拔出肛管

   D. 挤捏肛管快速灌入　　　　　　E 更换体位,快速灌入

(10~12 题共用题干)

　　患者,男性,67 岁,原发性高血压入院 3 d,血压 160/110 mmHg,情绪紧张、烦躁不安、食欲欠佳,未排大便 3 d,自述腹痛、腹胀。

10. 如为该患者行大量不保留灌肠时,下列正确的是　　　　　　　　　　　　　　　　　　（　　）

   A. 反复多次进行灌肠　　　　　　B. 嘱其尽量保留药液 1 h 以上

   C. 臀部抬高 10 cm　　　　　　　D. 注意保暖,避免过多暴露患者,保护其自尊和隐私

   E. 排便后 30 min 测量体温,并记录在体温单上

11. 下列护士为患者制定的护理措施中,错误的是　　　　　　　　　　　　　　　　　　　（　　）

   A. 自行给予口服缓泻药物　　　　B. 腹部环形按摩　　　　　　　　　C. 提供适当的排便环境

   D. 给予清淡的流质或半流质食物　E. 应用简易通便法

12. 护士遵医嘱为该患者进行大量不保留灌肠过程中,患者主诉有便意,护士处理不恰当的是　　（　　）

   A. 降低灌肠筒高度　　　　　　　B. 立即拔出管　　　　　　　　　　C. 暂停灌肠片刻

   D. 转动肛管,减慢灌入速度　　　E. 密切观察患者的反应

参考答案:

1. E　2. B　3. A　4. D　5. C　6. A　7. E　8. D　9. C　10. D　11. A　12. B

(贺君芬)

项目二十六　保留灌肠法

【教学重点、要点】

1.定义:将药液灌入到直肠或结肠内,通过肠黏膜吸收达到治疗疾病目的的操作方法。

2.常用灌肠液:见表26-1。

遵医嘱准备药物,灌肠溶液量不超过 200 mL,溶液温度 38 ℃。

表26-1　常用灌肠液

灌肠液名称及浓度	作用及适应证
10% 水合氯醛	镇静、催眠
2% 小檗碱、0.5% ～1% 新霉素或其他抗生素溶液	抗肠道感染
肠道营养剂	肠道营养

3.注意事项

(1)根据灌肠目的和病变部位,确定患者的卧位和插入肛管的深度。

(2)保留灌肠前嘱患者排空肠道,以利于药液吸收;抗肠道感染以晚上临睡前灌肠为宜,此时活动少,药液易保留吸收,治疗效果好。

(3)保留灌肠时,肛管选择要细且插入要深,液量不宜过多、压力要低,灌入速度宜慢,以使灌入的药液能较长时间保留,有利于肠黏膜的吸收。

(4)肛门、直肠、结肠手术的患者及大便失禁的患者,不宜做保留灌肠。

【临床护理举例】

患者,支某,男,67 岁,因近日腹痛、腹泻、腹胀、排黏液脓血便,里急后重收治入院。诊断为慢性结肠炎。医嘱:康复新液加温盐水 200 mL,进行保留灌肠,每日 2 次。

【实验实训目的】

1.镇静、催眠。

2.治疗肠道感染。

【评估内容】

1.评估患者的年龄病情、意识状态、自理能力、生命体征、心理状况。

2.患者对保留灌肠知识的认知程度及合作程度。

3. 患者的肠道病变部位、肛周皮肤黏膜情况等。

4. 按病情准备灌肠液。

【操作准备】

1. 护士准备:操作前衣帽整齐,洗手,戴口罩。

2. 患者准备:理解保留灌肠目的及配合方法。

3. 物品准备

(1)治疗车上层:治疗盘内备小容量灌肠筒或注洗器、肛管(20 号以下),遵医嘱备的灌肠药液、止血钳、润滑剂、棉签、清洁手套、弯盘、卫生纸、橡胶单、治疗巾或一次性垫巾,温开水 5～10 mL。

(2)治疗车下层:便盆及便盆巾、生活垃圾桶、医用垃圾桶。

(3)其他:屏风,根据情况准备输液架。

(4)常用溶液:遵医嘱准备药物,灌肠溶液量不超过 200 mL,溶液温度 38 ℃。镇静催眠用 10% 水合氯醛,剂量按医嘱准备;抗肠道感染用 2% 小檗碱、0.5%～1% 新霉素或其他抗生素溶液。

4. 环境准备:病室安静,整洁,光线充足。

【临床操作评分标准】

保留灌肠法操作规程及评分见表 26-2。

表 26-2　保留灌肠法操作规程及评分

项目	操作标准	分值	扣分细则	得分
素质评价	1. 语言清晰、流利,普通话标准	2	一项不符合要求扣 1 分	
	2. 行为举止规范、大方、优雅	3	不符合要求酌情扣分	
	3. 着装规范,符合护士仪表礼仪	3	服装、鞋帽一项不符合要求扣 1 分	
准备质量评价	1. 物品备齐,放置有序	2	物品少一样扣 1 分,放置无序扣 1 分	
	2. 操作前评估患者	2	未评估患者扣 2 分,评估与病情不符扣 1 分	
	3. 评估环境	1	未评估扣 1 分	
	4. 洗手,戴口罩	2	一项未做扣 1 分,洗手动作一步不规范扣 0.2 分	
操作过程质量评价	1. 备齐用物携至床旁,放在便于操作处	2	放置位置不方便操作扣 1 分	
	2. 核对床号、姓名,向患者及家属解释	3	一项未做扣 1 分	
	3. 协助患者取合适卧位	4	未协助扣 2 分,卧位不妥扣 1 分	
	4. 协助患者脱裤至膝部,臀部移至床沿,臀部抬高约 10 cm	8	一项未做扣 3 分	
	5. 臀下垫橡胶单和垫巾,臀边放弯盘	6	一项未做扣 2 分	
	6. 戴手套,抽吸药液,连接肛管,润滑肛管前端,排气,夹管	10	一项未做扣 2 分	
	7. 分开臀部,显露肛门,右手持肛管轻轻插入 10～15 cm	10	分开臀部方法不妥扣 2 分,肛管插入长度不符扣 4 分	

续表 26-2

项目	操作标准	分值	扣分细则	得分
操作过程质量评价	8.固定肛管,松夹,缓缓注入药液	8	一项未做扣2分,注入药物速度过快扣2分	
	9.注药完毕,再注入5~10 mL温开水,并抬高肛管末端,夹管	8	一项未做扣3分,操作方法不正确扣2分	
	10.拔出肛管,擦净肛门,嘱患者保留药液1 h以上	8	一项未做扣2分,拔管方法不正确扣1分	
	11.协助患者取舒适卧位,整理床单位(口述:开窗通风换气)	6	一项未做扣2分,未协助患者取舒适卧位扣1分	
	12.洗手,观察患者反应并记录	2	一项未做扣1分	
终末质量评价	1.动作熟练,操作规范	2	不符合要求酌情扣1~2分	
	2.操作前、中、后与患者保持良好沟通	2	根据情况酌情扣分	
	3.操作中无过多暴露患者,应变能力强	2	一项不符合扣1分	
	4.操作用时不超过5 min(操作过程第2~12项为计时部分)	4	每超时30 s扣1分	

单元知识检测

1. 慢性细菌性痢疾患者保留灌肠时,采取的卧位是 （ ）
   A.左侧卧位　　　　　B.右侧卧位　　　　　C.屈膝仰卧位
   D.平卧位　　　　　　E.截石位

2. 使用抗生素灌肠时应保留的时间是 （ ）
   A.7~10 min　　　　　B.10~20 min　　　　　C.30 min以上
   D.40 min以上　　　　E.60 min以上

3. 保留灌肠时,肛管插入肛门一般为 （ ）
   A.7~10 cm　　　　　B.5~10 cm　　　　　C.10~15 cm
   D.15~20m　　　　　E.10~20 cm

4. 保留灌肠时,灌入的药量应 （ ）
   A.不超过100 mL　　　B.不超过300 mL　　　C.不超过200 mL
   D.不超过250 mL　　　E.不超过350 mL

5. 患者男性,45岁,腹泻多次,粪便呈果酱样,入院检查初诊为阿米巴痢疾。医嘱用灭滴灵灌肠治疗。操作正确的是 （ ）
   A.灌肠前臀部抬高20 cm　　　　　　B.液面与肛门距离40~60 cm
   C.灌肠时患者取右侧卧位　　　　　　D.灌入药液量应少于500 mL
   E.灌入后保留30 min

6. 患者男性,60岁,失眠,遵医嘱给予10%水合氯醛保留灌肠,错误的操作是 （ ）
   A.嘱患者先排便　　　B.抬高臀部约10 cm　　　C.左侧卧位
   D.保留药液在1 h以内　　E.轻轻插入肛管10~15 cm

(7~11题共用题干)

女性,30岁,阿米巴痢疾,遵医嘱为其进行保留灌肠。

7.应选用的灌肠液是 （　）

　　A.酸性溶液　　　　　　　　　B.“1、2、3”溶液　　　　　　C.10%水合氯醛

　　D.0.1%肥皂液　　　　　　　　E.灭滴灵

8.安置的卧位是 （　）

　　A.右侧卧位　　　　　　　　　B.左侧卧位　　　　　　　　　C.仰卧位

　　D.头低脚高卧位　　　　　　　E.截石卧位

9.肛管插入直肠的深度是 （　）

　　A.3~6 cm　　　　　　　　　　B.7~10 cm　　　　　　　　　C.10~15 cm

　　D.20~22 cm　　　　　　　　　E.18~20 cm

10.灌肠中如出现面色苍白、腹痛,应立即 （　）

　　A.停止操作,拔出肛管　　　　　B.降低灌肠筒高度　　　　　　C.嘱患者深呼吸

　　D.挤捏肛管　　　　　　　　　　E.转动肛管

11.灌肠时为便于药液保存,应抬高臀部 （　）

　　A.3~5 cm　　　　　　　　　　B.4~6 cm　　　　　　　　　　C.15 cm

　　D.10 cm　　　　　　　　　　　E.20 cm

参考答案:

1.A　2.E　3.C　4.C　5.C　6.D　7.E　8.A　9.C　10.A　11.D

（贺君芬）

项目二十七 口服给药技术

口服给药技术

【教学重点、要点】

(一)定义

口服给药法是指药物口服后经胃肠道黏膜吸收进入血液循环,从而发挥局部或全身的治疗作用,以达到防治和诊断疾病目的的一种给药方法。该法是临床上最常用、最方便、经济、较注射给药相对安全、无感染发生的给药方法。

(二)禁忌证

因口服给药吸收慢,故不适用于急救患者。对意识不清、吞咽功能障碍、呕吐不止、禁食的患者,也不适用此法给药。

(三)指导和协助患者合理用药

按照药物性能,正确安全地指导和协助患者合理用药。

1.服用酸类、铁剂或含碘类的药物时,避免与牙齿接触,应用吸管吸入,服药后漱口。服用铁剂时忌饮茶水。

2.止咳糖浆对呼吸道黏膜有安抚作用,服后不宜立即饮水,若同时需要服用多种药物时,应最后服止咳糖浆。

3.抗生素、磺胺类药和发汗药,要严格按规定时间准时给药;磺胺类服后应多饮水,以防尿少易析出结晶引起肾小管的堵塞;发汗药多喝水可增强散热效果、防止脱水。

4.刺激食欲的及健胃药应饭前(ac)服用(如胃蛋白酶合剂等),可刺激味觉感受器,促使消化液的分泌,增进食欲。

5.助消化药和对胃黏膜有刺激性的药物应饭后(pc)服用(如红霉素、阿司匹林等),以减少药物对胃黏膜的刺激,以利于食物消化。

6.强心苷类药物,发药前重点评估患者胃肠道反应、脉搏的速率、节律和视觉改变,预防强心苷类药物中毒。强心苷类药物中毒征兆:脉搏少于60次/min、节律异常,出现黄视、绿视,或有恶心呕吐、食欲缺乏等。强心类药物中毒的处理:暂停发药、立即报告医生、协助处理。服用时,应注意观测心率、心律,当心率低于60次/min或心律不齐时,应暂停服用同时告知医生,酌情处理。

7.催眠药应在睡前(hs)服用;驱虫药宜在空腹或半空腹时服用。

8.鼻饲者须将药物核对后研碎、溶解,按胃管喂服法给药。

(四)注意事项

1.严格执行查对制度,防止发生差错事故,确保给正确的患者在正确的时间正确给药,保证患者用药安全;发药时注意倾听患者的意见,如患者提出疑问,应虚心听取,重新核对,确认无误后再给患者服药。

2.发药前收集患者资料:凡因特殊检查或手术须禁食者,暂不发药,并做好交班;发药时如患者不在,应将药物带回保管,并进行交班。

3.如患者出现呕吐,应查明原因再进行相应处理,并暂停口服给药;小儿、鼻饲、上消化道出血者或口服固体药困难者,应将药物研碎,溶解后再服用。

4.发药后观察药效和反应,若发现异常,应及时和医生联系,酌情处理。

【临床护理举例】

患者,张某,女性,58岁,2 d前受凉后出现咳嗽、咯白色黏痰,活动后喘憋明显,无发热、咯血、胸痛。遵医嘱给予复方新诺明、化痰片和止咳糖浆等口服药治疗。

【实验实训目的】

减轻症状、协助诊断、预防和治疗疾病。

【评估内容】

1.患者年龄、性别、体重、病情、用药史和过敏史,治疗情况,肝肾功能情况。

2.患者意识状态,合作程度,对治疗的态度、有无药物依赖、对所用药物的认识程度等。

3.患者有无吞咽困难、呕吐,有无口腔、食管疾患等。

【操作准备】

1.护士准备:操作前洗手、戴口罩。

2.患者准备:了解使用药物的性状、作用及不良反应及配合方法。

3.物品准备

(1)发药车上层:药盘、药杯、量杯、药匙、滴管、包药纸、研钵、纱布、治疗巾、小药卡、服药本、饮水管、小水壶(内盛温开水)。

(2)发药车下层:生活垃圾桶、医用垃圾桶、消毒浸泡桶。

(3)其他:必要时备注射器。

4.环境准备:整洁、安静、舒适、安全、光线充足。

【临床操作评分标准】

口服给药技术操作规程及评分见表27-1。

表 27-1　口腔给药技术操作规程及评分

项目	操作标准	分值	扣分细则	得分
素质评价	1. 语言柔和、恰当,态度和蔼可亲	2	一项不符合要求扣 1 分	
	2. 行为举止规范、大方、优雅	3	一项不符合要求酌情扣 1 分	
	3. 着装规范,符合护士仪表礼仪	3	服装、鞋帽一项不符合要求扣 1 分	
准备质量评价	1. 环境评估:环境整洁、安静、光线适宜	3	未评估环境扣 3 分,一项未做扣 1 分	
	2. 物品准备:发药车、清洁药盘、服药卡、药杯、温开水,必要时备量杯、滴管、乳钵、药匙	3	物品少一样扣 1 分,放置无序扣 1 分	
	3. 查对医嘱单、服药卡;将服药卡按床号顺序插在药盘小孔内;再放入洗净的药杯;进行配制	4	未查对医嘱单、服药卡扣 2 分	
	4. 取药时根据服药卡上的姓名、床号、药名、浓度、剂量、时间、用法进行核对	7	一项未做扣 1 分	
	5. 将药盘及温开水置于发药车上,洗手;再次核对	2	一项未做扣 1 分	
	6. 熟悉操作目的	1	酌情扣 1 分	
操作过程质量评价	**一、备药** 1. 核对医嘱、服药本和小药卡,按床号顺序将小药卡插入药盘内,放好药杯,备好用物	4	未核对医嘱,扣 2 分 未插入小药卡扣 2 分 未按床号顺序插入小药卡扣 1 分	
	2. 规范配药 (1)根据医嘱核对服药本、小药卡,无误后配药	2	未再次核对扣 2 分	
	(2)根据不同剂型的药物,采用不同的取药方法 1)配固体药片、胶囊等固体药,用药匙取出所需药量,放入药杯。同一患者同一时间内服用的多种药片,放入同一药杯内	4	未用药匙取药,扣 2 分 同一病人同一时间内服用未放入同一药杯内,扣 2 分	
	2)配液体药 ①摇匀药液,打开瓶盖	2	未摇匀药液,扣 2 分	
	②取量杯,一手拇指置于所需刻度,使其与护士视线平齐,另一手持药瓶,瓶签向上,倒药液至所需刻度处	4	拇指未置于所需刻度,扣 2 分;瓶签未向上 2 分未与护士视线平齐扣 2 分	
	③将药液倒入药杯,用湿纱布擦净瓶口,盖好	4	未用湿纱布擦净瓶口扣 2 分,未盖瓶盖扣 2 分	
	④倒取不同药液需清洗量杯	2	倒取不同药液未清洗量杯扣 2 分,	
	⑤油剂或不足 1 mL 的药液,用滴管吸取,滴于事先加入少量温开水的药杯内	4	未用滴管吸取,扣 2 分 药杯未加入少量温开水扣 2 分	
	⑥不宜稀释的药物,可用滴管直接滴入患者口中(口述)	2	未做扣 2 分	
	3. 配药完毕,将药物、服药卡、医嘱本重新核对,盖上治疗巾备用	4	未重新核对扣 2 分;未盖上治疗巾备用扣 2 分	
	4. 整理、清洁药柜及用物,洗手	2	未整理扣 1 分;未洗手扣 1 分	

续表 27-1

项目	操作标准	分值	扣分细则	得分
操作过程质量评价	**二、发药**			
	1.发药前需经另一人核对药物	1	未经两人核对扣1分	
	2.按服药时间,将发药车推至患者床旁,核对患者床号、姓名、药物名称、剂量、浓度、时间、方法等资料	7	七对,一项未做扣1分	
	3.评估患者的病情,了解患者能否自行口服、有无吞药困难及用药后的反应等。交代所用药物的名称、服药时的注意事项和服药后的反应	4	未评估扣2分	
	4.再次核对,无误后,发药给患者,递送温开水,协助将药物服下,并检查口腔内是否有药片遗留	3	未交代服药时的注意事项和服药后的反应扣2分	
	5.对年老体弱者、小儿及危重患者应当喂服;如为鼻饲者,应将药物研碎溶解后从胃管内注入;灌注药物前检查胃管是否在胃内;灌注后注入少量温开水冲净胃管(口述)	4	未再次核对扣1分;未检查口腔内是否有药片遗留扣2分	
	6.服药后,收回药杯,再次核对,协助患者取舒适卧位休息	3	每项1分,一项未口述扣1分	
	7.清理用物,清洁药盘、药车,药杯浸泡消毒后清洁,晾干备用。一次性药杯集中消毒处理后销毁	2	未收回药杯扣1分;未再次核对扣1分,未协助患者取舒适卧位扣1分	
	8.洗手,记录	2	未清洁药盘、药车,扣1分;药杯浸泡消毒、清洁,未做扣1分;顺序不对扣1分 一项未做扣1分	
终末质量评价	1.严格执行查对制度,操作规范	3	不符合要求酌情扣分	
	2.水温适宜,剂量准确,配置水剂药物时方法正确	3	一项不对扣1分,3项及以上全扣	
	3.注重人文关怀,关心、尊重患者,态度和蔼,解答耐心	4	不符合要求酌情扣分	
	4.垃圾分类放置,终末处理符合要求	2	每项不符合要求扣1分	

单元知识检测

1. 发药时不正确的做法是 （ ）
  A. 镇静、安眠药一次发给患者,嘱咐患者必要时分次服用　　B. 喂服不能自理的患者
  C. 确认患者服用后方可离开　　D. 患者咨询时应给予合理解释
  E. 严格执行三查七对

2. 不属于口服给药评估内容的是 （ ）
  A. 意识状态　　B. 咀嚼能力　　C. 合作程度和意愿
  D. 吞咽能力　　E. 药物的性质

3. 不属于健胃药饭前服用的原因是 （ ）
  A. 促进食欲　　B. 刺激味觉感受器　　C. 使胃液大量分泌
  D. 有利于吸收　　E. 增进药物疗效

4. 服磺胺类药物需多饮水的目的是 （ ）
  A. 增加药物疗效　　B. 避免影响血液酸碱度　　C. 减轻服药引起的恶心
  D. 减少对肾脏的损害　　E. 避免发生尿潴留

5. 服用时避免与牙齿接触的药物是 （ ）
  A. 硫酸亚铁　　B. 止咳糖浆　　C.10% 氯化钾
  D. 碳酸氢钠　　E. 颠茄合剂

6. 分发口服药时错误的做法是 （ ）
  A. 严格执行查对制度　　B. 待手术须禁食的患者可提前发药
  C. 因故暂不能服药者应将药物带回并交班　　D. 患者提出疑问时,应查询无误,解释后给药
  E. 按照药物的性能给予合理指导

7. 配备口服药物时操作方法不正确的是 （ ）
  A. 不足 1 mL 的药液,用滴管计量　　B. 倒取药液时,标签应对掌心
  C. 先配固体药,再配液体药　　D. 配完一个患者的药物,再配另一患者的药物
  E. 配完全部药物后再逐一进行核对服药本

8. 配备口服药时不正确的操作是 （ ）
  A. 片剂:用药匙取药　　B. 水剂:摇匀后量杯取药
  C. 油剂:药杯中加水后倒入或滴入药物　　D. 少于 1 mL:药杯中加水后滴管滴入
  E. 整片的缓释剂可以研碎溶解后倒入药杯

9. 患儿,急性扁桃体炎,医嘱:红霉素口服。根据药物特点,护士给予的正确指导是 （ ）
  A. 服药后不宜立即饮水　　B. 应饭前服用　　C.服药后应多饮水
  D. 应饭后服用　　E. 服药后应漱口

10. 患者女性,50 岁,急性泌尿系统感染,医嘱:复方新诺明 1.0 每天 2 次,口服。用药指导不正确的是 （ ）
  A. 向患者解释药物的作用、特点　　B. 服药时间为 8 am 和 8 pm
  C. 服药期间应多饮水　　D. 服药期间需多食山楂等酸性较强的水果
  E. 如有不适应及时就诊

11. 患儿,2 岁,缺铁性贫血,医嘱:硫酸亚铁口服。用药指导不正确的是 （ ）
  A. 饭后服用　　B. 用药时使用吸管服用　　C. 服药期间应多饮水
  D. 解释黑牙、黑便现象的原因　　E. 如有头晕、恶心、呕吐症状及时停药就诊

参考答案:
1.A　2.B　3.D　4.D　5.A　6.B　7.E　8.E　9.D　10.D　11.C

（贺君芬）

项目二十八　超声波雾化吸入法

雾化吸入法

【教学重点、要点】

（一）定义

1. 雾化吸入法是用雾化装置将药液变成细微的气雾喷出，经口鼻吸入，以达到减轻局部炎症、湿化呼吸道、祛痰、解除支气管痉挛等目的。

2. 超声波雾化吸入法是利用超声波声能，将药液变成细微的气雾，由呼吸道吸入，从而达到改善呼吸道通气功能和防治呼吸道疾病的目的。

（二）超声雾化吸入法的特点

1. 雾量大小可以调节。

2. 雾滴小而均匀（直径在 5 μm 以下），药液随着深而慢的吸气可被吸入到终末支气管及肺泡。

3. 雾化器电子部分产热，能对雾化液轻度加温，使患者吸入的气雾温暖舒适。

（三）雾化吸入法常用药物

1. 祛痰药：稀释痰液、帮助祛痰，常用 α-糜蛋白酶、乙酰半胱氨酸（痰易净）等。

2. 抗生素类药：预防和控制呼吸道感染，消除炎症，常用庆大霉素、卡那霉素等。

3. 解痉平喘药：可使支气管扩张，解除支气管痉挛，常用氨茶碱、沙丁胺醇（舒喘灵）等。

4. 糖皮质激素：与抗生素同时使用，增加抗炎效果，减轻呼吸道黏膜水肿，常用地塞米松等。

（四）注意事项

1. 水槽底部的晶体换能器和雾化罐底部的透声膜质薄性脆、易损坏，操作及清洗过程应动作轻稳，注意保护。

2. 水槽和雾化罐内切忌加温水或热水；在使用过程中，水槽要始终维持有足量的蒸馏水，水温不宜超过 50 ℃，否则应停机换冷水；如需连续使用，中间应间隔 30 min；水槽内无水时不可开机，以免损坏机器；雾量大小可根据需要随时调节。

3. 治疗过程中如需加入药液，不必停机，可直接从雾化罐的加药小孔注入药物。

4. 密切观察病情变化、疗效及不良反应，观察患者排痰是否顺畅，必要时可协助患者翻身叩背等以协助排除痰液。使用雾化器后及时消毒雾化管道，防止交叉感染。

【临床护理举例】

患者，女，34 岁，3 d 前受凉后出现发热、咳嗽、咳痰、嗓子哑、咽痛等呼吸道感染症状，自行服用感冒药、西瓜霜等药物，症状无好转，咳痰多及咽痛加重，到医院就诊。遵医嘱给予雾化吸入配合药物治疗。

【实验实训目的】

1. 预防呼吸道感染:常用于胸部手术前后的患者。
2. 湿化呼吸道:常用于呼吸道湿化不足、气道不畅、痰液黏稠患者。
3. 改善通气功能:解除支气管痉挛,保持呼吸道通畅。常用于支气管哮喘等患者。
4. 控制呼吸道感染:消除炎症,减轻呼吸道黏膜水肿,帮助祛痰,稀释痰液。常用于咽喉炎、支气管扩张、肺脓肿、肺炎、肺结核等患者。
5. 治疗肺癌:间歇吸入抗癌药物治疗肺癌。

【评估内容】

1. 患者病情、治疗用药情况。
2. 患者呼吸道情况,如呼吸道是否感染、通畅,有无支气管痉挛、痰液、黏膜水肿等。
3. 患者面部及口腔黏膜状况,如有无溃疡、感染等。
4. 患者的意识状态、自理能力、心理状态及对雾化给药的认知及合作程度。

【操作准备】

1. 护士准备:着装整洁,洗手,戴口罩。
2. 患者准备:明确操作目的,了解操作过程,能配合操作。
3. 物品准备:治疗车上放超声波雾化吸入器一套,治疗盘内放置药液、口含嘴、水温计、冷蒸馏水、50 mL注射器、弯盘、纸巾等。
4. 环境准备:病室安静,整洁,光线充足

【临床操作评分标准】

超声波雾化吸入法操作规程及评分见表28-1。

表28-1 超声波雾化吸入法操作规程及评分

项目	操作标准	分值	扣分细则	得分
素质评价	1. 语言清晰、流利,普通话标准	2	一项不符合要求扣1分	
	2. 行为举止规范、大方、优雅	5	不符合要求酌情扣分	
	3. 着装规范,符合护士仪表仪容	3	服装鞋帽不符合要求扣1分	
准备质量评价	1. 物品准备齐备,摆放有序	2	物品少一样扣1分,摆放无序扣1分	
	2. 操作前评估患者	3	未评估患者扣2分,评估与病情不符扣1分	
	3. 评估环境	2	未评扣2分	
	4. 洗手,戴口罩	3	一项未做扣1分,洗手动作一步不规范扣0.2分	
操作过程质量评价	1. 选择口含嘴,连接雾化器主机和各附件,检查性能是否完好。水槽内加入冷蒸馏水至水槽水位线处,使其浸没雾化罐底部的透声膜	5	一项未做扣1分	
	2. 根据医嘱核对药物及溶媒,将药物稀释至30~50 mL,注入雾化器药罐内	5	一项缺失扣1分,污染扣1分,药液滴漏扣1分	

续表28-1

项目	操作标准	分值	扣分细则	得分
操作过程质量评价	3. 将用物推至患者床旁,核对床号、姓名、住院号及腕带,协助患者取舒适卧位,漱口	5	少核对一项扣1分,未协助卧位、漱口扣1分	
	4. 接通电源,打开电源开关,预热3~5 min,调节定时开关15~20 min,打开雾化开关,根据需要调节雾量	10	顺序错误一次扣2分	
	5. 当气雾喷出时,指导患者手持雾化器将口含嘴放入口中(也可将面罩罩在患者口鼻部),指导患者做闭口深呼吸,让药物迅速沉积,快速达到效果	15	未正确指导扣10分,雾化器固定不牢影响吸入扣5分	
	6. 观察患者反应、雾量、药量及水槽温度。若水槽内水温超过50 ℃或水量不足,应关机更换或加入冷蒸馏水	6	未观察一项扣1.5分	
	7. 治疗完毕,取下口含嘴,先关雾化开关,再关电源开关,防止损坏电子管。如连续使用需间隔30 min	6	一项未做扣1分,关错开关扣2分	
	8. 协助患者清洁口腔,擦干面部,安置舒适卧位,整理床单位	5	一项未做扣1分	
	9. 清理用物,放掉水槽内的水并擦干;将口含嘴(或面罩)、雾化罐、螺纹管放于消毒液内浸泡消毒1 h,再取出洗净晾干备用	8	一项未做扣2分	
	10. 洗手,记录雾化时间和患者的反应及效果	5	一项未做扣1分,记录不准确扣2分	
终末质量评价	1. 动作熟练,操作规范、有序	3	否则各项扣1分	
	2. 关心患者,应变能力强	2	一项不符合扣1分	
	3. 雾化有效	2	不符合要求扣2分	
	4. 操作用时不超过8 min(操作过程为计时部分)	3	每超30 s扣1分	

单元知识检测

1. 超声波雾化器在使用过程中更换蒸馏水时水槽内的水温不应超过　　　　　　　　　(　)
   A. 70 ℃　　　　　　　　　　B. 50 ℃　　　　　　　　　　C. 30 ℃
   D. 40 ℃　　　　　　　　　　E. 60 ℃
2. 超声波雾化吸入的正确操作方法是　　　　　　　　　　　　　　　　　　　　　　(　)
   A. 药物用温水稀释后加入雾化　　　　B. 可在开机状态下添加药液
   C. 水槽内加温水　　　　　　　　　　D. 停用时先关电源开关再关雾化开关
   E. 使用时先开雾化开关,再开电源开关

3. 患者男性,43 岁,因支气管哮喘需做雾化吸入,医嘱要求使用氨茶碱,其目的是　　　　　　　　（　　）

   A. 稀释痰液　　　　　　　　　B. 消除炎症　　　　　　　　　C. 保持呼吸道湿润

   D. 解除支气管痉挛　　　　　　E. 减轻黏膜水肿

4. 患者女性,慢性支气管炎,痰液黏稠,咳出困难,雾化吸入时应选用的药物是　　　　　　　　（　　）

   A. 地塞米松　　　　　　　　　B. 沙丁胺醇(舒喘灵)　　　　　C. 卡那霉素

   D. α-糜蛋白酶　　　　　　　　E. 氨茶碱

A3 型题:

(5~8 题共用题干)

患者女性,食管癌根治术后,痰液黏稠,咳出困难,医嘱:α-糜蛋白酶超声雾化吸入。

5. 雾化器水槽内应加　　　　　　　　　　　　　　　　　　　　　　　　　　　　　　（　　）

   A. 温开水　　　　　　　　　　B. 冷开水　　　　　　　　　　C. 冷蒸馏水

   D. 生理盐水　　　　　　　　　E. 温热蒸馏水

6. 药物稀释的剂量为　　　　　　　　　　　　　　　　　　　　　　　　　　　　　（　　）

   A. 10~15 mL　　　　　　　　B. 20~30 mL　　　　　　　　C. 15~20 mL

   D. 30~50 mL　　　　　　　　E. 5~10 mL

7. 雾化吸入过程中需要加入药液时　　　　　　　　　　　　　　　　　　　　　　　（　　）

   A. 无须关机直接从雾化罐加药小孔加入药液　　　　B. 调小雾化量后再加入药液

   C. 关机后拔出电源插头再加入药液　　　　　　　　　D. 关闭雾化开关后再加入药液

   E. 关机后再加入药液

8. 使用过程中需关机换水的水槽水温是　　　　　　　　　　　　　　　　　　　　　（　　）

   A. ≥70 ℃　　　　　　　　　　B. ≥60 ℃　　　　　　　　　C. ≥30 ℃

   D. ≥40 ℃　　　　　　　　　　E. ≥50 ℃

参考答案:

1. B　2. B　3. D　4. D　5. C　6. D　7. A　8. E

（刘　伟）

项目二十九　药液抽吸技术

皮下注射法

【教学重点、要点】

1.遵守无菌操作原则,严格执行查对制度。抽吸药液时,手只能触及活塞轴、活塞柄、针栓,保持活塞体、空筒内壁、注射器针梗和针尖处于无菌状态;自安瓿内抽药时不可将针栓插入安瓿内,以防污染药液。针头在进入和取出安瓿时,不可触及安瓿口外缘。应认真检查药液、注射器的质量和有效期,凡包装漏气或超出有效期,均不可使用。

2.粉剂、结晶注射剂用生理盐水、注射用水或专用溶媒将粉剂或结晶溶化,待充分溶解后抽吸;混悬剂要充分摇匀后抽吸;黏稠油剂(如黄体酮注射液)可稍加温或双手对搓药瓶后,选用较粗针头抽吸。

3.折断安瓿时应避免用力过大而捏碎安瓿上端;自安瓿内吸药时,安瓿的倾斜度不可过大,以免药液流出。

4.自密封瓶内抽吸药液时注射器刻度朝向操作者,针尖斜面须在液面以下,以免吸入空气,影响药量的准确性。

5.排气时一手示指固定针栓,不可触及针梗和针尖;另一手轻推活塞排气,不可浪费药液以免影响药量的准确性。

6.抽尽药液的空安瓿或药瓶不要立即丢弃,暂时放于一边,以备查对。

【临床护理举例】

患者,女,41岁,因呼吸道感染伴发热、咳嗽到医院就诊。医嘱:青霉素80万U,肌内注射,每日2次。护士遵医嘱为其准备药物进行注射。

【实验实训目的】

遵医嘱正确进行溶解和抽吸药液,为各种注射做准备。

【评估内容】

用药的目的、给药的方法、药物性质、剂量、剂型、黏稠度、刺激性和配伍禁忌。

【操作准备】

1.护士准备:着装整洁,洗手,戴口罩。

2.物品准备

(1)治疗车上层:注射盘内备注射卡、药物(遵医嘱准备)、溶媒,根据注射方法和药量选择合适的注射器和针头,手消毒液,弯盘,必要时准备防护用品。

(2)治疗车下层:锐器回收盒、医疗废物桶、生活垃圾桶。

3.环境准备:安静,整洁,光线充足,符合无菌操作的要求。

【临床操作评分标准】

药物抽吸技术操作规程及评分见表29-1。

表29-1 药液抽吸技术操作规程及评分

项目	操作标准	分值	扣分细则	得分
素质评价	1.语言清晰、流利,普通话标准	2	一项不符合要求扣1分	
	2.行为举止规范、大方、优雅	5	不符合要求酌情扣分	
	3.着装规范,符合护士仪表仪容	3	服装鞋帽不符合要求扣1分	
准备质量评价	1.物品准备齐备,摆放有序	2	物品少一样扣1分,摆放无序扣1分	
	2.操作前评估患者	3	未评估患者扣2分,评估与病情不符扣1分	
	3.评估环境	2	未评估扣2分	
	4.洗手,戴口罩	3	一项未做扣1分,洗手动作一步不规范扣0.2分	
操作过程质量评价	1.备齐用物,(边做边口述)与注射卡核对药名、浓度、剂量,检查药物质量及有效期;铺无菌盘	5	一项未做扣1分,未查全扣	
	2.自安瓿瓶内抽吸药液 (1)用手指轻弹安瓿顶端,将药液弹至体部,用消毒砂轮在安瓿颈部划一锯痕,用75%乙醇消毒瓶颈,用无菌纱布包裹安瓿颈并折断	10	一项缺失扣1分,消毒方法不对扣5分,药液滴漏扣2分	
	(2)检查并取出注射器,旋紧针头,左手持安瓿(掌心向上,小安瓿以示指和中指夹持,大安瓿以拇指和示指夹持),右手持注射器将针尖斜面向下插入安瓿内的液面下(针栓不可进入安瓿内),注射器空筒部分由左手其余三指握持,右手抽动活塞(只能持活塞柄和活塞轴,不可触及活塞体),吸取药液	15	抽药方法不对扣7分,污染扣5分,药液滴漏扣3分	
	3.自密封瓶内抽吸药液 (1)用启瓶器去除密封瓶铝盖中心部分,常规消毒瓶塞及周围,待干	6	一项未做扣1分,消毒方法不对扣3分	
	(2)检查并取出注射器,旋紧针头。注射器内先抽吸与所需药液等量的空气,持注射器(示指固定针栓)将针头刺入密封瓶塞内,注入空气(利于吸药,避免形成负压)倒转药瓶,调整针头位置(使针头在液面下),抽吸药液至所需刻度,拔出针头(示指固定针栓)	15	抽药方法不对扣7分,污染扣5分	

续表29-1

项目	操作标准	分值	扣分细则	得分
操作过程质量评价	4.抽药完毕,一手示指固定针栓,持注射器使针尖垂直向上;另一手向下轻拉活塞柄,使针头内药液流入注射器,轻轻振动注射器使气泡上浮至乳头根部,轻推活塞,排尽空气	10	抽药剂量不准确扣3分,排气方法不正确扣4分,药液滴漏扣3分	
	5.将安瓿或密封瓶套在针梗上,再次核对后放于无菌盘	4	一项未做扣1分	
	6.处理用物,洗手	5	用物处理不当扣3分,未洗手扣2分	
终末质量评价	1.严格执行查对制度	2	查对不到位扣2分	
	2.遵守无菌技术操作原则	2	不符合无菌原则扣2分	
	3.操作规范、抽尽药液、排尽空气	3	一项不符合要求扣1分	
	4.操作用时不超过8 min (操作过程为计时部分)	3	每超30 s扣1分	

单元知识检测

1. 自安瓿内吸取药液时错误的方法是　　　　　　　　　　　　　　　　　　　　　(　　)

　A.将针头全部插入液面下抽取　　　　　　B.严格检查药液质量

　C.认真核对药物的名称、浓度　　　　　　D.将安瓿头端药液弹至体部

　E.用砂轮在安瓿颈部划痕,消毒后折断

2. 手可接触无菌注射器及针头的部分是　　　　　　　　　　　　　　　　　　　(　　)

　A.乳头、针栓　　　　　　　　B.针尖、空筒　　　　　　　　C.针梗、活塞轴

　D.针栓、活塞柄　　　　　　　E.活塞柄、针梗

3. 选择注射针头型号的依据不包括　　　　　　　　　　　　　　　　　　　　　(　　)

　A.药物剂量　　　　　　　　　B.注射方法　　　　　　　　　C.药物黏稠度

　D.注射部位的组织状态　　　　E.患者年龄

4. 使用一次性注射器抽吸药液时首先应检查注射器　　　　　　　　　　　　　(　　)

　A.是否在有效期　　　　　　　B.名称和外包装是否完好　　　C.针头有无弯曲带钩

　D.针头衔接是否紧密　　　　　E.针头型号是否符合注射要求

参考答案:

1.A　2.D　3.E　4.B

（刘　伟）

项目三十 皮内注射法

【教学重点、要点】

(一)定义

皮内注射法是指将小量药液或生物制品注入表皮与真皮之间的方法。

(二)注射部位

1. 药物过敏试验和结核菌素试验:选择前臂掌侧下段。

2. 预防接种(卡介苗):一般选择上臂三角肌下缘。

3. 局部麻醉的前驱步骤:选择麻醉的中心部位。

(三)皮内注射持针手法

皮内注射持针手法见图30-1。

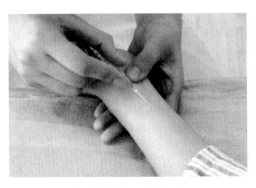

图30-1　进针

(四)注意事项

1. 若患者对注射的药物有过敏史,则不能做药物过敏试验,应与医生联系,更换其他药物。

2. 忌用碘类消毒剂,以免因脱碘不彻底,影响对局部反应结果的观察,且避免与碘过敏反应相混淆。

3. 注射完毕,嘱患者不能揉擦或者按压局部,以避免影响局部反应的观察。

【临床护理举例】

患者,男,32岁,因反复咳嗽、咳痰、盗汗、乏力、食欲缺乏1个月入院。怀疑肺结核,为明确诊断,请行结核菌素试验。

【实验实训目的】

1.各种药物过敏试验。

2.预防接种(卡介苗)。

3.局部麻醉的前驱步骤。

【评估内容】

1.患者病情、意识状态、治疗情况,用药史、家族史和过敏史。

2.患者的心理状态、对用药的认知及合作程度。

3.患者注射部位的皮肤状况和肢体活动情况。

【操作准备】

1.护士准备:着装整洁,洗手,戴口罩。

2.患者准备

(1)患者了解注射的目的、部位、配合方法及注意事项,做好相关准备。

(2)常用注射部位的准备:药物过敏试验选择前臂掌侧下段,因为该处皮肤较薄,易于注射,且皮肤颜色较浅,如有局部反应易于辨认。卡介苗接种部位常选上臂三角肌下缘。

3.物品准备

(1)治疗车上层:注射卡、手消毒液、注射盘内备皮肤消毒液、无菌棉签、弯盘。无菌盘内放已抽吸好药液的注射器和针头。如患者做药物过敏试验,应另备0.1%盐酸肾上腺素、注射器和针头。

(2)治疗车下层:生活垃圾桶、医用垃圾桶、锐器回收盒。

4.环境准备:病室安静,整洁,光线充足。

【临床操作评分标准】

皮内注射法操作规程及评分见表30-1。

表30-1　皮内注射法操作规程及评分

项目	操作标准	分值	扣分细则	得分
素质评价	1.语言清晰、流利,普通话标准	2	一项不符合要求扣1分	
	2.行为举止规范、大方、优雅	3	不符合要求酌情扣分	
	3.着装规范,符合护士仪表仪容	3	服装鞋帽不符合要求扣1分	
准备质量评价	1.物品准备齐备,摆放有序	2	物品少一样扣1分,摆放无序扣1分	
	2.操作前评估患者	2	未评估患者扣2分,评估与病情不符扣1分	
	3.评估环境	1	未评估扣1分	
	4.洗手,戴口罩	2	一项未做扣1分,洗手动作一步不规范扣0.2分	

续表 30-1

项目	操作标准	分值	扣分细则	得分
操作过程质量评价	1. 将用物推至患者床旁,核对床号、姓名及腕带,向患者及其家属解释,使其明确操作目的	6	一项未做扣2分	
	2. 询问患者用药史、家族史和过敏史,根据医嘱核对药液	6	一项缺失扣2分	
	3. 协助患者取舒适卧位,选择注射部位,观察注射部位皮肤情况(口述:皮肤无炎症、瘢痕、硬结)	4	未协助卧位扣1分,注射部位选择不正确扣2分,口述错误扣1分	
	4. 用75%乙醇消毒局部皮肤两遍,待干	6	消毒方法不正确扣3分,消毒范围不符合要求扣3分	
	5. 再次核对药液,调整针头斜面与刻度在同一平面,排尽空气	6	一项未做扣3分,污染扣3分	
	6. 左手绷紧注射部位皮肤,右手持注射器,示指固定针栓,针头斜面向上与皮肤呈5°角进针	12	进针手法错误扣4分,进针角度错误扣4分,污染扣4分	
	7. 将针头斜面完全进入皮内后,放平注射器。左手拇指固定针栓,右手缓慢推注药液0.1 mL。局部可呈现出颜色苍白、毛孔变大、半球形隆起	12	推药方法错误扣3分,剂量不准确扣3分,局部未形成隆起发白皮丘扣6分	
	8. 注射完毕,迅速拔针,切勿用棉签按揉,看表计时	3	拔针不正确扣2分,未看表扣1分	
	9. 再次核对	2	未核对扣2分	
	10. 询问患者反应,交代注意事项	2	未询问扣1分,未交代扣1分	
	11. 协助患者调整舒适卧位,整理床单位,清理用物	6	一项未做扣2分	
	12. 洗手,记录皮试的部位和时间	5	未洗手扣2分,未记录扣3分	
	13. 观察用药后反应,20 min后记录结果	5	未观察扣2分,未按时记录扣3分	
终末质量评价	1. 与患者沟通能力(操作前、中、后解释用语)	3	否则各项扣1分	
	2. 关心患者,应变能力强	2	一项不符合扣1分	
	3. 操作程序符合标准,无菌观念强	2	程序颠倒一次扣1分,不符合无菌原则扣2分	
	4. 操作用时不超过8 min(操作过程为计时部分)	3	每超30 s扣1分	

单元知识检测

1. 不符合无痛注射原则的是　　　　　　　　　　　　　　　　　　　　　　　　（　　）
   A. 分散患者注意力　　　　　　　　　　B. 进针后注射前,忌抽动活塞
   C. 注射时做到"二快一慢"　　　　　　　D. 注射刺激性强的药物时,进针要深
   E. 安置正确的姿势体位

2. 皮内注射时进针的角度为　　　　　　　　　　　　　　　　　　　　　　　　　（　　）
   A. 5°　　　　　　　　　　B. 20°~30°　　　　　　　　C. 30°~40°
   D. 45°或90°　　　　　　　E. 60°

3. 有关皮内注射叙述欠妥的是　　　　　　　　　　　　　　　　　　　　　　　　（　　）
   A. 不可用碘酊消毒注射部位　　　　　　B. 部位可选择前臂掌侧下段或三角肌下缘处
   C. 进针角度为5°　　　　　　　　　　　D. 只用于药物过敏试验
   E. 药物过敏试验注入剂量不得超过0.1 mL

4. 药物过敏试验选择前臂掌侧下段的主要原因是　　　　　　　　　　　　　　　　（　　）
   A. 皮肤薄、色浅　　　　　　B. 没有大的血管和神经　　　C. 角化程度低
   D. 皮下脂肪少　　　　　　　E. 反应灵敏

5. 皮内注射是将药液注入　　　　　　　　　　　　　　　　　　　　　　　　　　（　　）
   A. 皮下组织　　　　　　　　B. 真皮与皮下组织间　　　　C. 表皮与真皮间
   D. 表皮　　　　　　　　　　E. 真皮

6. 皮内注射时操作不正确的是　　　　　　　　　　　　　　　　　　　　　　　　（　　）
   A. 严格三查七对　　　　　　B. 药物过敏试验注入剂量不超过0.1 mL　C. 针尖与皮肤呈5°角刺入
   D. 用75%乙醇消毒注射部位　E. 拔针后立即用无菌棉签按压穿刺点

7. 患者男性,感染,需要注射青霉素治疗,做药物过敏试验正确的步骤是　　　　　　（　　）
   A. 进针部位在上臂三角肌下缘　B. 注射前不用询问过敏史　C. 注入药物前要先抽回血
   D. 进针时针头与皮肤呈5°角　　E. 拔针后用干棉签轻压针刺处

8. 孕妇,26岁,足月分娩一正常新生儿,接种卡介苗的正确途径是　　　　　　　　（　　）
   A. IV　　　　　　　　　　B. ID　　　　　　　　　　C. IM
   D. H　　　　　　　　　　　E. IVGTT

9. 患者女性,45岁,急性乳腺炎,医嘱:青霉素皮试。操作方法正确的是　　　　　　（　　）
   A. 注射部位50%乙醇消毒　　B. 注射部位选择三角肌下缘　　C. 推注剂量0.1 mL
   D. 进针角度20°~30°　　　　E. 选用2 mL注射器

参考答案:
1. B　2. A　3. D　4. A　5. C　6. E　7. D　8. B　9. C

（刘　伟）

项目三十一 皮下注射法

皮下注射法

【教学重点、要点】

（一）定义

皮下注射法是将少量药液或生物制剂注入皮下组织的方法。

（二）注射部位

注射部位应选择皮下组织丰厚的区域，一般选择上臂外侧三角肌下缘，也可选择两侧腹壁、后背、大腿前侧和外侧部。

（三）皮下注射手法

皮下注射手法见图31-1。

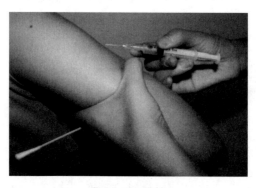

图31-1　进针

（四）注意事项

1.进针角度不宜超过45°，避免误入肌层。对于过于消瘦的患者，注射时可捏起局部组织或减小注射角度。在三角肌下缘注射时，进针方向稍向外侧，以免药液注入肌层。

2.需长期皮下注射的患者，应轮流交替注射部位，以利于药物充分吸收。

3.注射药液剂量不足1 mL时，应选用1 mL注射器，以保证剂量准确。

4.对局部组织刺激性强的药物或剂量较大的药物不宜做皮下注射。

【临床护理举例】

患者蔡某,64岁,患糖尿病12年,常规胰岛素8 U,餐前30 min,皮下注射,每日3次。

【实验实训目的】

1. 需经一定时间内产生药效,而药物不能或不宜口服给药时。
2. 预防接种。
3. 局麻浸润性麻醉。

【评估内容】

1. 患者病情、治疗情况、意识状态等。
2. 患者心理状态、对用药的认知及合作程度。
3. 患者肢体活动情况和注射部位的皮肤状况。

【操作准备】

1. 护士准备:着装整洁,洗手,戴口罩。
2. 患者准备
(1)患者了解注射的目的、部位、配合方法及注意事项,做好相关准备。
(2)常用注射部位的准备:皮下注射常选择上臂外侧三角肌下缘、两侧腹壁、后背、大腿前侧和外侧部。
3. 物品准备
(1)治疗车上层:注射卡、手消毒液、注射盘内备皮肤消毒液、无菌棉签、弯盘。无菌盘内放已抽吸好药液的注射器和针头。
(2)治疗车下层:生活垃圾桶、医用垃圾桶、锐器回收盒。
4. 环境准备:病室安静,整洁,光线充足。

【临床操作评分标准】

皮下注射法操作规程及评分见表31-1。

表31-1　皮下注射法操作规程及评分

项目	操作标准	分值	扣分细则	得分
素质评价	1. 语言清晰、流利,普通话标准	2	一项不符合要求扣1分	
	2. 行为举止规范、大方、优雅	3	不符合要求酌情扣分	
	3. 着装规范,符合护士仪表礼仪	3	服装、鞋帽一项不符合要求扣1分	
准备质量评价	1. 物品备齐,放置有序	2	物品少一样扣1分,放置无序扣1分	
	2. 操作前评估患者	2	未评估扣2分,评估与病情不符扣1分	
	3. 评估环境	1	未评估扣1分	
	4. 洗手,戴口罩	2	一项未做扣1分,洗手动作一步不规范扣0.2分	
操作过程质量评价	1. 查对注射卡,药物名称、剂量、浓度、时间、用法、有效期,药品质量	8	一项未做扣1分	
	2. 锯安瓿,消毒划痕处,折断安瓿	3	一项未做扣1分	
	3. 检查并打开注射器,固定针栓	4	一项未做扣2分	

续表 31-1

项目	操作标准	分值	扣分细则	得分
操作过程质量评价	4. 正确抽吸药液,排气	6	抽吸药液方法不正确扣 2 分,药液滴漏扣 1 分,未抽净扣 1 分,污染扣 1 分	
	5. 套上安瓿,再次核对,放入治疗盘内	3	一项未做扣 1 分	
	6. 清理用物,洗手	2	一项未做扣 1 分	
	7. 携用物至患者床旁,放在便于操作处	2	放置位置不妥扣 1 分	
	8. 核对床号、姓名,向患者解释	3	一项未做扣 1 分	
	9. 协助患者取适当体位	2	未协助扣 1 分,体位不当扣 1 分	
	10. 选择合适的注射部位,(口述)皮肤无炎症、瘢痕、硬结	2	部位不正确扣 1 分,口述少一项扣 0.5 分	
	11. 常规消毒皮肤,待干	4	消毒方法、范围一项不正确扣 2 分,污染扣 1 分	
	12. 再次查对	2	未查全扣	
	13. 排气	4	排气方法不正确扣 2 分,药液滴漏扣 1 分,污染扣 1 分,气未排净扣 1 分	
	14. 绷紧注射部位皮肤,针尖斜面向上,与皮肤呈 30°~40°角,迅速进入针梗的 1/2~2/3	6	未绷紧皮肤扣 2 分,进针角度、深度不正确各扣 2 分,持针手法不正确扣 1 分,污染扣 1 分	
	15. 固定针栓,回抽无回血	4	手法错误扣 2 分,未回抽扣 2 分	
	16. 缓慢、均匀推药,同时观察患者反应	6	推药方法不正确扣 2 分,速度过快扣 1 分,污染扣 1 分	
	17. 注射毕,无菌干棉签按压针刺处快速拔针	4	拔针方法不正确扣 2 分	
	18. 再次查对	2	未做扣 2 分	
	19. 协助患者取舒适卧位,整理床单位	4	一项未做扣 2 分,未协助扣 1 分,床铺不整齐扣 1 分	
	20. 观察并询问患者有无不适	2	未做扣 2 分	
	21. 清理用物,洗手	2	一项未做扣 1 分	
终末质量评价	1. 与患者沟通能力(操作前、中、后解释用语)	3	不符合要求酌情各扣 1 分	
	2. 关心患者,应变能力强	2	一项不符合要求扣 1 分	
	3. 操作程序符合标准,无菌观念强	2	程序颠倒一次扣 1 分,污染一次扣 1 分	
	4. 操作用时不超过 8 min(操作过程为计时部分)	3	每超时 30 s 扣 1 分	

 单元知识检测

1. 对皮下注射要点陈述错误的是　　　　　　　　　　　　　　　　　　　　　　　　　(　　)

　　A. 推注剂量≤2 mL　　　　　B. 仅用于胰岛素注射　　　　　C. 进针角度 30°~40°

　　D. 常选择三角肌下缘处　　　E. 注射部位用碘伏消毒

2. 皮下注射常选部位不包括 （ ）

  A. 后背　　　　　　　　　B. 大腿外侧　　　　　　　C. 腹部

  D. 前臂　　　　　　　　　E. 三角肌下缘

3. 注射过程中自身防护的正确措施的是 （ ）

  A. 接触患者的针头应及时套回安瓿或护针帽

  B. 被血液污染的注射器应直接放入防渗漏耐刺容器内

  C. 注射时做到一人一针一带

  D. 使用过的注射器应直接放入回收袋内

  E. 注射部位严格消毒

4. 患者，男，61 岁，糖尿病，需注射胰岛素治疗。护士指导正确的是 （ ）

  A. 饭后半小时注射　　　　B. 应选用 5 mL 的注射器　　C. 注射时只需用乙醇消毒

  D. 进针时针头与皮肤呈 5°角　　E. 注射部位可选在左侧腹壁

5. 患者女性，72 岁，因 2 型糖尿病需注射胰岛素，出院时护士对其进行健康教育，对患者自行注射胰岛素的指导中不正确的是 （ ）

  A. 行皮下注射进针角度 90°　　　　B. 不可在发炎、有瘢痕或硬结处注射

  C. 进针后不能有回血　　　　　　　D. 注射区皮肤要消毒

  E. 注意注射部位的轮流交替

（6~8 题共用题干）

患者男性，68 岁，2 型糖尿病 8 年，胰岛素 6 U 治疗，餐前 30 min，H，tid。

6. "H"译成中文的正确含义是 （ ）

  A. 皮内注射　　　　　　　B. 静脉注射　　　　　　　C. 肌内注射

  D. 皮下注射　　　　　　　E. 静脉点滴

7. 给药次数 （ ）

  A. 每日 1 次　　　　　　　B. 每日 4 次　　　　　　　C. 每晚 1 次

  D. 每日 3 次　　　　　　　E. 每日 2 次

8. 合适的注射部位是 （ ）

  A. 前臂外侧肌　　　　　　B. 臀小肌　　　　　　　　C. 臀中肌

  D. 臀大肌　　　　　　　　E. 腹部

（9~10 题共用题干）

患者女性，56 岁急性心肌梗死，心前区疼痛难忍。医嘱：吗啡 3 mg，H，st。

9. 正确的给药途径是 （ ）

  A. 皮内注射　　　　　　　B. 静脉滴注　　　　　　　C. 肌内注射

  D. 静脉注射　　　　　　　E. 皮下注射

10. 吗啡的正确管理方法是 （ ）

  A. 避光保存　　　　　　　B. 冷藏保存　　　　　　　C. 单独存放、加锁保管

  D. 定点放置、严格交班　　　E. 单独存放、加锁保管、登记交班

参考答案：

1. B　2. D　3. C　4. E　5. A　6. D　7. D　8. E　9. E　10. E

（刘　伟）

项目三十二 肌内注射法

肌内注射法

【教学重点、要点】

(一)定义

肌内注射法是将一定量的药液注入肌肉组织的方法。

(二)注射部位

临床常选用的部位有臀大肌、臀中肌、臀小肌、股外侧肌和上臂三角肌。

1. 臀大肌注射部位定位方法

(1)十字法:从臀裂顶点向左或向右作一水平线,从髂嵴最高点向下作垂线,将一侧臀部分为4个象限,其外上1/4象限避开内角(从髂后上棘至股骨大转子连线)为注射部位。

(2)连线法:髂前上棘与尾骨连线的外上1/3处为注射部位。

2. 臀中肌、臀小肌注射部位定位方法

(1)构角法:将示指和中指指尖分开,分别放在髂前上棘和髂嵴下缘处,示指、中指和髂嵴构成的三角区域为注射部位。

(2)三指法:髂前上棘外侧三横指处(以患者自己的手指宽度为准)为注射部位。

3. 股外侧肌注射部位定位法:大腿中段的外侧,膝关节上10 cm,髋关节下10 cm,宽7.5 cm处为注射部位。该处大血管、神经干很少通过,而且注射范围较广,适用于多次注射或2岁以下幼儿注射。

4. 上臂三角肌注射部位定位法:上臂外侧,肩峰下2~3横指处,该处肌肉较薄,只能作小剂量注射。

(三)肌内注射持针手法

肌内注射持针手法见图32-1。

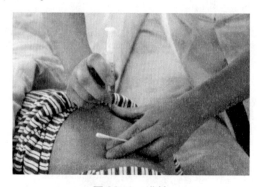

图32-1 进针

（四）注意事项

1. 2 岁以内的婴幼儿不宜选用臀大肌注射,因臀部肌肉发育不完善,选择臀大肌注射时有损伤坐骨神经的危险。可选用股外侧肌或臀中肌、臀小肌进行注射。

2. 进针时避免将针梗全部刺入,以防不合作患者躁动时,针梗从根部衔接处折断。如果针梗折断,应嘱患者保持局部与肢体不动,固定进针部位组织,以防断针移位,同时尽快用无菌血管钳夹住断端取出针头。如果断端全部埋入,速请外科医师诊治处理。

3. 对需长期注射者,应交替更换注射部位,并选用细长针头;注射刺激性强的药物时,也应选择长针头深部注射,以防止或减少硬结的发生。

4. 需要多种药物同时注射,应注意配伍禁忌。

【临床护理举例】

患者王某,女,36 岁,主诉胃部胀满不适。医嘱:胃复安,10 mg 肌内注射。

【实验实训目的】

1. 需要在一定时间内发挥药效,但不能或者不宜口服的药物。

2. 药物不宜静脉给药,要求比皮下注射更迅速发挥疗效。

3. 注射剂量较大、刺激性较强的药物。

【评估内容】

1. 患者病情、治疗情况、意识状态等。

2. 患者心理状态、对用药的认知及合作程度。

3. 患者肢体活动情况和注射部位的皮肤状况。

【操作准备】

1. 护士准备:着装整洁,洗手,戴口罩。

2. 患者准备

(1)患者了解注射的目的、部位、配合方法及注意事项,做好相关准备。

(2)常用注射体位的准备:患者明确肌内注射目的和自身情况,愿意合作并选择恰当体位使肌肉松弛。

1)臀部注射:取侧卧位时上腿伸直,肌肉放松;取俯卧位时两足尖相对;取仰卧位时用于危重及不能翻身的患者,限臀中肌和臀小肌注射。

2)上臂三角肌注射:单手叉腰使三角肌显露。

3)股外侧肌注射:自然坐位为宜。

(3)注射部位选择准备:一般选择肌肉比较丰厚,且距大血管、大神经较远的部位。其中最常用的注射部位为臀大肌,其次为臀中肌、臀小肌、股外侧肌和上臂三角肌。

3. 物品准备

(1)治疗车上层:注射卡、手消毒液、注射盘内备皮肤消毒液、无菌棉签、弯盘。无菌盘内放已抽吸好药液的注射器和针头。

(2)治疗车下层:生活垃圾桶、医用垃圾桶、锐器回收盒。

4.环境准备:病室安静,整洁,光线充足。

【临床操作评分标准】

肌内注射法操作规程及评分见表32-1。

表32-1 肌内注射法操作规程及评分

项目	操作标准	分值	扣分细则	得分
素质评价	1.语言清晰、流利,普通话标准	2	一项不符合要求扣1分	
	2.行为举止规范、大方、优雅	3	不符合要求酌情扣分	
	3.着装规范,符合护士仪表礼仪	3	服装、鞋帽一项不符合要求扣1分	
准备质量评价	1.物品备齐,放置有序	2	物品少一样扣1分,放置无序扣1分	
	2.操作前评估患者	2	未评估扣2分,评估与病情不符扣1分	
	3.评估环境	1	未评估扣1分	
	4.洗手,戴口罩	2	一项未做扣1分,洗手动作一步不规范扣0.2分	
操作过程质量评价	1.查对注射卡,药物名称、剂量、浓度、时间、用法、有效期,药品质量	8	一项未做扣1分	
	2.锯安瓿,消毒划痕处,折断安瓿	3	一项未做扣1分	
	3.检查并打开注射器,固定针栓	4	一项未做扣2分	
	4.正确抽吸药液,排气	6	抽吸药液方法不正确扣2分,药液滴漏扣1分,未抽净扣1分,污染扣1分	
	5.套上安瓿,再次核对,放入治疗盘内	3	一项未做扣1分	
	6.清理用物,洗手	2	一项未做扣1分	
	7.携用物至患者床旁,放在便于操作处	2	放置位置不妥扣1分	
	8.核对床号、姓名,向患者解释	3	一项未做扣1分	
	9.协助患者取适当体位	2	未协助扣1分,体位不当扣1分	
	10.选择合适的注射部位,(口述)皮肤无炎症、瘢痕、硬结	2	部位不正确扣1分,口述少一项扣0.5分	
	11.常规消毒皮肤,待干	4	消毒方法、范围一项不正确扣2分,污染扣1分	
	12.再次查对	2	未查全扣	
	13.排气	4	排气方法不正确扣2分,药液滴漏扣1分,污染扣1分,气未排净扣1分	
	14.绷紧注射部位皮肤,针头与皮肤呈90°角,迅速进入针梗的2/3	6	未绷紧皮肤扣2分,进针角度、深度不正确各扣2分,持针手法不正确扣1分,污染扣1分	
	15.固定针栓,回抽无回血	4	手法错误扣1分,未回抽扣2分	
	16.缓慢、均匀推药,同时观察患者反应	6	推药方法不正确扣2分,速度过快扣1分,污染扣1分	
	17.注射完毕,无菌干棉签按压针刺处快速拔针	4	拔针方法不正确扣2分	
	18.再次查对	2	未做扣2分	

续表32-1

项目	操作标准	分值	扣分细则	得分
操作过程质量评价	19.协助患者取舒适卧位,整理床单位	4	一项未做扣2分,未协助扣1分,床铺不整齐扣1分	
	20.观察并询问患者有无不适	2	未做扣2分	
	21.清理用物,洗手	2	一项未做扣1分	
终末质量评价	1.与患者沟通能力(操作前、中、后解释用语)	3	不符合要求各扣1分	
	2.关心患者,应变能力强	2	一项不符合要求扣1分	
	3.操作程序符合标准,无菌观念强	2	程序颠倒一次扣1分,污染一次扣1分	
	4.操作用时不超过8 min(操作过程为计时部分)	3	每超时30 s扣1分	

单元知识检测

1. 2岁以下婴幼儿肌内注射的最佳部位是　　　　　　　　　　　　　　　　　　　（　　）

A. 臀大肌　　　　　　　　B. 股内侧肌　　　　　　　　C. 股外侧肌

D. 前臂中段　　　　　　　E. 上臂三角肌

2. 肌内注射时进针的角度为　　　　　　　　　　　　　　　　　　　　　　　　（　　）

A. 30～40°　　　　　　　　B. 5～15°　　　　　　　　　C. 60°

D. 90°　　　　　　　　　　E. 20～30°

3. 患儿13岁,身高135 cm,医嘱:维生素D_2(油剂),3 mL肌内注射。最佳部位及方法选择（　　）

A. 臀大肌,缓慢推注　　　　B. 臀中小肌,快速推注　　　C. 臀大肌,快速推注

D. 臀大肌,深部缓慢推注　　E. 臀中小肌,缓慢推注

4. 注射时选用臀大肌的主要原因是　　　　　　　　　　　　　　　　　　　　　（　　）

A. 容纳剂量大　　　　　　　B. 易于暴露　　　　　　　　C. 定位方法简单

D. 位置表浅　　　　　　　　E. 肌质丰厚,神经和血管细少

5. 臀大肌注射的正确体位是　　　　　　　　　　　　　　　　　　　　　　　　（　　）

A. 仰卧位:足尖相对,足跟分开　　　　　　B. 侧卧位:上腿伸直,下腿弯曲

C. 侧卧位:上腿弯曲,下腿伸直　　　　　　D. 俯卧位:足尖分开,足跟相对

E. 仰卧位:双腿稍弯曲

6. 肌内注射定位方法正确的是　　　　　　　　　　　　　　　　　　　　　　　（　　）

A. 三角肌为肩峰下2～3指处

B. 臀大肌连线法为髂嵴最高点与尾骨连线的1/3处

C. 臀中、小肌为髂前上棘下3横指处

D. 臀大肌连线法为髂后上棘与尾骨连线的外上1/3处

E. 股外侧肌为膝关节上10 cm

7. 患者女性,32岁,有习惯性流产史,现妊娠6周。遵医嘱给予黄体酮肌内注射。正确的操作是（　　）

A. 选择粗长针头注射　　　　B. 见回血后方可推药　　　　C. 进针角度为45°

D. 乙醇消毒皮肤　　　　　　E. 消毒范围3 cm

8. 患者男性,22岁,因急性胃炎、胃痉挛,遵医嘱给予盐酸山莨菪碱注射液10 mg,肌内注射,为患者进行臀大肌注射,患者侧卧正确姿势是　　　　　　　　　　　　　　　　　　　　（　　）

A.两腿弯曲　　　　　　　B.两腿伸直　　　　　　　C.上腿伸直,下腿稍弯曲

D.下腿伸直,上腿稍弯曲　　E.双膝向腹部弯曲

9.患者男性,关节化脓性炎症,接受抗生素治疗,护士执行医嘱时应用连线法进行肌内注射区域的定位,方法正确的是　　　　　　　　　　　　　　　　　　　　　　　　　　　　　　　　（　　）

A.髂后上棘与尾骨连线的外下1/3处　　　　B.髂前上棘与尾骨连线的中上1/3处

C.髂前上棘与髂后上棘连线的外上1/3处　　D.髂前上棘与尾骨连线的外上1/3处

E.髂后上棘与尾骨连线的外上1/3处

（10~11题共用题干）

患者女性,57岁,骨结核。医嘱:链霉素0.75 g,qd,IM。

10.皮试阴性注射时宜选择的部位是　　　　　　　　　　　　　　　　　　　　　　（　　）

A.臀小肌　　　　　　　　B.臀中肌　　　　　　　　C.臀大肌

D.上臂三角肌　　　　　　E.股外侧肌

11.用药过程中重点监测的内容是　　　　　　　　　　　　　　　　　　　　　　　（　　）

A.感知　　　　　　　　　B.体温　　　　　　　　　C.血压

D.脉搏　　　　　　　　　E.呼吸

12.长期用药最可能出现的症状是　　　　　　　　　　　　　　　　　　　　　　　（　　）

A.体温不升　　　　　　　B.心律失常　　　　　　　C.胸闷、气促、呼吸困难

D.血压下降　　　　　　　E.口唇、肢体麻木

13.不良反应的拮抗剂是　　　　　　　　　　　　　　　　　　　　　　　　　　　（　　）

A.盐酸肾上腺素　　　　　B.可拉明　　　　　　　　C.地塞米松

D.钙剂　　　　　　　　　E.盐酸肾上腺素+钙剂

（14~16题共用题干）

患者男性,35岁,骨髓炎。医嘱:庆大霉素8万U,bid,im。

14.正确的给药途径是　　　　　　　　　　　　　　　　　　　　　　　　　　　　（　　）

A.皮下注射　　　　　　　B.皮内注射　　　　　　　C.静脉点滴

D.静脉注射　　　　　　　E.肌内注射

15.吸取药液时方法不正确的是　　　　　　　　　　　　　　　　　　　　　　　　（　　）

A.认真核对检查质量　　　　　B.单手回套安瓿　　　C.用砂轮在安瓿颈部划痕后折断

D.将针头斜面插入液面下吸取药液　　　E.将安瓿头端药液弹至体部

16.不属于无痛注射措施的是　　　　　　　　　　　　　　　　　　　　　　　　　（　　）

A.正确定位　　　　　　　B.安置合适卧位　　　　　C.分散患者注意力

D.进针后注射前检查回血　　　E.注射时做到"二快一慢"

参考答案:

1.C　2.D　3.D　4.E　5.B　6.A　7.A　8.C　9.D　10.C　11.A　12.E　13.D　14.E　15.C　16.D

（刘　伟）

项目三十三 四肢浅静脉注射法

静脉注射法

【教学重点、要点】

(一)定义

静脉注射法是将无菌药液注入静脉血管内的方法。

(二)注射部位

常用四肢浅静脉。

1. 上肢浅静脉:手背、腕部浅静脉,肘部浅静脉(头静脉、贵要静脉和正中静脉)。

2. 下肢浅静脉:足背浅静脉、大隐静脉、小隐静脉。

(三)注意事项

1. 需长期静脉注射的患者,为保护血管,应有计划地自远心端向近心端移位的顺序选择血管注射。

2. 注射对组织刺激性较强的药物,应先用抽有0.9%氯化钠溶液的注射器和头皮针穿刺成功后,先注入少量0.9%氯化钠溶液,确定针头在静脉内后,更换抽有药物的注射器进行推药,以防药液注入血管外而致组织坏死。

3. 静脉穿刺或推注药物的过程中,一旦出现局部疼痛、肿胀、抽吸无回血,应立即停止注射,拔出针头、按压穿刺处,更换针头,另选静脉重新进行注射。

4. 根据患者的年龄、病情和药物性质,掌握注入药物的速度,缓慢推注药液,并随时听取患者的主诉,观察注射局部及病情变化。

(四)特殊患者的静脉穿刺要点

1. 肥胖患者:肥胖者皮下脂肪较厚、静脉较深、不明显,但是较易固定,穿刺时,可触摸血管走向后从静脉上方进针,进针角度稍加大(30°~40°)。

2. 消瘦患者:皮下脂肪少、静脉容易滑动,但静脉较明显,穿刺时要固定静脉,从静脉正面或者侧面刺入。

3. 水肿患者:可沿静脉解剖位置,用手按揉局部,以暂时驱散皮下水分,待静脉充分显露后再行穿刺。

4. 脱水患者:静脉萎陷,充盈不良,局部可以热敷、按摩,等静脉扩张显露后再穿刺。

5. 老年患者:老年人皮肤松弛、皮下脂肪较少,而且静脉多硬化、脆性较大,血管易滑动,针头难以刺入,易刺破血管壁。可用手指固定穿刺点静脉上下两端,然后在静脉上方直接穿刺。

（五）静脉注射失败的常见原因及处理方法

1.失败原因

（1）针头刺入过浅，未刺入静脉内：针头刺入过浅或因静脉滑动，针头刺入皮下组织，而未刺入静脉内。表现为抽吸无回血，推注药液可见局部皮肤隆起并有疼痛。

（2）针头刺入较浅，针尖斜面未完全进入静脉内：穿刺见回血后未平行进针，或针尖斜面未完全推进静脉内；或因穿刺成功后固定不当或松解止血带方法欠妥，导致针尖斜面部分移出血管外。表现为抽吸有回血，推注药液时局部皮肤隆起并有疼痛感。

（3）针头刺入较深，刺破对侧血管壁：针尖斜面部分在静脉内，部分穿透血管下壁或侧壁。表现为抽吸有回血，推注少量药液皮肤暂无明显隆起，因部分药液注入静脉外，患者有明显疼痛感。

（4）针头刺入过深，穿透对侧血管壁：针头刺入过深，针尖斜面完全穿透对侧血管壁。表现为抽吸无回血，注射时局部皮肤无隆起，因药液注入深层组织，患者有疼痛感。

2.处理方法：应立即拔针，以无菌干棉签按压穿刺处止血。更换针头，重新选择静脉进行穿刺。

【临床护理举例】

王某，因肺结核注射链霉素，出现了发热、荨麻疹、皮疹，遵医嘱静脉注射葡萄糖酸钙。

【实验实训目的】

1.需要迅速发挥药效而不能采用口服、皮下、肌内注射给药时。
2.做诊断性检查：由静脉注入造影剂做肝、肾、胆囊等 X 射线摄片或 CT 扫描。
3.静脉营养治疗。

【评估内容】

1.患者年龄、病情、治疗情况、意识状态等。
2.患者心理状态、对静脉注射给药的认知及合作程度。
3.患者肢体的活动能力、注射部位的皮肤状况、静脉充盈度、血管弹性。

【操作准备】

1.护士准备：着装整洁，洗手，戴口罩。
2.患者准备
（1）患者了解注射的目的、部位、配合方法及注意事项，做好相关准备。
（2）常用注射部位的准备
1）上肢浅静脉：手背、腕部浅静脉，肘部浅静脉（头静脉、贵要静脉和正中静脉）。
2）下肢浅静脉：足背浅静脉、大隐静脉、小隐静脉。
3.物品准备
（1）治疗车上层：注射卡、手消毒液、弯盘，注射盘内备皮肤消毒液、无菌棉签、止血带、头皮针、敷贴、无菌纱布。无菌盘内放已抽吸好药液的注射器和针头。
（2）治疗车下层：生活垃圾桶、医用垃圾桶、锐器回收盒。
4.环境准备：病室安静，整洁，光线充足。

【临床操作评分标准】

四肢浅静脉注射法操作规程及评分见表33-1。

表33-1　四肢浅静脉注射法操作规程及评分

项目	操作标准	分值	扣分细则	得分
素质评价	1.语言清晰、流利,普通话标准	2	一项不符合要求扣1分	
	2.行为举止规范、大方、优雅	5	不符合要求酌情扣分	
	3.着装规范,符合护士仪表仪容	3	服装鞋帽不符合要求扣1分	
准备质量评价	1.物品准备齐备,摆放有序	2	物品少一样扣1分,摆放无序扣1分	
	2.操作前评估患者	3	未评估患者扣2分,评估与病情不符扣1分	
	3.评估环境	2	未评估扣1分	
	4.洗手,戴口罩	3	一项未做扣1分,洗手动作一步不规范扣0.2分	
操作过程质量评价	1.将用物推至患者床旁,核对床号、姓名、住院号及腕带、药液,向患者及其家属解释,使其明确操作目的	6	一项未做扣1分,未查对全扣	
	2.协助患者取适当体位,评估穿刺部位皮肤及静脉,(口述)应选择粗、直、弹性好、易于固定的静脉,同时避开关节和静脉瓣	6	未协助卧位扣1分,体位不当扣1分,注射部位选择不正确扣2分,口述错误扣2分	
	3.垫小垫枕于穿刺部位下,在穿刺点上方6 cm处扎止血带,嘱患者握拳,常规消毒皮肤,待干	10	扎止血带方法不正确扣2分,止血带位置不正确扣2分,消毒方法不正确扣3分,消毒范围不符合要求扣3分	
	4.备好胶贴,再次核对药名及患者信息,排尽注射器内空气或连接头皮针后排尽空气	6	一项未做扣1分,排气不尽扣2分	
	5.左手绷紧注射部位皮肤并固定静脉,右手持注射器,示指固定针栓或拇指、示指、中指固定头皮针针柄,针尖斜面向上与皮肤呈15°~30°自静脉上方或侧方刺入皮下,再沿静脉走向潜行刺入静脉,见回血后,顺静脉平行进针少许(使针尖斜面全部进入血管)	12	持针手法错误扣4分,进针角度错误扣4分,不回血扣4分	
	6.松开止血带,嘱患者松拳,固定针栓或头皮针针柄,缓慢匀速推注药液	6	一项未做扣2分	
	7.注药过程中根据情况试抽回血,确定针头在静脉内,并随时询问患者有无不适,观察患者用药的反应和注射部位局部情况	6	一项未做扣2分	

续表 33-1

项目	操作标准	分值	扣分细则	得分
操作过程质量评价	8. 注射完毕,用无菌干棉签轻压针刺处,迅速拔出针头,用棉签纵向按压穿刺处及其以上范围片刻至无出血,防止出现皮下淤血	6	一项未做扣1分,拔针不正确扣2分	
	9. 再次核对,询问患者反应,交代注意事项	3	一项未做扣1分	
	10. 协助患者取舒适卧位,整理床单位,清理用物	3	一项未做扣1分	
	11. 洗手、记录	6	未洗手扣3分,未记录扣3分	
终末质量评价	1. 与患者沟通能力(操作前、中、后解释用语)	3	否则各项扣1分	
	2. 关心患者,应变能力强	2	一项不符合扣1分	
	3. 操作程序符合标准,无菌观念强	2	程序颠倒一次扣1分,不符合无菌原则扣2分	
	4. 操作用时不超过8 min(操作过程为计时部分)	3	每超时30 s扣1分	

🔖 单元知识检测

1. 发挥药效最快的给药途径是 （　　）
   A. 口服　　　　　　　　　　B. 吸入　　　　　　　　　　C. 皮下注射
   D. 静脉注射　　　　　　　　E. 肌内注射

2. 静脉注射对组织刺激性较强的药物时,防止药物注入皮下的主要护理措施为 （　　）
   A. 选用细小的针头　　　　　　　　　　B. 选择较粗大、充盈度好的静脉
   C. 先用生理盐水穿刺成功后更换药物　　D. 充分稀释药物
   E. 缓慢推注

3. 静脉注射过程中发现穿刺部位肿胀,患者自述疼痛,抽有回血,其原因是 （　　）
   A. 针刺入过深,药物注在组织间隙　　　B. 针头穿透血管壁
   C. 针头斜面紧贴血管壁　　　　　　　　D. 针头斜面一半在皮下,一半在血管内
   E. 针头滑出血管外

4. 关于静脉注射,以下哪项描述是错误的 （　　）
   A. 不可在静脉瓣处进针　　　　　　　　B. 根据病情,掌握注药的速度
   C. 防止刺激性强的药液溢出血管外　　　D. 长期注射时应由近心端到远心端选择血管
   E. 不可在同一部位反复穿刺

5. 严禁静脉推注的药物是 （　　）
   A. 50%葡萄糖　　　　　　　B. 10%硫酸镁　　　　　　　C. 氨茶碱
   D. 10%葡萄糖酸钙　　　　　E. 10%氯化钾

6. 静脉注射操作方法中不正确的是 （　　）
   A. 在穿刺点上方约6 cm处头端向上扎止血带　　B. 注射后用干棉签拔针按压
   C. 常规消毒皮肤后嘱患者握拳　　　　　　　　D. 见回血后立即推注药液
   E. 针头与皮肤呈20°角刺入

7.选择静脉穿刺部位应重点评估的内容是 （ ）

A.肢体活动度 　　　　　　　　B.患者合作程度 　　　　　　　　C.血管的走行、弹性和充盈度

D.药物的剂量 　　　　　　　　E.局部皮肤弹性

8.某慢性病患者,47岁,需要长期静脉注射治疗,护士在使用头皮针进行静脉穿刺时优先选择的血管是 （ ）

A.桡静脉 　　　　　　　　　　B.头静脉 　　　　　　　　　　　C.贵要静脉

D.手背浅静脉 　　　　　　　　E.肘正中静脉

9.护士遵医嘱为患者行10%葡萄糖酸钙10 mL静脉注射,护士推注时稍有阻力局部肿胀明显,抽吸无回血。发生上述情况的原因可能是 （ ）

A.针头斜面紧贴血管内壁 　　　　　　B.针头斜面一半在血管外

C.针头刺入皮下 　　　　　　　　　　D.针头刺入过深穿破对侧血管壁

E.静脉痉挛

(10~11题共用题干)

患者女性,52岁,因哮喘发作来院急诊就医。医嘱:氨茶碱0.2 g加入25%葡萄糖20 mL,IV。

10.护士为患者行静脉注射时穿刺的角度为 （ ）

A.15°~30° 　　　　　　　　　B.40°~45° 　　　　　　　　　C.35°~40°

D.5°~10° 　　　　　　　　　　E.紧贴皮肤

11.注射过程中患者主诉疼痛明显,抽吸无回血,局部隆起。可能的原因是 （ ）

A.针头穿刺过深致药液进入深部组织 　　　B.针头未穿刺进血管壁

C.针头斜面紧贴血管壁 　　　　　　　　　D.针头斜面一半在血管外

E.针头阻塞

(12~16题共用题干)

患者女性,72岁,冠心病、糖尿病,注射胰岛素后出现心悸、恶心、大汗,服用糖水后症状仍不缓解急送医院就诊。

12.患者最可能存在的问题是 （ ）

A.高血钾 　　　　　　　　　　B.高血糖 　　　　　　　　　　C.低血钙

D.低血糖 　　　　　　　　　　E.酮症酸中毒

13.迅速建立静脉通路时应选择的穿刺部位是 （ ）

A.桡静脉 　　　　　　　　　　B.股静脉 　　　　　　　　　　C.颈外静脉

D.锁骨下静脉 　　　　　　　　E.肘正中静脉

14.止血带应扎在穿刺部位上方约 （ ）

A.10 cm处 　　　　　　　　　B.8 cm处 　　　　　　　　　　C.6 cm处

D.4 cm处 　　　　　　　　　　E.2 cm处

15.提高穿刺成功率的有效方法是 （ ）

A.消毒手指摸清血管后进行穿刺 　　　　　B.固定静脉上下端从穿刺点上方直接进针

C.局部按摩血管扩张后进行穿刺 　　　　　D.手指按压局部待静脉显露后穿刺

E.按静脉的走行向上推揉待静脉显露后穿刺

16.给予对症处理后不属于重点观察的内容是 （ ）

A.脉率 　　　　　　　　　　　B.神志 　　　　　　　　　　　C.感受

D.体温变化 　　　　　　　　　E.皮肤湿度

参考答案:

1.D　2.C　3.D　4.D　5.E　6.D　7.C　8.D　9.C　10.A　11.B　12.D　13.E　14.C　15.B　16.D

（刘　伟）

A1 型题

1. 患者排出的尿液含有烂苹果味提示 （　　）

    A. 急性肾炎　　　　　　　　B. 糖尿病酮症酸中毒　　　　C. 膀胱炎

    D. 尿道炎　　　　　　　　　E. 前列腺炎

2. 膀胱刺激征的表现是 （　　）

    A. 尿频、尿急、尿痛　　　　B. 尿少、尿频、尿急　　　　C. 尿多、尿痛、尿急

    D. 尿急、腰痛、尿频　　　　E. 尿频、尿急、尿多

3. 少尿是指 24 h 排尿量少于 （　　）

    A. 100 mL　　　　　　　　B. 600 mL　　　　　　　　C. 200 mL

    D. 50 mL　　　　　　　　　E. 400 mL

4. 对尿液颜色与疾病关系描述不正确的是 （　　）

    A. 乳糜尿呈乳白色　　　　　B. 肉眼血尿呈血样或洗肉水色　C. 进食大量胡萝卜尿深黄色

    D. 胆红素尿呈黄褐色　　　　E. 血红蛋白尿呈黄色

5. 对影响患者排尿因素描述不正确的是 （　　）

    A. 含钠盐多的食物引起尿量减少　B. 饮酒引起尿量增多　　　C. 气温升高引起尿量增多

    D. 前列腺增生引起排尿困难　　E. 情绪紧张引起尿急、尿频

6. 当患膀胱炎时，患者排出新鲜尿液有 （　　）

    A. 硫化氢味　　　　　　　　B. 烂苹果味　　　　　　　　C. 氨臭味

    D. 粪臭味　　　　　　　　　E. 芳香味

7. 导尿前彻底清洁外阴的目的是 （　　）

    A. 使患者清洁舒适　　　　　B. 消毒前的准备　　　　　　C. 易暴露尿道外口

    D. 便于固定导尿管　　　　　E. 防止污染导尿管

8. 留置导尿管患者的护理措施正确的是 （　　）

    A. 保持引流通畅，不能夹管　B. 每月更换集尿袋　　　　　C. 每日更换导尿管

    D. 保持尿道外口清洁　　　　E. 鼓励患者少饮水

9. 为女患者导尿，插管前再次消毒的顺序为 （　　）

    A. 自上而下，由外向内　　　B. 尿道外口外螺旋式消毒两次　C. 自上而下，由内向外

    D. 自下而上，由内向外　　　E. 自下而上，由外向内

10. 可实施大量不保留灌肠的患者是 （　　）

    A. 消化道出血患者　　　　　B. 妊娠早期患者　　　　　　C. 急腹症患者

    D. 高热患者　　　　　　　　E. 心肌梗死患者

11. 为留置导尿患者进行膀胱反射功能训练的方法是　　　　　　　　　　　　　（　　）

    A. 鼓励患者多饮水　　　　　B. 间断夹闭引流管　　　　　C. 每周更换导尿管

    D. 定时给患者翻身　　　　　E. 温水冲洗外阴

12. 双腔导尿管插入膀胱后应向气囊内注入　　　　　　　　　　　　　　　　　（　　）

    A. 温水　　　　　　　　　　B. 0.1% 肥皂液　　　　　　C. 乙醇

    D. 蒸馏水　　　　　　　　　E. 无菌生理盐水

13. 大量不保留灌肠法不能用于　　　　　　　　　　　　　　　　　　　　　（　　）

    A. 产妇待产　　　　　　　　B. 妊娠早期　　　　　　　　C. 高热患者

    D. 某些肠道手术前　　　　　E. 肠道检查

14. 对大量不保留灌肠叙述正确的是　　　　　　　　　　　　　　　　　　　（　　）

    A. 高热患者应在灌肠后 1 h 测量体温　　　B. 充血性心力衰竭患者禁用生理盐水灌肠

    C. 肝昏迷患者选用肥皂水灌肠　　　　　　D. 伤寒患者灌肠量在 800 mL 以上

    E. 保留的时间应超过 60 min 以上

15. 解除患者便秘不恰当的方法是　　　　　　　　　　　　　　　　　　　　（　　）

    A. 长期应用缓泻剂　　　　　　　　B. 多喝水、多运动

    C. 应用开塞露　　　　　　　　　　D. 多食用蔬菜、水果、粗粮等高纤维食物

    E. 适当食用油脂类的食物

16. 保留灌肠时, 灌入的药量应　　　　　　　　　　　　　　　　　　　　　（　　）

    A. 不超过 230 mL　　　　　B. 不超过 300 mL　　　　　C. 不超过 450 mL

    D. 不超过 350 mL　　　　　E. 不超过 200 mL

17. 中暑患者灌肠时, 错误的方法是　　　　　　　　　　　　　　　　　　　（　　）

    A. 灌肠液量 500 ~ 1 000 mL　　B. 灌肠后保留 20 min　　　C. 选用 4 ℃ 生理盐水

    D. 患者取左侧卧位　　　　　E. 肛管插入直肠 7 ~ 10 cm

18. 关于皮内注射的叙述不正确的是　　　　　　　　　　　　　　　　　　　（　　）

    A. 部位是前臂掌侧下段　　　B. 消毒用 75% 乙醇　　　　C. 进针角度为 5°

    D. 拔针时勿按压　　　　　　E. 只用于药物过敏试验

19. 皮下注射针头与皮肤的角度为　　　　　　　　　　　　　　　　　　　　（　　）

    A. 5° ~ 10°　　　　　　　　B. 20° ~ 25°　　　　　　　C. 30° ~ 40°

    D. 50° ~ 60°　　　　　　　E. 90°

20. 下列各种注射的定位方法正确的是　　　　　　　　　　　　　　　　　　（　　）

    A. 皮内注射, 前臂掌侧上段　　　　　　　B. 皮内注射, 上臂三角肌上缘

    C. 臀大肌, 髂前上棘和尾骨连线的外上 1/3 处　　D. 臀中肌, 髂前上棘外侧方

    E. 股静脉, 股三角区外上方

21. 易氧化和遇光变质的药物是　　　　　　　　　　　　　　　　　　　　　（　　）

    A. 酒精、过氧乙酸　　　　　B. 维生素 C、氨茶碱　　　　C. 糖衣片、酵母片

    D. 胎盘球蛋白、疫苗　　　　E. 乙醚、环氧乙烷

22. 刺激食欲的健胃药适宜的服药时间是　　　　　　　　　　　　　　　　　（　　）

    A. am　　　　　　　　　　　B. pm　　　　　　　　　　C. ac

    D. pc　　　　　　　　　　　E. hs

23. 服用磺胺类药需多饮水的目的是 （　　）
　　A. 减少对消化道的刺激　　　　B. 避免损害造血系统　　　　C. 避免影响血液 pH 值
　　D. 增加溶解度，避免结晶析出　　E. 避免引起过敏反应

24. 选择一次性容积合适的注射器抽吸药液时，药液不应超过注射器容积的 （　　）
　　A. 2/4　　　　　　　　　　B. 3/4　　　　　　　　　　C. 4/5
　　D. 3/5　　　　　　　　　　E. 2/3

25. 使用下列哪些药物时需测量心率 （　　）
　　A. 安定　　　　　　　　　　B. 洋地黄　　　　　　　　　C. 心得安
　　D. 强的松　　　　　　　　　E. 氯丙嗪

26. 发药时，若患者提出疑问应采取的措施（　　）
　　A. 报告医生　　　　　　　　B. 报告护士长　　　　　　　C. 考虑停止发药
　　D. 先发给患者再说　　　　　E. 重新核对，确认无误后再解释并给药

27. 需同时注射多种药物时，首先应注意 （　　）
　　A. 药物有无沉淀　　　　　　B. 配伍禁忌　　　　　　　　C. 药物的有效期
　　D. 药物的刺激性　　　　　　E. 安瓿有无裂痕

28. 抢救青霉素过敏性休克首选的药物是 （　　）
　　A. 盐酸肾上腺素　　　　　　B. 盐酸肾上腺素+钙剂　　　C. 去甲基肾上腺素
　　D. 地塞米松　　　　　　　　E. 尼克刹米

29. 一患者须长时间静脉输入抗胸腺细胞球蛋白治疗，依据合理使用静脉的原则，护士在选择
　　血管时应注意 （　　）
　　A. 由近心端到远心端　　　　B. 由远心端到近心端　　　C. 先粗大后细小
　　D. 先细直后弯曲　　　　　　E. 先上后下

30. 肌内注射时，为使臀部肌肉放松，应采取的姿势为 （　　）
　　A. 侧卧位，下腿稍弯，上腿伸直　　　　B. 俯卧位，足尖分开，足跟相对
　　C. 仰卧位，足跟并拢，足尖相对　　　　D. 坐位，身体前倾
　　E. 站立位，两脚并拢

31. "三查七对一注意"中的一注意是 （　　）
　　A. 药物名称　　　　　　　　B. 浓度、剂量　　　　　　　C. 药物配伍禁忌
　　D. 给药途径　　　　　　　　E. 用药后反应

32. 青霉素80万 U，qid IM 表示 （　　）
　　A. 每日 1 次，皮内注射　　　B. 每日 3 次，皮下注射　　C. 每日 4 次，肌内注射
　　D. 每日 6 次，静脉注射　　　E. 每4 h，肌内注射

33. 超声雾化吸入的正确操作步骤是 （　　）
　　A. 水槽内加温水　　　　　　　　　　B. 药液用温水稀释后放入雾化罐
　　C. 使用时先开雾化开关，再开电源开关　D. 添加药液不必关机
　　E. 停用时先关电源开关，再关雾化开关

34. 服用洋地黄制剂的患者，暂缓给药的指征是心率少于 （　　）
　　A. 80 次/min　　　　　　　B. 70 次/min　　　　　　　C. 60 次/min
　　D. 50 次/min　　　　　　　E. 40 次/min

35. 卡介苗的正确保存方法是 （ ）
    A. 避光保存 B. 加干燥制保存 C. 阴暗处保存
    D. 通风处保存 E. 冷藏保存

36. 选择静脉穿刺部位时重点评估的内容是 （ ）
    A. 肢体活动度 B. 患者合作程度 C. 药物的剂量
    D. 血管的走行、弹性和充盈度 E. 局部皮肤弹性

37. 严禁静脉推注的药物是 （ ）
    A. 50% 葡萄糖 B. 10% 氯化钾 C. 氨茶碱
    D. 10% 葡萄糖酸钙 E. 10% 硫酸镁

38. 不符合无痛注射原则的是 （ ）
    A. 分散患者注意力 B. 注射时做到"二快一慢"
    C. 进针后，注射前忌抽动活塞 D. 注射刺激性强的药物时，进针要深
    E. 同时注射数种药物时，先注射刺激性弱的，再注射刺激性强

39. 关于青霉素使用时的注意事项，哪项是错误的 （ ）
    A. 先做皮试，阴性者方可注射 B. 皮试后护士须守候观察患者 15～20 min
    C. 停用 1 周需再用时，不用重做皮试 D. 确为阳性，要做阳性标记
    E. 注射时应备盐酸肾上腺素

A2 型题

1. 给男患者导尿时，提起阴茎与腹壁呈 60°角是使 （ ）
    A. 耻骨前弯消失，利于尿管的插入 B. 耻骨下弯消失，利于尿管的插入
    C. 膀胱颈肌肉松弛，利于尿管的插入 D. 耻骨前弯扩大，利于尿管的插入
    E. 耻骨下弯扩大，利于尿管的插入

2. 患者女性 43 岁，尿失禁行导尿管留置，尿液色黄、混浊。不合适的护理措施是 （ ）
    A. 鼓励患者多饮水 B. 膀胱冲洗 C. 及时拔出导尿管
    D. 保持引流通畅 E. 保持尿道外口清洁

3. 患者女性，53 岁，创伤性休克，平均每小时尿量为 16 mL，该患者的排尿状况为 （ ）
    A. 多尿 B. 无尿 C. 尿潴留
    D. 正常 E. 少尿

4. 患者女性，64 岁，突然出现昏迷、尿失禁、语言不清等症状，经检查确诊为脑出血。为患者留置导尿最主要的目的是 （ ）
    A. 持续引流尿液，促进有毒物质排出 B. 采集尿标本做细菌培养
    C. 测量尿量及相对密度，了解肾血流灌注情况 D. 保持会阴部清洁干燥
    E. 保持床单位清洁干燥

5. 患者女性，50 岁，子宫切除术后留置导尿管，为保持尿道外口清洁，护士应该 （ ）
    A. 正确记录每小时尿量，测量尿比重，以观察患者的病情变化
    B. 保持引流通畅
    C. 每日用消毒液棉球擦拭外阴及尿道外口 1～2 次
    D. 每日定时更换集尿袋
    E. 训练膀胱反射功能

6. 患者女性,72 岁,腰部外伤致尿失禁,护士做法中不合适的是 （   ）
    A. 应尊重理解患者　　　　　B. 应用接尿装置引流尿液　　C. 限制饮水,以免影响患者休息
    D. 保持局部皮肤清洁干燥　　E. 指导患者进行盆底肌锻炼

7. 患者男性,52 岁,慢性痢疾,医嘱给予 0.5% 新霉素保留灌肠。护士灌肠前嘱患者先排便、排尿,其原因是 （   ）
    A. 以利于药物的保留和吸收　　B. 软化粪便　　　　　　C. 排出肠腔内积气
    D. 防止药液溢出　　　　　　　E. 清洁肠道

8. 患者女性,56 岁,肝硬化伴肝性脑病,禁用碱性溶液灌肠的原因是 （   ）
    A. 刺激肠黏膜　　　　　　B. 出现腹泻　　　　　　　C. 减少氨的产生和吸收
    D. 引起电解质平衡失调　　E. 易发生腹胀

9. 护士遵医嘱为患者进行大量不保留灌肠,灌肠过程中患者主诉有便意。护士处理不恰当的是 （   ）
    A. 降低灌肠筒高度　　　　B. 嘱其张口深呼吸　　　　C. 转动肛管
    D. 暂停灌肠片刻　　　　　E. 密切观察患者的反应

10. 患儿,6 个月,医嘱:5% 葡萄糖氯化钠 40 mL,IV,qd,正确执行时间是 （   ）
    A. 每日上午 6 时　　　　　B. 每日上午 8 时　　　　　C. 每日晚上 8 时
    D. 隔日上午 8 时　　　　　E. 每日上午 8 时、下午 8 时各一次

11. 何女士,32 岁,因急性咽炎,服磺胺药,护士嘱其服药时药多饮水,其目的是 （   ）
    A. 促进吸收　　　　　　　B. 减少不良反应　　　　　C. 冲淡药味
    D. 防止在肾脏析出结晶　　E. 保护肝脏

12. 患者女性,32 岁,因肺部感染行青霉素皮试,在皮试过程中下列操作错误的是 （   ）
    A. 进针角度为 5°　　　　　　　　　B. 不可用碘酊消毒皮肤
    C. 拔针时应用无菌干棉签按住针眼　　D. 20 min 后观察皮试结果并记录
    E. 注射部位可在前臂掌侧下段

13. 某慢性病患者,54 岁,需要长期静脉注射治疗,护士在使用头皮针进行静脉穿刺时优先选择的血管是 （   ）
    A. 桡静脉　　　　　　　　B. 头静脉　　　　　　　　C. 贵要静脉
    D. 肘正中静脉　　　　　　E. 手背浅静脉

14. 患者女性,慢性充血性心力衰竭,在接受治疗期间自述“恶心、视物发黄”,检查心率 56 次/min,节律紊乱,最有可能的是 （   ）
    A. 多巴酚酊胺中毒　　　　B. 洋地黄中毒　　　　　　C. 氨茶碱中毒
    D. 酚妥拉明中毒　　　　　E. 硝普钠中毒

15. 患者女性,慢性支气管炎,痰液黏稠,咳出困难,雾化吸入时应选用的药物是 （   ）
    A. 地塞米松　　　　　　　B. 沙丁胺醇(舒喘灵)　　　C. 卡那霉素
    D. α-糜蛋白酶　　　　　　E. 氨茶碱

16. 患者陈某,上呼吸道感染,青霉素皮试结果阳性,处理方法不正确的是 （   ）
    A. 通知医生　　　　　　　　　　　　B. 用生理盐水做对照试验
    C. 将试验结果在病历相应位置做醒目标识　　D. 将试验结果填在体温单上
    E. 告知患者及其家属禁用青霉素

A3/A4 型题

（1~3 题共用题干）

患者男性,54 岁,行导尿术留取尿标本做细菌培养。

1. 患者因为膀胱肌收缩而产生阻力使导尿管不易插入时恰当的处理方法是 　　　　（　　）

　　A. 旋转导尿管稍用力插入　　　　　　　　B. 将导尿管退出少许,轻轻按摩下腹后再插入

　　C. 拔出导尿管重新插入　　　　　　　　　D. 嘱患者缓慢深呼吸,再徐徐插入导尿管

　　E. 改变患者体位后再插入导尿管

2. 第二次消毒外阴时首先消毒的部位是 　　　　　　　　　　　　　　　　　　（　　）

　　A. 尿道外口　　　　　　　　B. 包皮　　　　　　　　　C. 阴阜

　　D. 阴茎根部　　　　　　　　E. 冠状沟

3. 由于男性尿道有两个弯曲,所以导尿时要特别注意 　　　　　　　　　　　　（　　）

　　A. 导尿管插入 20 cm 左右　　　　　　　　B. 动作轻柔以避免损伤黏膜

　　C. 固定导尿管要牢固　　　　　　　　　　D. 使阴茎与腹壁呈 60°角

　　E. 避免过多暴露患者,保护其隐私和自尊

（4~6 题共用题干）

患者男性,78 岁,原发性高血压入院 3 d,血压 160/110 mmHg,情绪紧张、烦躁不安、食欲欠佳,未排大便 3 d,自述腹痛、腹胀。

4. 如行大量不保留灌肠时应注意 　　　　　　　　　　　　　　　　　　　　（　　）

　　A. 反复多次进行灌肠　　　　　　　　　　B. 嘱其尽量保留药液 1 h 以上

　　C. 臀部抬高 10 cm　　　　　　　　　　　D. 排便后 30 min 测量体温,并记录在体温单上

　　E. 注意保暖,避免过多暴露患者,保护其自尊和隐私

5. 护士为患者制定的护理措施中错误的是 　　　　　　　　　　　　　　　　（　　）

　　A. 腹部环形按摩　　　　　　　　B. 应用简易通便法　　　　C. 提供适当的排便环境

　　D. 给予口服泻药　　　　　　　　E. 给予清淡的流质或半流质食物

6. 影响排便的主要因素是 　　　　　　　　　　　　　　　　　　　　　　　（　　）

　　A. 肠道本身的疾病　　　　　　　B. 排便习惯改变　　　　　C. 年龄

　　D. 社会的文化教育影响　　　　　E. 食物中缺少纤维或水分不足

（7~9 题共用题干）

某患者,女,38 岁。腹部脓肿,医嘱青霉素 80 万 U,肌内注射,皮试。

7. 青霉素过敏试验前,除哪项外均应详细评估 　　　　　　　　　　　　　　（　　）

　　A. 变态反应性疾病　　　　　　　B. 过敏史　　　　　　　　C. 家族史

　　D. 用药史　　　　　　　　　　　E. 生育史

8. 青霉素皮试液配制的标准剂量为 　　　　　　　　　　　　　　　　　　　（　　）

　　A. 2 500 U/mL　　　　　　　　B. 200~500 U/mL　　　　　C. 150 U/mL

　　D. 20~50 U/mL　　　　　　　　E. 0.75 mg/mL

9. 判断试验结果的时间为皮试后 　　　　　　　　　　　　　　　　　　　　（　　）

　　A. 10 min　　　　　　　　　　B. 15 min　　　　　　　　　C. 20 min

　　D. 25 min　　　　　　　　　　E. 30 min

（10~12 题共用题干）

陈某,68 岁,脑血栓,医嘱静脉注射10% 葡萄糖酸钙 10 mL,st。

10. 操作前首先要做的是以下哪项工作　　　　　　　　　　　　　（　　）

    A. 检查药瓶的标签是否合乎要求　　　　B. 选择合适的注射器

    C. 准备其他物品　　　　　　　　　　　D. 选择血管

    E. 认真核对医嘱备药

11. 在静脉注射中,错误的做法是　　　　　　　　　　　　　　　（　　）

    A. 认真执行三查七对　　　　　　　　　B. 选择手背粗、直、有弹性的血管穿刺

    C. 止血带扎在穿刺部位上方 6 cm 处　　D. 消毒皮肤直径<5 cm

    E. 穿刺时针梗与皮肤呈 30～40°角

12. 静脉注射推药中,不正确的做法是　　　　　　　　　　　　　（　　）

    A. 固定注射针头　　　　B. 注射时速度可以稍快　　C. 使患者保持舒适位置

    D. 随时观察患者有无不适　　E. 再次核对所用药物

（13～14 题共用题干）

患者女性,急性心肌梗死,心前区疼痛难忍,医嘱:吗啡 3 mg,H,st。

13. 正确的给药途径是　　　　　　　　　　　　　　　　　　　　（　　）

    A. 皮内注射　　　　　　B. 皮下注射　　　　　　C. 肌内注射

    D. 静脉注射　　　　　　E. 静脉点滴

14. 吗啡的正确管理方法是　　　　　　　　　　　　　　　　　　（　　）

    A. 避光保存　　　　　　B. 冷藏保存　　　　　　C. 单独存放、加锁保管

    D. 定点放置、严格交班　　E. 单独存放、加锁保管、登记交班

（15～16 题共用题干）

患者男性,45 岁,因哮喘发作来院急诊就医,医嘱:氨茶碱 0.2 g,加入 25% 葡萄糖 20 mL,IV。

15. 护士为患者行静脉注射时穿刺的角度为　　　　　　　　　　　（　　）

    A. 40°～45°　　　　　　B. 30°～40°　　　　　　C. 15°～30°

    D. 5°～10°　　　　　　E. 紧贴皮肤

16. 注射过程中发现局部肿胀,抽吸有回血,患者主诉疼痛明显,可能的原因是（　　）

    A. 针头斜面一半在血管外　　　　　　B. 针头穿透血管壁

    C. 针头穿刺过深致药液进入深部组织　D. 针头斜面紧贴血管壁

    E. 针头阻塞

（17～18 题共用题干）

患者女性,35 岁,盆腔脓肿切开引流术后,医嘱:青霉素 80 万 U 加入 0.9% 氯化钠 500 mL,ivgtt,qd。

17. 一旦发生过敏性休克,最早可能出现的症状是　　　　　　　　（　　）

    A. 口唇颜面水肿　　　　B. 关节肿胀、淋巴结肿大　　C. 烦躁、意识丧失、大小便失禁

    D. 腹痛、腹泻、荨麻疹　　E. 呼吸道症状和皮肤瘙痒

18. 发生过敏性休克时抢救的首选药物是　　　　　　　　　　　　（　　）

    A. 盐酸肾上腺素　　　　　　　　　　B. 地塞米松

    C. 10% 葡萄糖酸钙　　　　　　　　　D. 地塞米松+10% 葡萄糖酸钙

    E. 盐酸肾上腺素+10% 葡萄糖酸钙

参考答案：

A1 型题

1. B　2. A　3. E　4. E　5. C　6. C　7. B　8. D　9. C　10. D　11. B　12. E　13. B　14. B
15. A　16. E　17. B　18. E　19. C　20. C　21. B　22. C　23. D　24. B　25. B　26. E　27. B
28. A　29. B　30. A　31. E　32. C　33. D　34. C　35. E　36. D　37. B　38. C　39. C

A2 型题

1. A　2. C　3. E　4. D　5. C　6. C　7. A　8. C　9. C　10. B　11. D　12. C　13. E　14. B
15. D　16. B

A3/A4 型题

1. D　2. A　3. D　4. E　5. D　6. E　7. E　8. B　9. C　10. E　11. D　12. B　13. B　14. E
15. C　16. A　17. E　18. A

（刘　伟）

思政内容

1. 百年同仁, 精诚勤和, 严谨为医, 诚信为人。

2. 技术上追求精益求精, 服务上追求全心全意。

3. 高度的责任感是我们的天职, 精湛的技术是我们一生的追求, 愿我们以真诚的服务, 为您带来一缕温情!

4. 灿烂的微笑, 让病痛雾散云消, 细心的呵护, 让病魔藏身无处。

5. 用我们的汗水与爱心编制您的健康与微笑。

6. 完美的过程, 才会有满意的结果。

7. 走进每一位患者总带着一份微笑; 不求回报温暖着每一颗惧怕的心灵。

8. 护士必须要有同情心和一双愿意工作的手。——南丁格尔

9. 将心比心, 用我的爱心、诚心、细心, 换您的舒心、放心、安心。

10. 选择了护理职业, 就选择了奉献。

11. 珍惜生命, 善待他人, 真诚服务。

12. 用我真诚的呵护, 抚平您身心的伤痛。

13. 我的汗水, 是您康复中渴求的甘露。

14. 爱在我们身边生长, 我们在爱中成长。

15. 以善良之心看待世人, 以乐观之眼看尽事情, 以开朗之手处理世事, 以幽默之口道尽世言!

16. 用我们的真心为您送去一丝温暖。

17. 用真诚的心, 去善待痛苦中的患者。

18. 尊重患者就是尊重自己, 爱护患者就是爱护医院。

19. 患者不是没智慧的人, 而是让我们长智慧的人。

20. 高度的责任感是我们的天职, 精湛的技术是我们一生的追求, 愿我们以真诚的服务, 为您带来一缕温情!

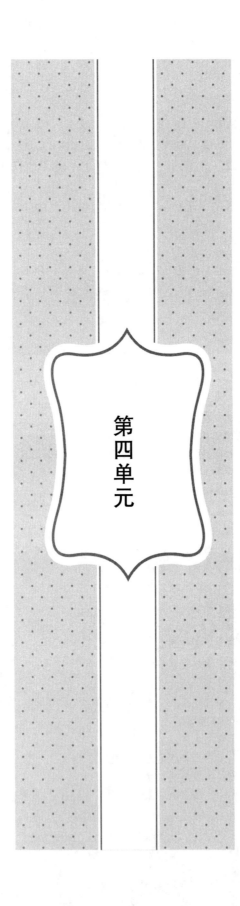

第四单元

项目三十四　青霉素皮试液的配制方法

青霉素皮试
液的配制

【教学重点、要点】

（一）青霉素过敏反应的临床表现

1.过敏性休克：是最严重的过敏反应，可发生在青霉素皮试时，也可发生在初次用药时，可在用药后数秒或数分钟内呈闪电式发生，也有的发生于用药半小时后，有极少数发生于连续用药过程中，但大多数发生于用药后 5～20 min 之内。临床表现为：

（1）呼吸道阻塞症状：由喉头水肿、支气管痉挛、肺水肿引起，表现为气急、胸闷、哮喘、呼吸困难，可伴有濒死感。

（2）循环衰竭症状：因周围血管扩张导致循环血量不足，表现为面色苍白、脉搏细弱、出冷汗、血压下降、发绀等。

（3）中枢神经系统症状：由于脑组织缺氧表现为头晕、眼花、面部及四肢麻木、抽搐、意识丧失、大小便失禁等。

（4）皮肤过敏反应：表现为皮肤瘙痒、荨麻疹和其他皮疹。

2.血清病型反应：一般于用药后 7～12 d 发生，临床表现和血清病相似，如发热、关节肿痛、全身淋巴结肿大、腹痛、皮肤瘙痒、荨麻疹等。

3.各器官或组织的过敏反应

（1）皮肤过敏反应：轻者荨麻疹、瘙痒，严重者可引起剥脱性皮炎。

（2）呼吸道过敏症状：可引起哮喘或促发原有哮喘的发作。

（3）消化系统过敏反应：可引起过敏性紫癜，以腹痛、便血为主要表现。

以上症状可单独出现，也可同时存在，临床最早出现的是呼吸道症状或皮肤瘙痒，因此必须注意倾听患者的主诉。

（二）青霉素过敏性休克的处理

1.立刻停药、就地抢救：立刻停药，及时、迅速就地抢救，通知医生，同时协助患者平卧，给予保暖。

2.注射首选药物：即刻皮下注射 0.1% 盐酸肾上腺素 0.5～1 mL，患儿剂量酌减，若症状不缓解，每隔 30 min 皮下或静脉注射 0.5 mL，直至患者脱离危险期。0.1% 盐酸肾上腺素具有收缩血管、增加外周阻力、兴奋心肌、提升血压、增加心输出量及松弛支气管平滑肌的作用。

3.改善呼吸功能：保持呼吸道通畅，即刻给予氧气吸入，改善缺氧状态；呼吸抑制时遵医嘱肌内注射尼可刹米、洛贝林等呼吸兴奋剂；喉头水肿导致窒息时，应立即配合医生施行气管插管或气管切开术，需要时借助人工呼吸机辅助呼吸。

4.遵医嘱给药

(1)扩容、升血压:可用右旋糖酐以扩充血容量,必要时用多巴胺、间羟胺等升压药物。

(2)抗过敏药物:静脉注射地塞米松5～10 mg或氢化可的松200 mg加入5%或10%葡萄糖注射液500 mL静脉滴注。

(3)抗组胺类药物:如肌内注射盐酸异丙嗪25～50 mg或苯海拉明30 mg。

(4)纠正酸中毒:5%碳酸氢钠静脉滴注。

(5)对症抢救:若患者发生呼吸、心搏骤停,应立即施行心肺复苏术。

(6)密切观察病情:重点监护患者神志、生命体征、尿量及其他等变化。

(三)青霉素过敏反应的预防

1.询问三史:使用各种剂型的青霉素前,必须询问患者的用药史、家族史和过敏史。已有过敏史者,禁止做过敏试验;无过敏史者,凡首次用药者、曾接受过青霉素治疗,但停药间隔超过3 d以上者、用药过程中更换批号时,必须做过敏试验,试验结果为阴性方可用药。过敏体质患者应慎做药物过敏试验。

2.用药前做药物过敏试验,须准确判断试验结果,试验结果为阴性时方可用药。结果为阳性者绝对禁止使用青霉素,并报告医生,同时在各种执行单上和患者床头醒目注明,告知患者及其家属引起注意。

3.试验液须现用现配:配制试验液的溶媒应选择生理盐水溶液或专用溶媒,试验液不宜放置过久,易导致过敏反应的发生。配制的试验液浓度与注射剂量要准确,严格遵守操作规程,保证结果判断正确。

4.做好急救准备工作:过敏试验和用药前均应备好0.1%盐酸肾上腺素、注射器、氧气装置及其他急救药物和器械;进行过敏试验和用药过程中,严密观察患者反应。做过敏试验后嘱咐患者不要马上离开,继续观察30 min,无过敏反应后方可离开。

5.排除影响因素:患者不能在同一时间、同一手臂上做两种及以上药物过敏试验,以免影响结果的准确判断。患者空腹时不宜做过敏试验,防止因低血糖晕厥,与过敏反应表现相混淆。

【临床护理举例】

患者,女,68岁,慢性喘息性支气管炎12年,1周前受凉,咳嗽加重,痰量增多,且黏稠不易咳出。遵医嘱做青霉素皮试。

【实验实训目的】

筛选高危患者,预防青霉素过敏反应。

【评估内容】

1.患者病情、用药史、家族史和过敏史。

2.患者是否进餐,空腹时不宜进行过敏试验。

3.患者注射部位的皮肤情况、心理状态和合作程度。

【操作准备】

1.护士准备:着装整洁,洗手,戴口罩。

2. 患者准备:患者了解青霉素过敏试验的目的和意义,能积极配合操作。

3. 物品准备

(1)治疗车上层:注射盘内备皮肤消毒液、无菌棉签、砂轮、弯盘、启瓶器、青霉素、10 mL 生理盐水,一次性 1 mL 和 5 mL 注射器、注射卡、手消毒液。另备 0.1% 盐酸肾上腺素。

(2)治疗车下层:生活垃圾桶、医用垃圾桶、锐器回收盒。

4. 环境准备:病室安静,整洁,光线充足。

【临床操作评分标准】

青霉素皮试液的配制方法操作规程及评分见表34-1。

表 34-1　青霉素皮试液配制方法操作规程及评分

项目	操作标准	分值	扣分细则	得分
素质评价	1. 语言清晰、流利,普通话标准	2	一项不符合要求扣1分	
	2. 行为举止规范、大方、优雅	3	不符合要求酌情扣分	
	3. 着装规范,符合护士仪表仪容	3	服装鞋帽不符合要求扣1分	
准备质量评价	1. 物品准备齐备,摆放有序	2	物品少一样扣1分,摆放无序扣1分	
	2. 操作前评估患者	3	未评估患者扣2分,评估与病情不符扣1分	
	3. 评估环境	2	未评估扣1分	
	4. 洗手,戴口罩	2	一项未做扣1分,洗手动作一步不规范扣0.2分	
操作过程质量评价	1. 备齐用物,(边做边口述)与注射卡核对药名、浓度、剂量,检查药物质量及有效期;铺无菌盘	4	一项未做扣0.5分,未查全扣	
	2. 用启瓶器去除密封瓶铝盖中心部分,常规消毒瓶塞及周围,待干	3	一项未做扣1分,污染扣1分	
	3. 用消毒砂轮在安瓿颈部划一锯痕,用75%乙醇消毒瓶颈,用无菌纱布包裹安瓿颈并折断	3	一项未做扣1分,污染扣1分	
	4. 检查并打开 5 mL 注射器,正确吸取生理盐水 4 mL,排气至准确剂量	5	抽药方法不正确扣1分,抽药剂量不准确扣2分,污染扣1分,排气方法不正确扣1分	
	5. 将生理盐水注入青霉素瓶内,溶解摇匀	2	注入方法不正确扣1分,未完全溶解扣1分	
	6. 再次查对,消毒青霉素瓶口,待干	3	一项未做扣1分,方法不正确扣1分,污染扣1分	
	7. 检查并打开 1 mL 注射器	1	未检查扣1分	
	8. 取原液 0.1 mL,加生理盐水至 1 mL,摇匀(口述:每毫升含青霉素 20 000 U)	3	剂量不准确全扣,未摇匀扣1分,未口述全扣	
	9. 推至 0.1 mL,加生理盐水至 1 mL,摇匀(口述:每毫升含青霉素 2 000 U)	3	剂量不准确全扣,未摇匀扣1分,未口述全扣	

续表 34-1

项目	操作标准	分值	扣分细则	得分
操作过程质量评价	10. 推至 0.1～0.25 mL,加生理盐水至1 mL,摇匀(口述:每毫升含青霉素 200～500 U)	4	剂量不准确全扣,未摇匀扣 1 分,未口述全扣一项未做扣 1 分	
	11. 套上针帽,做标记,再次核对,放无菌盘内	6	未备药扣 2 分	
	12. 备 0.1% 盐酸肾上腺素和 2 mL 注射器。清理用物,洗手	6	未清理用物扣 2 分,未洗手扣 2 分	
	13. 将用物推至患者床旁,核对床号、姓名、住院号及腕带,询问用药史、家族史和过敏史。解释青霉素皮试的目的和方法,取得合作	6	未核对扣 2 分,未询问扣 2 分,未解释扣 2 分	
	14. 确定患者无青霉素过敏史后,按皮内注射法的操作步骤于前臂掌侧下段注射青霉素试验液 0.1 mL,20 min 后观察结果	10	进针手法错误扣 1 分,进针角度错误扣 2 分,污染扣 2 分,推药方法错误扣 2 分,剂量不准确扣 1 分,局部未形成隆起发白皮丘扣 2 分	
	15. 再次核对,说明注意事项	2	一项未做扣 1 分	
	16. 按规定清理用物,洗手。记录	3	一项未做扣 1 分	
	17. 皮内注射后 20 min 时,观察注射局部反应,按判断标准确定试验结果性质。判断标准如下。①阴性:皮丘无改变,局部无红肿,患者无自觉症状。②阳性:皮丘隆起,出现红晕、硬结,直径大于 1 cm,或红晕周围有伪足、痒感,严重时可出现过敏性休克	5	未在规定时间观察扣 2 分,判断错误扣 3 分	
	18. 洗手、记录	4	一项未做扣 2 分	
终末质量评价	1. 与患者沟通能力(操作前、中、后解释用语)	3	否则各项扣 1 分	
	2. 关心患者,应变能力强	2	一项不符合扣 1 分	
	3. 操作程序符合标准,无菌观念强	2	程序颠倒一次扣 1 分,不符合无菌原则扣 2 分	
	4. 操作用时不超过 8 min(操作过程为计时部分)	3	每超时 30 s 扣 1 分	

单元知识检测

1. 青霉素现用现配的主要原因是避免　　　　　　　　　　　　　　　　　　　　　　　　(　)
   A. 污染　　　　　　　　　B. 产生青霉烯酸　　　　　　　C. 产生微粒
   D. 效价降低　　　　　　　E. 结晶

2. 盐酸肾上腺素作为抢救过敏性休克首选药物的依据不包括　　　　　　　　　　　　　　(　)
   A. 改善呼吸,扩张支气管平滑肌　　　　　B. 兴奋心肌,增加心输出量
   C. 中和过敏介质,减缓症状　　　　　　　D. 收缩血管,增加外周阻力
   E. 纠正休克,缓解症状

3. 对青霉素过敏反应预防措施陈述错误的是　　　　　　　　　　　　　　　　（　　）

　　A. 皮试液现用现配　　　　　　　　B. 注射前应做好抢救准备　　　　C. 有过敏史者可用脱敏注射

　　D. 使用前做过敏试验　　　　　　　E. 首次注射后观察 30 min

4. 青霉素试验结果阳性的处理方法中错误的是　　　　　　　　　　　　　　　（　　）

　　A. 在另一侧手臂重新皮试　　　　　　　　B. 禁忌使用青霉素

　　C. 通知医生　　　　　　　　　　　　　　C. 对患者或其家属进行安全用药指导

　　E. 在医嘱单、门诊卡、床头卡上注明阳性反应

5. 对安全使用青霉素陈述错误的是　　　　　　　　　　　　　　　　　　　　（　　）

　　A. 过敏试验前做好抢救物品的准备　　　　B. 严禁在不具备抢救条件的诊疗部门用药

　　C. 任何剂型、剂量、途径给药均需做过敏试验　　D. 试验结果阴性者用药过程绝对安全

　　E. 首次用药后应观察 30 min 防止迟发性过敏反应发生

6. 患者女性,23 岁,对青霉素过敏,其发生过敏反应的机制是由于青霉素进入人体后,刺激机体产生特异性抗体
使人体再次接触青霉素后发生过敏反应,这种抗体是　　　　　　　　　　　　（　　）

　　A. IgA　　　　　　　　　　　　B. IgC　　　　　　　　　　　　C. IgB

　　D. IgD　　　　　　　　　　　　E. IgE

7. 患者男性,感染,需要注射青霉素治疗,注射前护士准备工作最重要的是　　　　（　　）

　　A. 再次核对药物　　　　　　　　B. 确定注射部位　　　　　　　　C. 配好皮试液

　　D. 询问药物过敏史位　　　　　　E. 准备好注射用药

8. 患者男性,38 岁,因肺部感染入院,医嘱行青霉素皮试,皮试 3 min 后患者突然出现呼吸困难,脉搏细弱,面色
苍白,意识丧失,护士应立即采取的措施是　　　　　　　　　　　　　　　　（　　）

　　A. 皮下注射盐酸肾上腺素　　　　B. 报告护士长　　　　　　　　　C. 行心肺复苏术

　　D. 将患者送入抢救室　　　　　　E. 通知其家属

9. 患者女性,42 岁,腭扁桃体炎症,注射青霉素后 10 d,出现皮肤瘙痒、腹痛、膝关节痛、全身淋巴结肿大,体温
38 ℃,判断患者发生了　　　　　　　　　　　　　　　　　　　　　　　　（　　）

　　A. 皮肤过敏　　　　　　　　　　B. 过敏性休克　　　　　　　　　C. 血清病型反应

　　D. 关节炎　　　　　　　　　　　E. 消化道过敏反应

10. 患者男性,颈部疖肿,医嘱:青霉素皮试。护士配制皮试液时应选择的溶媒是　（　　）

　　A. 5% 碳酸氢钠注射液　　　　　　B. 9% 氯化钠注射液　　　　　　C. 5% 葡萄糖氯化钠注射液

　　D. 复方氯化钠注射液　　　　　　　E. 0.9% 氯化钠注射液

(11 ~ 14 题共用题干)

患者女性,20 岁,面部疖肿,医嘱:青霉素皮试。

11. 皮试液配制的标准剂量为　　　　　　　　　　　　　　　　　　　　　　（　　）

　　A. 75 mg/mL　　　　　　　　　B. 60 μg/mL　　　　　　　　　C. 150 U/mL

　　D. 2 500 U/mL　　　　　　　　E. 200 ~ 500 U/mL

12. 判断试验结果的时间为皮试后　　　　　　　　　　　　　　　　　　　　（　　）

　　A. 20 min　　　　　　　　　　B. 25 min　　　　　　　　　　C. 10 min

　　D. 15 min　　　　　　　　　　E. 30 min

13. 如果试验结果为阳性提示　　　　　　　　　　　　　　　　　　　　　　（　　）

　　A. 患者血液中青霉素浓度高　　　B. 致病菌对青霉素过于敏感　　　C. 患者对青霉素耐受性差

　　D. 患者体内有特异性抗体　　　　E. 患者从未使用过青霉素

14. 用药 1 周后最可能出现的反应　　　　　　　　　　　　　　　　　　　　（　　）

　　A. 风湿痛　　　　　　　　　　　B. 发热反应　　　　　　　　　　C. 感染复发

　　D. 皮肤荨麻疹　　　　　　　　　E. 血清病型反应

（15～19题共用题干）

患者男性,56岁,因"直肠癌"拟行手术治疗。医嘱:青霉素过敏试验。护士配制好青霉素皮试液后给患者注射。

15.注射的剂量应是 （ ）

A.15 U B.20 U C.150 U

D.200 U E.1 500 U

16.注射前应询问患者的情况不包括 （ ）

A.既往是否使用过青霉素 B.家属有无青霉素过敏 C.是否对海鲜、花粉等过敏

D.最后一次使用青霉素的时间 E.有无其他药物和食物过敏

17.皮试时应携带的抢救药物是 （ ）

A.阿托品 B.利多卡因 C.盐酸肾上腺素

D.尼可刹米(可拉明) E.苯海拉明

18.选择注射部位时应重点评估 （ ）

A.感觉 B.有无皮疹 C.皮肤弹性

D.血管走形 E.皮肤温度

19.注射时进针深度为 （ ）

A.针梗的1/2 B.针梗的1/3 C.针头斜面

D.针梗的2/3 E.全部针梗

参考答案:

1.B 2.C 3.C 4.A 5.D 6.E 7.D 8.A 9.C 10.E 11.E 12.A 13.D 14.E 15.B 16.C 17.C 18.B 19.C

（刘 伟）

项目三十五　头皮针密闭式周围静脉输液法

静脉输血

【教学重点、要点】

（一）静脉输液的原理

静脉输液是利用大气压和液体静水压形成的输液系统内压高于人体静脉压的原理将液体输入静脉内。

（二）静脉输液的目的

1. 补充水分及电解质：预防和纠正水、电解质及酸碱平衡紊乱。常用于各种原因引起的脱水、酸碱平衡失调患者，如腹泻、剧烈呕吐、大手术后的患者。

2. 增加循环血量，改善微循环：维持血压及微循环灌注量。常用于严重烧伤、大出血、休克等患者。

3. 输入药物，治疗疾病：如输入抗生素控制感染；输入解毒药物达到解毒作用；输入脱水剂降低颅内压等。

4. 补充营养，供给热量：促进组织修复，增加体重，维持正氮平衡。常用于慢性消耗性疾病、胃肠道吸收障碍、不能经口进食（如昏迷、口腔疾患）、禁食、大手术后的患者。

（三）静脉输液的常用溶液

1. 晶体溶液：能有效纠正人体内水、电解质失衡，对维持细胞内外水分的相对平衡起着十分重要的作用。临床上常用的晶体溶液包括葡萄糖溶液、等渗电解质溶液、碱性溶液、高渗溶液。

2. 胶体溶液：能有效维持血浆胶体渗透压，对增加血容量，改善微循环，提高血压有显著效果。临床上常用的胶体溶液有右旋糖酐溶液、代血浆、血液制品。

3. 静脉高营养液：能供给患者热能，补充蛋白质，维持机体正氮平衡，并补充维生素和矿物质。常用的高营养液包括复方氨基酸、脂肪乳剂等。

（四）静脉输液的常用部位

1. 周围浅静脉

（1）上肢浅静脉：常用的上肢浅静脉有肘正中静脉、头静脉、贵要静脉、手背静脉网，手背静脉网是成年患者输液时的首选部位。

（2）下肢浅静脉：下肢常用的浅静脉有大隐静脉、小隐静脉和足背静脉网，但下肢的浅静脉不作为静脉输液时的首选部位，因为下肢静脉有静脉瓣，容易形成血栓。

2. 头皮静脉：常用于3岁以下小儿的静脉输液。较大的头皮静脉有颞浅静脉、额静脉、枕静脉和耳后静脉。

3. 锁骨下静脉和颈外静脉：常用于中心静脉插管，需要长期持续输液或需要静脉高营养的患者多选择此部位。

（五）静脉输液的常用方法

周围静脉输液法的常用穿刺工具有头皮穿刺针和静脉留置针，中心静脉输液法一般由医生、麻醉师、有资质的护士在严格无菌条件下进行。

（六）注意事项

1.严格执行无菌操作及查对制度，预防感染及差错事故的发生。

2.根据病情需要合理安排输液顺序，对需要长期输液的患者，要注意保护和合理使用静脉，一般从远端小静脉开始穿刺。

3.输液前必须排尽输液管及针头内的气体，加压输液时要有护士看守，药液滴尽前要及时更换输液瓶(袋)或拔针，以防空气栓塞的发生。

4.禁止在输液的肢体侧进行抽血化验或测量血压。

5.依据病情、年龄及药物的性质调节输液速度。一般成年人 40～60 滴/min，儿童 20～40 滴/min，对老年体弱、心肺肾功能不良者、婴幼儿及输注刺激性较强的药物时需减慢速度，但对重度脱水、心肺功能良好、血容量不足者应适当加快输液速度。

6.输液过程中要加强巡视，注意观察，并做好记录。

【临床护理举例】

患者，男，74 岁，肺癌晚期，左肺上叶切除术后肺部感染，反复咳嗽半月余，痰液黏稠，难以咳出，入院治疗。患者神志清楚，T 38.3 ℃、P 78 次/min、R 22 次/min、BP 135/80 mmHg，贫血貌。医嘱:0.9% NaCl 溶液 100 mL+哌拉西林-舒巴坦 4.5 g,ivgtt,bid。

【实验实训目的】

1.补充水分及电解质:预防和纠正水、电解质及酸碱平衡紊乱。常用于各种原因引起的脱水、酸碱平衡失调患者，如腹泻、剧烈呕吐、大手术后的患者。

2.增加循环血量，改善微循环:维持血压及微循环灌注量。常用于严重烧伤、大出血、休克等患者。

3.输入药物，治疗疾病:如输入抗生素控制感染，输入解毒药物达到解毒作用;输入脱水剂降低颅内压等。

4.补充营养，供给热量:促进组织修复，增加体重，维持正氮平衡。常用于慢性消耗性疾病、胃肠道吸收障碍、不能经口进食(如昏迷、口腔疾患)、禁食、大手术后的患者。

【评估内容】

1.患者的年龄、病情、意识状态、营养状况及心肺功能等。

2.患者用药史和目前用药情况，所用药物的特性、治疗作用及可能出现的不良反应等。

3.患者的心理状态、对输液的认识及配合程度。

4.患者穿刺部位皮肤、血管状况及肢体活动度。

【操作准备】

1.护士准备:衣帽整洁，着装规范，修剪指甲，洗手，戴口罩。

2.患者准备:了解静脉输液的目的、方法、注意事项及配合要点;输液前排尿或排便;取舒适卧位。

3.用物准备

(1)治疗车上层:注射盘内备皮肤常规消毒液、无菌棉签、输液器、输液贴或胶布、输液卡及输液瓶贴、输液执行单、砂轮、小垫枕、治疗巾、止血带、弯盘、启瓶器、瓶套、手消毒液。

(2)治疗车下层:生活垃圾桶、医用垃圾桶、锐器回收盒。

(3)其他:输液架,必要时备小夹板、棉垫、绷带、输液泵。

4.环境准备:安静、整洁,酌情调节室温。

【临床操作评分标准】

头皮针密闭式周围静脉输液法操作规程及评分见表35-1。

表35-1　头皮针密闭式周围静脉输液法操作规程及评分

项目	操作标准	分值	扣分细则	得分
素质评价	1.语言清晰、流利,普通话标准	2	一项不符合要求扣1分	
	2.行为举止规范、大方、优雅	3	不符合要求酌情扣分	
	3.着装规范,符合护士仪表礼仪	3	服装、鞋帽一项不符合要求扣1分	
准备质量评价	1.物品备齐,放置有序	2	物品少一样扣1分,放置无序扣1分	
	2.操作前评估患者,准备输液架	2	一项未做扣1分,评估与病情不符扣1分	
	3.评估环境	1	未评估扣1分	
	4.洗手,戴口罩	2	一项未做扣1分,洗手动作一步不规范扣0.2分	
操作过程质量评价	1.核对治疗本、输液观察记录本、瓶签	3	一项未做扣1分	
	2.核对检查药物,倒贴瓶签	2	未核对扣2分,核对漏一项扣0.5分,瓶签贴仅扣0.5分	
	3.启开瓶盖,消毒瓶塞	2	一项未做扣1分,消毒范围不符扣1分,污染扣1分	
	4.核对添加药物	3	未核对扣3分,核对漏一项扣0.5分	
	5.锯安瓿,消毒划痕处,折断安瓿	3	一项未做扣1分,折碎扣0.5分	
	6.检查并打开注射器,抽吸药液,注入液体瓶内	3	一项未做扣1分,抽药方法不正确扣0.5分,剂量不准确扣0.5分,药液滴漏扣0.5分,污染扣1分	
	7.核对无误后丢弃安瓿	1	未核对扣1分	
	8.填写配药时间	2	一项未做扣2分	
	9.检查并打开输液器,将粗针头插入瓶塞内至根部	2	一项未做扣1分,污染扣1分	
	10.再次核对后,将药液和输液观察记录本放在治疗车合适位置	2	一项未做扣1分	
	11.清理治疗台,洗手	2	一项未做扣1分	
	12.备齐用物推至床旁,放至便于操作处	2	放置位置不妥扣1分	

续表 35-1

项目	操作标准	分值	扣分细则	得分
操作过程质量评价	13. 核对床号、姓名,向患者解释	3	一项未做扣 3 分	
	14. 取下输液器包装,关闭调节器,旋紧头皮针连接处	2	一项未做扣 1 分,污染扣 1 分	
	15. 核对,挂液体于输液架上,排气至输液器与头皮针连接处	4	一项未做扣 1 分,排气方法不正确扣 2 分,未一次排净空气扣 1 分	
	16. 关闭调节器,检查茂菲氏滴管下段内无气泡后,妥当放置输液管	4	一项未做扣 1 分	
	17. 协助患者取舒适卧位,放治疗巾、止血带及小垫枕、选择合适静脉	4	一项未做扣 1 分,未协助患者摆体位扣 0.5 分,垫枕及治疗位置不妥扣 0.5 分	
	18. 扎止血带,消毒皮肤,准备输液胶贴	4	一项未做扣 1 分,消毒方法、范围不符各扣 0.5 分,污染扣 1 分,扎止血带位置不妥扣 1 分	
	19. 再次消毒皮肤	2	未做扣 2 分,消毒方法、范围不符各扣 0.5 分	
	20. 再次核对,排气,检查输液管下段无气泡	2	一项未做扣 1 分,有气泡扣 2 分	
	21. 取下护针帽,嘱患者轻轻握拳,穿刺	6	未嘱患者握拳扣 1 分,重复穿刺一次扣 2 分,穿刺失败扣 5 分	
	22. 固定针柄,松开止血带、打开调节器、嘱患者松拳	4	一项未做扣 1 分	
	23. 待液体滴入通畅后用胶贴固定	2	固定不牢扣 1 分,固定位置不妥扣 0.5 分,固定不美观扣 0.5 分	
	24. 撤去垫巾、垫枕,整理床单位	3	一项未做扣 1 分,床铺不整齐扣 0.5 分	
	25. 调节滴速	2	未做扣 2 分,滴速不符合病情扣 1 分,误差 4 滴以上扣 1 分	
	26. 再次核对,告知注意事项,放置呼叫器于易取处,协助患者取合适体位	3	一项未做扣 1 分	
	27. 整理用物,洗手,记录,将记录本悬挂于输液架上	2	一项未做扣 1 分	
	28. 口述:每隔 15~30 min 巡视病房一次	1	未口述扣 1 分	
终末质量评价	1. 与患者沟通能力(操作前、中、后解释用语)	3	不符合要求各扣 1 分	
	2. 关心患者,应变能力强	2	一项不符合要求扣 1 分	
	3. 操作程序符合标准,无菌观念强	2	程序颠倒一次扣 1 分,污染一次扣 1 分	
	4. 操作用时不超过 12 min(操作过程为计时部分)	3	每超时 30 s 扣 1 分	

 单元知识检测

1. 对维持血浆胶体渗透压,增加血容量,升高血压有显著效果的溶液是　　　　　　　　　　　　　　　　(　　)

A. 林格液　　　　　　　　　B. 生理盐水　　　　　　　　　C. 5% 葡萄糖注射液

D. 10% 葡萄糖注射液　　　　E. 中分子右旋糖酐

2. 下列患者中输液速度可以快的是　　　　　　　　　　　　　　　　　（　　）

　　A. 糖尿病　　　　　　　　　　B. 补钾的患者　　　　　　　C. 风湿性心脏病

　　D. 急性胃肠炎，严重脱水　　　E. 高血压心脏病患者

3. 输液溶液与其作用不符的一项是　　　　　　　　　　　　　　　　　（　　）

　　A. 输入5%碳酸氢钠可调节酸碱平衡　　　　　B. 20%甘露醇可助利尿脱水

　　C. 浓缩白蛋白可补充蛋白质　　　　　　　　D. 中分子右旋糖酐主要可改善微循环

　　E. 输入糖溶液补充热量

4. 静脉输液的目的不包括　　　　　　　　　　　　　　　　　　　　　（　　）

　　A. 补充营养，供给热能　　　　　　　　　　B. 输入药物，治疗疾病

　　C. 纠正水、电解质失调，维持酸碱平衡　　　D. 增加血红蛋白，纠正贫血

　　E. 增加循环血量，改善微循环

5. 纠正体内酸碱失调有显著效果　　　　　　　　　　　　　　　　　　（　　）

　　A. 白蛋白　　　　　　　　　　B. 5%碳酸氢钠　　　　　　　C. 高分子右旋糖酐

　　D. 低分子右旋糖酐　　　　　　E. 20%甘露醇

6. 避免损伤血管的护理措施中错误的是　　　　　　　　　　　　　　　（　　）

　　A. 长期输液者应由远心端向近心端选择静脉　　B. 不可在同一部位反复穿刺

　　C. 卧床患者应选择下肢静脉留置套管针　　　　D. 浓度较高的药物应选择较粗大的静脉

　　E. 刺激性强的药物先穿刺成功再加药

7. 静脉、输液输血法是利用　　　　　　　　　　　　　　　　　　　　（　　）

　　A. 虹吸原理　　　　　　　　　B. 正压原理　　　　　　　　C. 负压原理

　　D. 空吸原理　　　　　　　　　E. 大气压和液体静脉压原理

8. 对静脉输液目的陈述不正确的是　　　　　　　　　　　　　　　　　（　　）

　　A. 纠正水、电解质紊乱，调节酸碱平衡　　　B. 补充营养，供给热量　　C. 增加循环血量，纠正休克

　　D. 扩充血容量，改善微循环　　　　　　　　E. 输入脱水剂，降低血浆渗透压，减轻脑水肿

9. 溶液与其作用相符合的是　　　　　　　　　　　　　　　　　　　　（　　）

　　A. 0.9%氯化钠-调节酸碱平衡　　　　　　　B. 脂肪乳-改善微循环

　　C. 20%甘露醇-利尿脱水　　　　　　　　　D. 中分子右旋糖酐-提供热能

　　E. 5%碳酸氢钠-纠正电解质

10. 用于补充水分和热量的溶液是　　　　　　　　　　　　　　　　　（　　）

　　A. 5%～10%葡萄糖注射液　　　B. 0.9%氯化钠　　　　　　　C. 5%碳酸氢钠

　　D. 代血浆　　　　　　　　　　E. 乳酸钠

11. 中分子右旋糖酐的主要作用是　　　　　　　　　　　　　　　　　（　　）

　　A. 补充蛋白质　　　　　　　　B. 补充营养和水分　　　　　C. 提高血浆胶体渗透压

　　D. 保持酸碱平衡　　　　　　　E. 降低血液黏稠度，改善微循环

12. 输入高渗溶液的目的不包括　　　　　　　　　　　　　　　　　　（　　）

　　A. 减轻脑水肿　　　　　　　　B. 利尿　　　　　　　　　　C. 降低颅内压

　　D. 纠正脱水　　　　　　　　　E. 减轻组织水肿

13. 提供全肠外营养使用的溶液是　　　　　　　　　　　　　　　　　（　　）

　　A. 低分子右旋糖酐　　　　　　B. 复方氯化钠　　　　　　　C. 5%碳酸氢钠

　　D. 羟乙基淀粉　　　　　　　　E. 脂肪乳

14. 静脉输液评估的要点不包括　　　　　　　　　　　　　　　　　　（　　）

　　A. 输液计划　　　　　　　　　B. 药物稀释要求　　　　　　C. 年龄、病情、合作程度

　　D. 血管条件　　　　　　　　　E. 健康史

15. 静脉输液管连续使用的时间不超过 （ ）

    A.8 h   B.16 h   C.24 h

    D.3~5 d   E.7 d

16. 治疗护士在制订静脉输液计划时,考虑输液速度可以适当加快的病例是 （ ）

    A.老年高热患者   B.慢性肺气肿   C.急性腹泻

    D.风湿性心脏病   E.心力衰竭

17. 患者男性,52岁,慢性肾小球肾炎5年余,近1周来出现下肢水肿加重。为其治疗时选择的胶体液是（ ）

    A.中分子右旋糖酐   B.20%甘露醇   C.氧化聚明胶

    D.羟乙基淀粉注射液   E.浓缩白蛋白

18. 患者女性,62岁,上消化道大出血,在无输血条件的情况下应选择 （ ）

    A.低分子右旋糖酐   B.中分子右旋糖酐   C.11.2%乳酸钠

    D.5%葡萄糖氯化钠   E.聚维酮

19. 患者男性,42岁,肠梗阻术后肠瘘,医嘱给予禁食,提供全肠外营养时应选择 （ ）

    A.低分子右旋糖酐   B.林格氏液   C.氨基酸

    D.5%葡萄糖   E.氧化聚明胶

20. 患者张某,男,50岁。因哮喘发作去医院就诊。医嘱:氨茶碱0.25 g加入25%葡萄糖20 mL静脉推注。护士在操作中下列错误的是 （ ）

    A.穿刺部位的肢体下垫小枕   B.穿刺部位上方约6 cm处扎止血带

    C.消毒皮肤范围直径在5 cm以上   D.针头斜面向上

    E.进针角度大于35°

(21~22题共用题干)

患者,男性,32岁,高热、咳嗽入院治疗,医嘱:生理盐水500 mL、青霉素800万 U ivgtt。

21. 输液的目的是 （ ）

    A.控制感染   B.补充血容量   C.供给热量

    D.利尿消肿   E.补充水分和电解质

22. 生理盐水的作用是 （ ）

    A.补充水分及电解质   B.调节酸碱平衡   C.脱水、利尿

    D.补充血容量、维持血压   E.药物载体和溶媒

(23~25题共用题干)

患者女性,肺结核。医嘱:链霉素0.5 g bid IM。皮试过程中,患者发生过敏性休克症状。

23. 建立静脉通路时首选的液体是 （ ）

    A.20%甘露醇   B.11.2%乳酸钠   C.复方氯化钠

    D.706代血浆   E.低分子右旋糖酐

24. 选择该溶液的依据是 （ ）

    A.补充营养成分   B.提高血浆晶体渗透压   C.补充电解质

    D.增加血容量,改善微循环   E.纠正酸中毒

25. 该溶液属于 （ ）

    A.高渗溶液   B.晶体溶液   C.静脉营养液

    D.胶体溶液   E.等渗溶液

参考答案:

  1.E 2.D 3.D 4.D 5.B 6.C 7.E 8.E 9.C 10.A 11.C 12.D 13.E 14.E 15.C 16.C 17.E
18.E 19.C 20.E 21.A 22.E 23.D 24.D 25.D

(穆荣红)

密闭式静脉
输液法

【教学重点、要点】

(一)输液速度及时间的计算

在输液速度与时间的计算中,每毫升溶液的滴数称为该输液器的点滴系数(drop coefficient)(滴/mL)。静脉输液的速度和时间可按下列公式计算:已知输入液体总量和每分钟滴数,计算输液所需用的时间。

$$输液时间(小时)=\frac{液体总量(mL)\times点滴系数}{每分钟滴数\times60(min)}$$

已知输入的液体总量与预计需要的输液时间,计算每分钟需要调节的滴数。

$$每分钟滴数(滴)=\frac{液体总量(mL)\times点滴系数}{输液时间(min)}$$

(二)常见输液故障及排除方法

1. 溶液不滴

(1)针头滑出血管外:液体注入皮下组织,可见局部肿胀并有疼痛。处理方法:将针头拔出,另选血管重新穿刺。

(2)针头斜面紧贴血管壁:液体滴入不畅,局部无症状。处理方法:调整针头位置或适当变换肢体位置,直到点滴通畅为止。

(3)针头阻塞:液体滴入不畅,一手捏住滴管下端输液管,另一手轻轻挤压靠近针头端的输液管,若感觉有阻力,松手又无回血,则表示针头可能已阻塞。处理方法:更换针头,重新选择静脉穿刺。切勿强行挤压导管或用溶液冲注针头,以免凝血块进入静脉造成栓塞。

(4)压力过低:液体滴速缓慢或不滴,局部无肿胀、患者无疼痛。由于输液瓶(袋)位置过低或患者肢体抬举过高或患者周围循环不良所致。处理方法:适当抬高输液瓶(袋)或放低肢体位置。

(5)静脉痉挛:液体滴液不畅,但有回血抽出,由于穿刺肢体暴露在冷的环境中时间过长或输入的液体温度过低所致。处理方法:局部进行热敷以缓解痉挛。

2. 茂菲滴管液面过高:当茂菲滴管液面过高时,可以将输液瓶(袋)从输液架上取下,倾斜液体面,使输液管插入瓶(袋)内的针头露出液面上,保持几分钟,使液体缓缓流下,直至露出液面,再挂于输液架上,继续进行输液。

3. 茂菲滴管内液面过低:当茂菲滴管内液面过低时,可用左手捏紧茂菲滴管下端的输液管,右手轻轻挤压茂菲滴管上端的输液管,待液体进入茂菲滴管内且液面上升至1/3~1/2 高度时,松开左手即可。

4. 输液过程中,茂菲滴管内液面自行下降:应检查滴管上端输液管与滴管的衔接是否松动、滴管有无漏气或裂隙,必要时及时更换输液器。

（三）常见输液反应及防护

1.发热反应:是输液反应中较常见的一种反应。

（1）原因:因输入致热物质引起。多由于用物清洁灭菌不彻底,输入的溶液或药物制品不纯,消毒效果不好,保存管理不妥,输液器被污染或未严格消毒,输液过程中未能严格执行无菌操作所致。

（2）临床表现:多发生于输液后数分钟至 1 h。患者表现为发冷、寒战和发热。轻者体温在38 ℃左右,停止输液后数小时内可自行恢复正常;严重者初起寒战,继之高热,体温可达 40 ℃以上,并伴有头痛、恶心、呕吐、脉速等全身症状。

（3）护理

预防:严格执行无菌操作原则;输液前认真检查药品的质量,输液用具的包装及灭菌日期、有效期。

处理:①发热反应轻者,应立即减慢输液速度或停止输液,并及时通知医生;发热反应严重者,应立即停止输液,并保留剩余溶液和输液器,必要时送检验科做细菌培养,以查找发热反应的原因;②对高热患者,应给予物理降温,严密观察生命体征的变化,必要时遵医嘱给予抗过敏药物或激素治疗。③做好记录。

2.循环负荷过重反应:也称为急性肺水肿。

（1）原因:由于输液速度过快,短时间内输入过多液体,使循环血容量急剧增加,心脏负荷过重引起;患者原有心肺功能不良,多见于急性左心功能不全者。

（2）临床表现:患者突然出现面色苍白,胸闷气短、呼吸困难、咳嗽、咯粉红色泡沫样痰,严重时痰液可从口、鼻腔涌出。听诊肺部布满湿啰音,心率快且节律不整齐。

（3）护理

预防:输液过程中,密切观察患者情况,尤其对老年人、儿童及心肺功能不全的患者,应注意控制输液的速度和输液量。

处理:①当发生急性肺水肿时,应立即停止输液并迅速通知医生,进行紧急处理。如果病情允许,可协助患者取端坐位,双腿下垂,以减少下肢静脉回流,减轻心脏负担。同时安慰患者以减轻其紧张心理。②给予高流量氧气吸入（氧流量为 6～8 L/min）,以提高肺泡内压力,减少肺泡内毛细血管渗出液的产生。同时,湿化瓶内加入 20%～30% 的乙醇溶液,以减低肺泡内泡沫表面的张力,使泡沫破裂消散,改善气体交换,减轻缺氧症状。③遵医嘱给予镇静、平喘、强心、利尿和扩血管药物,以扩张周围血管,加速液体排出,减少回心血量,减轻心脏负荷。④病情严重者,必要时进行四肢轮扎。用橡胶止血带或血压计袖带适当加压四肢,以阻断静脉血流,有效减少回心血量。但加压时要确保动脉血仍可通过,且须每 5～10 min 轮流放松一个肢体上的止血带,待症状缓解后,逐渐解除止血带。⑤此外,也可采用放血疗法这种最直接的方法,通过静脉放血 200～300 mL 从而有效减少回心血量,但应慎用,贫血者应禁忌采用。

（四）静脉留置针输液的注意事项

1.严格遵循查对制度、消毒隔离制度和无菌技术操作原则。

2.留置针选择:根据病情、患者静脉条件、治疗需要选择合适型号留置针。

3.留置针护理

（1）防阻塞:保护有留置针侧肢体,避免肢体下垂和持重物,防血液回流阻塞针头。有留置针侧肢体不可行血压测量、加压包扎。发现针管有回血,应立即用封管液缓慢冲管（不可强行推注以免发生小血栓脱落),防止堵塞管腔。

(2)防脱落及局部渗漏:局部保持干燥。控制输液的速度,推注药物速度要慢,边推注边观察套管针是否在血管内,防止药液外渗。若局部肿胀,应立即拔出留置针,重新更换穿刺部位,局部冷敷。

4.观察:每次输液后均应检查局部静脉有无红、肿、热、痛及硬结。询问患者有无不适,如有异常情况及时拔出导管,局部处理。

5.严格掌握留置时间,规范操作。

【临床护理举例】

王先生,有冠心病病史,本次反复胸闷 1 个月,加重 3 d,入院,入院后拟行冠状动脉造影术,患者神志清楚,恐惧。医嘱:术前留置静脉针,0.9% NaCl 250 mL,ivgtt:st.。

【实验实训目的】

1.减少患者因反复穿刺而造成血管损伤及痛苦。
2.随时保持静脉通路通畅,便于急救和给药。

【评估内容】

1.年龄、性别、体重、生命体征、意识状况、血液循环状况、自理能力、心理状态、对用药的认知合作程度。

2.治疗情况:用药史、过敏史及目前用药状况。

3.局部:皮肤状况(感染、硬结、瘢痕、出血点);静脉充盈程度及管壁弹性。

【操作准备】

1.护士准备:衣帽整洁,着装规范,修剪指甲,洗手,戴口罩。

2.患者准备:了解留置针静脉输液的目的、方法、注意事项及配合要点;输液前排尿或排便;取舒适卧位。

3.用物准备

(1)治疗车上层:注射盘内备皮肤常规消毒液、无菌棉签、输液器、输液贴或胶布、输液卡及输液瓶贴、输液执行单、砂轮、小垫枕、治疗巾、止血带、弯盘、启瓶器、瓶套、手消毒液。另备静脉留置针1 套,无菌透明敷贴 1 块,封管用物(2~5 mL 注射器内抽封管液 2~5 mL),无菌手套(必要时)。

(2)治疗车下层:生活垃圾桶、医用垃圾桶。

(3)其他:输液架,必要时备小夹板、棉垫、绷带、输液泵。

4.环境准备:安静、整洁,酌情调节室温。

【临床操作评分标准】

静脉留置针密闭式静脉输液法操作规程及评分见表36-1。

表 36-1　静脉留置针密闭式静脉输液法操作规程及评分

项目	操作标准	分值	扣分细则	得分
素质评价	1.语言清晰、流利,普通话标准	2	一项不符合要求扣1分	
	2.行为举止规范、大方、优雅	3	不符合要求酌情扣分	
	3.着装规范,符合护士仪表礼仪	3	服装、鞋帽一项不符合要求扣1分	
	1.物品备齐,放置有序	2	物品少一样扣1分,放置无序扣1分	
	2.操作前评估患者,准备输液架	2	一项未做扣1分,评估与病情不符扣1分	
	3.评估环境	1	未评估扣1分	
	4.洗手,戴口罩	2	一项未做扣1分,洗手动作一步不规范扣0.2分	
操作过程质量评价	1.备齐用物推至床旁,放至便于操作处	2	物品放置不妥扣1分	
	2.核对床号、姓名,向患者解释	3	一项未做扣1分	
	3.准备留置针、透明敷贴、胶布	3	一项未做扣1分,污染扣1分	
	4.取下输液器包装,关闭调节器,旋紧头皮针连接处	3	一项未做扣1分	
	5.核对,挂输液瓶于输液架上,排气	3	未核对扣1分,排气方法不正确扣1分,未一次排净空气扣1分	
	6.检查输液管内无气泡,连接留置针	3	一项未做扣1分,污染扣1分	
	7.协助患者取舒适卧位,在穿刺静脉肢体下放垫巾、垫枕	4	一项未做扣1分,未协助患者扣0.5分	
	8.选择静脉,消毒皮肤,准备敷贴	2	一项未做扣1分,消毒方法、范围不正确各扣1分,污染扣1分	
	9.扎止血带,再次消毒皮肤	4	扎止血带位置不妥扣1分,消毒方法、范围不正确各扣1分,污染扣1分	
	10.再次排气至弯盘内,检查输液管内无气泡后,关闭调节器	4	一项未做扣1分	
	11.再次核对床号、姓名、药名、浓度、剂量、用法等,取下留置针保护套,旋转松动外套管,调整针头斜面	6	一项未做扣1分,污染扣1分	
	12.嘱患者握拳,穿刺	8	未嘱患者握拳扣1分,未检查输液管扣1分,重复穿刺一次扣2分,穿刺失败扣5分,污染扣1分	
	13.送外套管	2	未做扣2分,污染扣1分	
	14.松开止血带,嘱患者松拳,打开调节器(口述:观察有无外渗)	4	一项未做扣1分	
	15.撤出针芯	2	未做扣2分,方法不正确扣1分,污染扣1分	

续表36-1

项目	操作标准	分值	扣分细则	得分
操作过程质量评价	16.无菌透明敷贴固定穿刺部位	4	固定方法不正确扣3分,固定不平整扣1分	
	17.在敷贴上注明穿刺日期、时间	2	一项未做扣1分,记录不完整扣0.5分	
	18.胶布固定延长管及头皮针	2	固定不牢扣1分,固定不美观扣1分	
	19.撤去垫巾、垫枕,协助患者取舒适卧位	3	一项未做扣1分	
	20.调节滴速,再次查对,填写输液观察记录本	3	一项未做扣1分,滴速与病情不符扣1分,记录与实际误差大于4滴扣1分	
	21.整理床单位,告知注意事项	2	一项未做扣1分,床铺不整齐扣0.5分	
	22.清理用物,洗手	2	一项未做扣1分	
	23.口述:每隔15～30 min巡视病房一次	1	未口述扣1分	
	24.输液完毕,正压封管	2	封管方法不正确扣2分,污染扣1分	
	25.揭去胶布,拔去输液针头	1	未做扣1分,方法不妥扣0.5分	
终末质量评价	1.与患者沟通能力(操作前、中、后解释用语)	3	否则各扣1分	
	2.关心患者,应变能力强	2	一项不符合要求扣1分	
	3.操作程序符合标准,无菌观念强	2	程序颠倒一次扣1分,污染一次扣1分	
	4.操作用时不超过12 min (操作过程第2～15项为计时部分)	3	每超时30 s扣1分	

单元知识检测

1. 某患者使用静脉留置针,在输液完毕后常规使用肝素液封管,但次日仍然发生导管堵塞。导致堵管的可能原因不包括　　　　　　　　　　　　　　　　　(　　)
   A.封管的肝素液浓度过高　　　　B.输入高渗液体后冲洗不彻底　　C.患者穿刺侧肢体活动过度
   D.患者血液处于高凝状态　　　　E.患者血压过高

2. 输液时液体滴入不畅,局部肿胀,检查无回血,此时应　　　　　　　　　　　(　　)
   A.改变针头方向　　　　　　　　B.更换针头重新穿刺　　　　　　C.抬高输液瓶位置
   D.局部热敷　　　　　　　　　　E.用注射器推注

3. 静脉留置针的最大优点是　　　　　　　　　　　　　　　　　　　　　　(　　)
   A.不影响肢体活动　　　　　　　B.对血管刺激性小　　　　　　　C.减少多次穿刺造成的浅静脉损伤
   D.减轻护士工作量　　　　　　　E.保证治疗效果

4. 下列关于静脉炎的原因错误的是
   A.输液时无菌技术不严格　　　　B.输入刺激性强的药物　　　　　C.长期输入浓度高的药物
   D.长时间静脉留置硅胶管　　　　E.输液中针头穿出血管

5. 下列哪一项不是静脉炎的表现　　　　　　　　　　　　　　　　　　　　(　　)
   A.沿静脉走向出现条索状红线　　B.局部组织肿胀、灼热　　　　　C.常伴有高热、无力等全身症状
   D.局部伴有疼痛　　　　　　　　E.局部组织发红

6. 对静脉炎患者护理的错误措施是　　　　　　　　　　　　　　　　　　　(　　)
   A.抬高患肢　　　　　　　　　　B.局部热敷或理疗　　　　　　　C.50%硫酸镁湿敷
   D.患肢适当活动　　　　　　　　E.必要时用抗生素

7. 输液过程中,发现针头阻塞的处理方法是 （　　）

  A. 提高输液架,增加压力　　　　　　　　B. 用手挤压输液管,使针头通畅

  C. 注射器抽吸药液后加压冲通针头　　　　D. 更换针头,重新穿刺

  E. 调整针头位置

8. 因静脉痉挛导致溶液不滴的处理方法是 （　　）

  A. 减慢滴速　　　　　　　B. 抬高输液瓶　　　　　　　C. 调整肢体位置

  D. 注射部位上端血管进行热敷　　　　E. 加压输液

9. 造成茂菲滴管内液面自行下降的原因是 （　　）

  A. 茂菲滴管有裂隙　　　　　　B. 患者位置不当　　　　　　C. 压力过大

  D. 输液胶管太粗　　　　　　E. 输液速度过快

10. 不属于静脉留置针优点的是 （　　）

  A. 避免反复穿刺静脉　　　　　　B. 增加患者舒适感　　　　　　C. 减轻护理强度

  D. 适合血管条件相对较好的患者　　　　　　E. 持续保持静脉通畅

11. 患者张某,静脉注射25%葡萄糖,患者诉说疼痛,推注稍有阻力,局部无肿胀,抽无回血,应考虑是 （　　）

  A. 静脉痉挛　　　　　　　　　　B. 针刺入过深,穿破对侧血管壁

  C. 针头斜面一半在血管外　　　　D. 针头斜面紧贴血管内壁

  E. 针头刺入皮下

12. 护士巡视病房,发现5床李先生的输液不滴,注射部位肿胀、疼痛、无回血,根据此情,应采取的措施是 （　　）

  A. 用力挤压输液管,直至输液通畅　　　　B. 拔针,更换针头,另选血管穿刺

  C. 抬高肢体位置　　　　　　　　　　　　D. 变换肢体位置

  E. 加压输液

13. 患者,男,24岁,外伤后休克。经抢救病情稳定,医嘱:10%葡萄糖注射液400 mL+多巴胺20 mg,静滴。若滴速20滴/min,滴系数为15滴/mL,则告诉家长输液可维持的时间是 （　　）

  A. 2 h　　　　　　　　B. 6 h　　　　　　　　C. 1 h

  D. 3 h　　　　　　　　E. 5 h

14. 患者,男性,28岁,颅脑损伤术后脑水肿。给予20%甘露醇250 mL静脉滴注,点滴系数是20滴/mL。最佳的输液速度是 （　　）

  A. 40滴/min　　　　　　　　B. 60滴/min　　　　　　　　C. 80滴/min

  D. 100滴/min　　　　　　　　E. 200滴/min

15. 刘刚,男,72岁,因慢性肺源性心脏病住院治疗。今早9点起开始静脉输入5%葡萄糖溶液500 mL,滴速为70滴/min。10点钟左右,当护士来巡房时,发现患者咳嗽、咳粉红色泡沫样痰,呼吸急促,大汗淋漓。护士首先应做的事情是 （　　）

  A. 立即通知医生　　　　　　B. 给患者吸氧　　　　　　C. 安慰患者

  D. 立即停止输液,保留静脉通路　　　　E. 协助患者取端坐卧位,两腿下垂

16. 陆女士,65岁,因肺炎入院,在输入5% GS 500 mL加先锋5号2 g过程中,患者突然气急、咳嗽、咳粉红色泡沫痰时,哪一种药禁用 （　　）

  A. 镇静剂　　　　　　　　B. 缩血管药　　　　　　　　C. 强心剂

  D. 平喘药　　　　　　　　E. 利尿药

(17～20题共用题干)

刘某,男,72岁,因慢性阻塞性肺气肿住院治疗。今早9时起开始静脉输入5%葡萄糖溶液50 mL及0.9%氯化钠溶液500 mL。滴速为70滴/min。10点钟左右,当护士来巡房时,发现患者咳嗽、咳粉红色泡沫样痰,呼吸急促,大汗淋漓

17. 根据患者的临床表现,此患者可能出现了下列哪种情况 （　　）

  A. 发热反应　　　　　　　　B. 过敏反应　　　　　　　　C. 心脏负荷过重的反应

D. 空气栓塞　　　　　　　　　　　　　E. 细菌污染反应重

18. 护士首先应做的事情下列处理哪一项是错误的　　　　　　　　　　　　（　　）

A. 立即通知医生　　　　　　　B. 给患者吸氧　　　　　　　　C. 安慰患者

D. 继续观察患者情况　　　　　E. 协助患者取端坐卧位,两腿下垂

19. 为了减轻呼吸困难的症状,护士可采用　　　　　　　　　　　　　　　（　　）

A. 10% ~20% 乙醇湿化加压给氧　　　　B. 20% ~30% 乙醇湿化加压给氧

C. 30% ~40% 乙醇湿化加压给氧　　　　D. 40% ~50% 乙醇湿化加压给氧

E. 50% ~70% 乙醇湿化加压给氧

20. 为缓解症状,可协助患者采取下列哪种体位　　　　　　　　　　　　　（　　）

A. 仰卧,头偏向一侧,防止窒息　　　　B. 左侧卧位,防止空气阻塞肺动脉口

C. 端坐位,两腿下垂,减少回心血量　　D. 抬高床头 15 ~30 cm,减少回心血量

E. 抬高床头 20° ~30°,以利于呼吸

(21 ~23 题共用题干)

王某,女,30 岁,阑尾炎术后第 5 天,体温 36.3 ℃,伤口无渗血渗液。今早 9 时许,继续静脉滴注青霉素。半个小时后,患者突然寒战,继之高热,体温 40 ℃,并伴有头痛、恶心、呕吐。

21. 根据上述表现,判断此患者可能出现了哪种情况　　　　　　　　　　（　　）

A. 发热反应　　　　　　　　　B. 过敏反应　　　　　　　　　C. 心脏负荷过重的反应

D. 空气栓塞　　　　　　　　　E. 静脉炎

22. 上述反应产生的主要原因可能是　　　　　　　　　　　　　　　　　（　　）

A. 溶液中含有对患者致敏的物质　　　B. 溶液中含有致热物质　　　C. 输液速度过快

D. 溶液温度过低　　　　　　　E. 患者是过敏体质

23. 下列处理哪一项是错误的　　　　　　　　　　　　　　　　　　　　（　　）

A. 减慢输液速度　　　　　　　B. 立即停止输液　　　　　　　C. 物理降温

D. 给予抗过敏药物或激素治疗　E. 保留输液器具和溶液进行检测以查找原因

(24 ~26 题共用题干)

赵某,男,66 岁,因病情需要行加压静脉输液。当护士去治疗室取物品回到患者床前时,发现患者呼吸困难,有严重发绀。患者自述胸闷、胸骨后疼痛、眩晕,护士立即给患者测量血压,其值为 75/55 mmHg。根据上述资料,请回答下列问题:

24. 此患者可能出现了　　　　　　　　　　　　　　　　　　　　　　　（　　）

A. 心脏负荷过重的反应　　　　B. 心肌梗死　　　　　　　　　C. 空气栓塞

D. 过敏反应　　　　　　　　　E. 心绞痛

25. 护士应立即协助患者　　　　　　　　　　　　　　　　　　　　　　（　　）

A. 取右侧卧位　　　　　　　　B. 取左侧卧位　　　　　　　　C. 取仰卧位,头偏向一侧

D. 取半卧位　　　　　　　　　E. 取端坐卧位

26. 下列预防措施中正确的是　　　　　　　　　　　　　　　　　　　　（　　）

A. 正确调节滴速　　　　　　　B. 预防性服用舒张血管的药物　C. 预防性服用抗过敏药物

D. 加压输液时护士应在患者床旁守候　E. 严格控制输液量

参考答案:

1. A　2. B　3. C　4. E　5. C　6. D　7. D　8. D　9. A　10. C　11. B　12. B　13. E　14. E　15. D　16. B　17. C
18. D　19. B　20. C　21. A　22. B　23. A　24. C　25. B　26. D

(穆荣红)

项目三十七　酒精拭浴法

【教学重点、要点】

(一)冷疗的定义

冷疗是利用低于人体温度的物质,作用于人体表面,通过神经传导引起皮肤和内脏器官血管的收缩,从而改变机体各系统体液循环和代谢活动,达到治疗的目的。

(二)冷疗法的目的

1.控制炎症扩散:用于炎症早期。

2.减轻局部充血和出血:用于软组织损伤的早期及体表组织的出血,如鼻衄、扁桃体摘除术后。

3.减轻疼痛:适用于牙痛、烫伤及急性损伤早期(48 h 内)。

4.降低体温:适用于高热或中暑患者降温以及脑外伤、脑缺氧的患者。

(三)影响冷疗法效果的因素

1.方法:分为干冷和湿冷两种。湿冷疗法优于干冷疗法。

2.面积:冷疗面积越大,疗效越强;反之,则越弱。

3.时间:在一定治疗时间内,机体的反应随着冷疗时间的延长而增强,但持续用冷时间过长,会出现继发效应,甚至引起不良反应。

4.温度:用冷的温度与体表的温度相差越大,机体对冷刺激的反应越强;反之,则越弱。环境温度也会影响冷疗效果,如室温过低,冷疗效果增强;室温过高,冷疗效果降低。

5.部位:冷疗的部位不同,疗效也不相同。血管粗大、血流丰富的体表部位以及皮肤较薄、不经常暴露的部位对冷刺激反应明显,效果较好。

6.个体差异:不同年龄、性别、身体状况、居住习惯、肤色的个体对冷疗法的反应不同。

(四)冷疗的禁忌证

1.慢性炎症或深部化脓性病灶。

2.循环障碍:对大面积组织受损、休克、全身微循环障碍、周围血管病变、动脉硬化、神经病变、水肿等患者,因循环不良、组织营养不足,使用冷疗后可使血管收缩,血液循环障碍加重,导致局部组织缺血、缺氧而变性、坏死。

3.对冷过敏:应用冷疗时可引起红斑、荨麻疹、关节疼痛、肌肉痉挛等过敏症状。

4.慎用冷疗法者:心脏病及体质虚弱者、昏迷或感觉异常者、关节疼痛、婴幼儿及哺乳期涨奶的产妇等均应慎用冷疗。

5.禁用冷部位

(1)枕后、耳郭、阴囊等部位禁忌用冷,以防冻伤。

(2)心前区部位禁忌用冷,以防反射性地引起心率减慢、房颤、室颤及房室传导阻滞。

(3)腹部禁忌用冷,以防腹痛、腹泻。

(4)足底禁忌用冷,以防反射性末梢血管收缩,影响散热,或引起一过性冠状动脉收缩。

(五)全身用冷注意事项

1.擦浴过程中,注意观察局部皮肤情况及患者反应,重点观察皮肤表面有无发红、苍白、出血点,如患者出现寒战、面色苍白、脉搏及呼吸异常等应立即停止操作,报告医生给予处理。

2.禁忌拍拭胸前区、腹部、后颈、足心等部位,以免引起不适。

3.酒精刺激性较强,不可用于血液病患者及婴幼儿。

4.拭浴时以拍拭(轻拍)方式进行,不能用摩擦方式,以免摩擦生热。

【临床护理举例】

患者男性,36 岁,因脑外伤入院,神志不清。查体:体温 39.8 ℃,脉搏 65 次/min,呼吸 16 次/min,医嘱给予酒精拭浴降温。

【实验实训目的】

为高热患者降温。

【评估内容】

1.患者的一般情况:年龄、病情、治疗情况、过敏史、拭浴前体温、皮肤情况、循环情况、对冷的耐受度、有无感觉障碍。

2.患者的认知反应:意识状态、心理反应、理解合作程度。

【操作准备】

1.护士准备:着装整洁,洗手,戴口罩。

2.患者准备:患者了解酒精拭浴法的目的、方法、注意事项及配合要点;排空大小便,取舒适卧位。

3.物品准备

(1)上层:大毛巾、小毛巾、热水袋及布套、冰袋及布套、脸盆(内盛25% ~35%的酒精200 ~300 mL、温度30 ℃)、手消毒液、清洁衣裤、便器。

(2)下层:医疗垃圾桶、生活垃圾桶。必要时备便器。

4.环境准备:安静整洁、舒适安全。酌情关闭门窗,必要时用床帘或屏风遮挡患者。

【临床操作评分标准】

酒精拭浴法操作规程及评分见表37-1。

表 37-1 酒精拭浴法作规程及评分

项目	操作标准	分值	扣分细则	得分
素质评价	1. 语言清晰、流利,普通话标准	2	一项不符合要求扣1分	
	2. 行为举止规范、大方、优雅	3	不符合要求酌情扣分	
	3. 着装规范,符合护士仪表礼仪	3	服装、鞋帽一项不符合要求扣1分	
准备质量评价	1. 物品备齐,放置有序	2	物品少一样扣1分,放置无序扣1分	
	2. 操作前评估患者	2	未评估患者扣2分,评估与病情不符扣1分	
	3. 评估环境	1	未评估扣1分	
	4. 洗手,戴口罩	2	一项未做扣1分,洗手动作一步不规范扣0.2分	
操作过程质量评价	1. 用物推至床旁,放在便于操作处	2	放置位置不方便操作扣1分	
	2. 核对床号、姓名,向患者解释	6	一项未做扣2分,解释不符合病情扣1分	
	3. 遮挡患者,取舒适卧位(口述:酌情调节室温,放平支架)	6	一项未做扣2分,未口述扣2分	
	4. 松开床尾盖被	1	未做扣1分	
	5. 放冰袋于头部,放热水袋于足部	4	一项未做扣2分,放置位置不合适各扣1分	
	6. 协助患者脱上衣,松裤带,垫浴巾	6	一项未做扣2分	
	7. 拍拭双上肢(先近侧后对侧)	12	一侧未做扣6分,漏拍拭扣3分,顺序错误扣2分	
	8. 协助患者侧卧,身下垫浴巾,拍拭背部	5	一项未做扣2分,漏拍拭扣3分	
	9. 协助患者穿上衣,脱裤子	4	未协助患者扣2分,穿衣顺序错误扣2分	
	10. 拍拭双下肢(先近侧后对侧)	12	一侧未做扣6分,漏拍拭扣3分,顺序错误扣2分	
	11. 取出浴巾,协助患者穿裤	4	一项未做扣2分,穿裤方法错误扣1分	
	12. 取下热水袋,协助患者取舒适卧位,整理床单位	6	一项未做扣2分	
	13. 整理用物,洗手、记录	4	一项未做扣1分,记录少一项扣1分	
	14. 口述:30 min后测体温,若降至39 ℃以下时,取下头部冰袋	3	未口述扣2分,口述少一项扣1分,未取下冰袋扣2分	
终末质量评价	1. 操作过程熟练、规范	2	不符合要求酌情扣1~2分	
	2. 与患者沟通良好	2	不符合要求酌情扣1~2分	
	3. 关心患者、动作轻柔	2	不符合要求酌情扣1~2分	
	4. 操作用时不超过20 min(操作过程第2~14项为计时部分)	4	每超时30 s扣1分	

单元知识检测

1. 属于冷疗禁忌证的是　　　　　　　　　　　　　　　　　　　　　　　　　　　　（　　）
   A. 高热患者　　　　　　　　　B. 鼻出血　　　　　　　　　C. 扁桃体摘除术后
   D. 血液循环障碍　　　　　　　E. 牙痛

2. 酒精拭浴时,禁忌拭浴的部位是　　　　　　　　　　　　　　　　　　　　　　　　（　　）
   A. 手掌、肘窝　　　　　　　　B. 颈部、四肢　　　　　　　C. 腋窝、腹股沟
   D. 前胸、腹部　　　　　　　　E. 腰部、背部

3. 酒精拭浴时,酒精的浓度是　　　　　　　　　　　　　　　　　　　　　　　　　　（　　）
   A. 30%　　　　　　　　　　　B. 40%　　　　　　　　　　C. 60%
   D. 50%　　　　　　　　　　　E. 以上都不对

4. 为高热患者酒精拭浴时,冰袋应置于　　　　　　　　　　　　　　　　　　　　　　（　　）
   A. 枕部　　　　　　　　　　　B. 头部　　　　　　　　　　C. 颈部
   D. 腋下　　　　　　　　　　　E. 足底

5. 酒精拭浴后应间隔多长时间测量体温　　　　　　　　　　　　　　　　　　　　　　（　　）
   A. 15 min　　　　　　　　　　B. 10 min　　　　　　　　　C. 20 min
   D. 25 min　　　　　　　　　　E. 30 min

6. 腹部禁用冷疗是为了防止　　　　　　　　　　　　　　　　　　　　　　　　　　　（　　）
   A. 体温骤降　　　　　　　　　B. 引起腹泻　　　　　　　　C. 冻伤
   D. 心律失常　　　　　　　　　E. 心率减慢

7. 患者,男性,27 岁,因"急性肺炎"入院。为患者酒精拭浴降温时,冰袋不宜放置在　　（　　）
   A. 头部　　　　　　　　　　　B. 腹股沟　　　　　　　　　C. 腋下
   D. 手心　　　　　　　　　　　E. 足底

8. 患者,女性,30 岁,病毒性脑膜炎,体温39.7 ℃,行酒精拭浴,头部放置冰袋的目的是　（　　）
   A. 利于脑组织的恢复　　　　　B. 防止心律失常　　　　　　C. 防止头部充血
   D. 防止脑水肿　　　　　　　　E. 提高脑组织对缺氧的耐受性

9. 患者肖某,男性,45 岁,牙痛难以入睡来院就诊,正确的处理方法　　　　　　　　　（　　）
   A. 口含冰块　　　　　　　　　B. 口含温开水　　　　　　　C. 面颊放热水袋
   D. 红外线照射　　　　　　　　E. 面颊放冰袋

10. 患者杨某,男性,40 岁,发热原因待查入院,体温39.6 ℃,神志清楚。护士为其酒精拭浴,错误的做法是（　　）
    A. 冰袋置头部,热水袋置足底　　　　　　　B. 以拍拭方式进行,血管丰富处适当延长
    C. 出现寒战,加快拭浴速度　　　　　　　　D. 拭浴结束后,取出热水袋
    E. 禁忌拭浴胸前、腹部、足底

11. 患者,王某,女,67 岁,甲状腺瘤术后,局部出血,疼痛,应采取下列哪项措施　　　（　　）
    A. 局部冰袋冷敷　　　　　　　B. 局部湿热敷　　　　　　　C. 局部放置热水袋
    D. 局部红外线灯照射　　　　　E. 中药热敷

12. 患者李某,下楼梯时不慎扭伤左脚踝关节,1 h 后来院就诊,该如何处理　　　　　　（　　）
    A. 热敷　　　　　　　　　　　B. 冷敷　　　　　　　　　　C. 冷、热敷交替
    D. 推拿按摩　　　　　　　　　E. 热水足浴

13. 患者高某,女,45 岁,因脑外伤昏迷2 d,持续性高热,体温40.1 ℃。遵医嘱给予冰帽降温,以防止脑水肿的
    机制是　　　　　　　　　　　　　　　　　　　　　　　　　　　　　　　　　（　　）
    A. 溶解坏死组织,使炎症局限　　　　　　　B. 降低颅内压
    C. 提高脑细胞活力　　　　　　　　　　　　D. 降低毛细血管通透性,减轻组织对神经末梢的压力
    E. 降低脑细胞代谢,减少脑细胞耗氧量

14.患者李某,女性,25岁,右侧第二磨牙牙龈红肿,牙痛影响睡眠,护士指导患者口含冰块减轻疼痛,依据是
( )

　　A.冷减轻组织充血　　　　　　　B.冷促进炎症的消散与局限

　　C.冷提高痛觉神经的兴奋性　　　D.冷使神经末梢敏感性降低

　　E.冷降低局部温度

参考答案:
1.D　2.D　3.A　4.B　5.E　6.B　7.E　8.C　9.A　10.C　11.A　12.B　13.E　14.D

（乔瑞平）

思政内容

1.百年同仁,精诚勤和,严谨为医,诚信为人。

2.技术上追求精益求精,服务上追求全心全意。

3.高度的责任感是我们的天职,精湛的技术是我们一生的追求,愿我们以真诚的服务,为您带来一缕温情!

4.灿烂的微笑,让病痛雾散云消,细心的呵护,让病魔藏身无处。

5.用我们的汗水与爱心编制您的健康与微笑。

6.完美的过程,才会有满意的结果。

7.走进每一位患者总带着一份微笑;不求回报温暖着每一颗惧怕的心灵。

8.护士必须要有同情心和一双愿意工作的手。——南丁格尔

9.将心比心,用我的爱心、诚心、细心,换您的舒心、放心、安心。

10.选择了护理职业,就选择了奉献。

11.珍惜生命,善待他人,真诚服务。

12.用我真诚的呵护,抚平您身心的伤痛。

13.我的汗水,是您康复中渴求的甘露。

14.爱在我们身边生长,我们在爱中成长。

15.以善良之心看待世人,以乐观之眼看尽事情,以开朗之手处理世事,以幽默之口道尽世言!

16.用我们的真心为您送去一丝温暖。

17.用真诚的心,去善待痛苦中的患者。

18.尊重患者就是尊重自己,爱护患者就是爱护医院。

19.患者不是没智慧的人,而是让我们长智慧的人。

20.高度的责任感是我们的天职,精湛的技术是我们一生的追求,愿我们以真诚的服务,为您带来一缕温情!

项目三十八　热水袋的使用方法

冷热疗法

【教学重点、要点】

1. 热疗的作用

（1）促进炎症的消散和局限：用热可使局部血管扩张，加快血液循环速度，增强新陈代谢和白细胞的吞噬功能。炎症早期用热，可促进炎性渗出物的吸收与消散。炎症后期用热可促进白细胞释放蛋白溶解酶溶解坏死组织，促进炎症局限。如踝关节扭伤 48 h 后用热敷，可促进踝关节软组织淤血的吸收和消散。

（2）减轻深部组织充血：温热可使皮肤血管扩张，血流量增多。由于全身循环血量的重新分布，可减轻深部组织的充血。

（3）减轻疼痛：温热刺激能降低痛觉神经的兴奋性，改善血液循环，减轻炎性水肿，解除局部神经末梢的压力，加速组织胺等致痛物质的运出；同时，热疗可使肌肉、肌腱、韧带等组织松弛，从而缓解疼痛。临床适用于肢体的局部感染、关节、肌肉紧张所致的疼痛。

（4）保暖：在体表用热后使皮肤血管扩张，促进血液循环，将热带往全身，使体温升高。当环境温度较低时，局部或全身应用热疗，可增进温暖与舒适，并且还可以促进睡眠。临床用于早产儿、身体虚弱、末梢循环不良的患者。

2. 热疗的禁忌证

（1）急腹症未明确诊断前：用热可减轻疼痛，但容易掩盖病情真相，而贻误诊断和治疗。

（2）面部危险三角区感染：因该处血管丰富，且面部静脉无静脉瓣，又与颅内海绵窦相通，热疗可使该处血管扩张，血流量增多，易造成严重的颅内感染和败血症。

（3）各种脏器出血、出血性疾病：热疗可使局部血管扩张，增加脏器的血流量和血管的通透性，而加重脏器出血。血液凝固障碍的患者用热后局部血管扩张会增加出血的倾向。

（4）软组织损伤或扭伤 48 h 内：软组织损伤早期（48 h 内）用热可因血管扩张、通透性增加而加重皮下出血、肿胀和疼痛。

（5）其他情况：①心、肝、肾功能不全的患者，大面积使用热疗法，可导致皮肤血管扩张，内脏器官的血液供应减少，进而使病情加重。②急性炎症反应，如牙龈炎、中耳炎、结膜炎、面部肿胀等，用热可使局部温度升高，有利于细菌繁殖，加重病情。③治疗部位有恶性肿瘤，因为用热会加速细胞新陈代谢，有助于细胞生长，血液循环加快，从而加速恶性肿瘤细胞的生长和转移。

3. 注意安全

（1）婴幼儿、老年人、末梢循环不良、感觉迟钝、麻醉未清醒、昏迷等患者水温调节在 50 ℃以内，并加毛巾包裹以防烫伤。

（2）孕妇：用热会影响胎儿的生长发育。

（3）感觉功能异常、意识不清、老年人、婴幼儿慎用热疗,用热可能会造成烫伤,这类患者应在严密监视下使用热疗。

（4）人体有金属移植物部位:因为金属是热的良导体,易造成烫伤。

4.影响热疗法效果的因素

（1）方法:热疗分为干热和湿热两种。因水的传导性能比空气好,穿透力强,速度快,所以湿热疗法的效果优于干热疗法,相同状态下干热50～70 ℃可达到治疗效果,而湿热只需要40～60 ℃即可达到治疗效果。

（2）部位:皮下冷感受器比热感受器多,故浅层皮肤对冷较敏感。另外,皮肤薄或不经常暴露的部位对热有明显的反应,效果较好。

（3）时间:在一定的治疗时间内,机体的反应随着热疗时间的增加而增强,但如果持续用热时间过长,已扩张的小动脉会收缩而出现继发效应。

（4）面积:热疗的效果与应用面积成正比,应用面积越大,疗效越强,反之则越弱。但热疗面积越大,患者的耐受性也越差。在大面积热疗时,应密切观察患者局部及全身反应,以保证热疗安全、有效。

（5）温度:用热疗法的温度与体表的温度相差越大,机体反应越强,反之则越弱。另外,环境温度也会影响热疗的效果,当环境温度高于或者等于身体温度时,热疗效果增强。

（6）个体差异:老年人因体温调节能力较差,对热刺激的敏感性降低;婴幼儿体温调节中枢发育不完善,对热刺激的适应能力有限;昏迷、瘫痪、血液循环不良、血管硬化、感觉迟钝等患者对热刺激的敏感性也降低,在为这些患者进行热疗时,应特别注意温度的选择,防止烫伤。

附:热水袋的使用助记口诀:

不要满,勤查看,特殊患者要加垫;持续用,及时换,严格执行交接班。

【临床护理举例】

学生,王某,女,19岁,因痛经表现为面色苍白、手脚冰凉、出冷汗,使用热水袋缓解疼痛。

【实验实训目的】

保暖、解痉、镇痛,使患者舒适。

【评估内容】

1.患者的年龄、病情、意识状态。

2.患者局部皮肤情况,如颜色、温度、有无出血、伤口、感觉障碍以及对热的耐受程度。

3.患者的心理状态、活动能力及配合程度。

【操作准备】

1.护士准备:衣着整齐,洗手,戴口罩。

2.患者准备:了解热水袋使用的目的、方法、注意事项及配合要点,排空大小便,取舒适卧位。

3.物品准备:治疗盘内备热水袋及布套、水温计,必要时备大毛巾,治疗盘外备量杯,热水,60～70 ℃,手消毒液。

4.环境准备:整洁,温度适宜,酌情关闭门窗。

【临床操作评分标准】

热水袋的使用方法操作规程及评分见表38-1。

表38-1　热水袋的使用方法操作规程及评分

项目	操作标准	分值	扣分细则	得分
素质评价	1. 语言清晰、流利,普通话标准	2	一项不符合要求扣1分	
	2. 行为举止规范、大方、优雅	3	不符合要求酌情扣分	
	3. 着装规范,符合护士仪表礼仪	3	服装、鞋帽一项不符合要求扣1分	
准备质量评价	1. 物品备齐,放置有序	2	物品少一样扣1分	
	2. 操作前评估患者身体状况,如意识、体温、热水袋放置处皮肤情况	2	未评估患者扣2分,评估与病情不符扣1分	
	3. 评估环境	1	未评估扣1分	
	4. 洗手,戴口罩	2	一项未做扣1分,洗手动作一步不规范扣0.2分	
操作过程质量评价	1. 测量、调节水温,一般调至60~70 ℃	6	未测量水温扣6分,温度不符合要求酌情扣1~5分	
	2. 备热水袋 　(1)检查热水袋及水温计有无破损,热水袋与塞子是否配套,以防漏水	6	未检查扣4分,少一项扣2分	
	(2)热水袋去塞,平放,一手持热水袋口边缘,另一手灌热水,边灌边提高热水袋至1/2~2/3满	6	一项不符合要求扣1分	
	(3)驱气:逐渐放平热水袋,驱尽袋内空气	5	不符合要求扣2分	
	(4)检查:擦干倒提,检查无漏水	5	未检查扣5分,检查办法不对扣3分	
	(5)装入布套,避免热水袋与皮肤直接接触,以防烫伤	3	未装布袋或未系带各扣2分	
	3. 携用物至患者床旁,核对床号、姓名,评估患者病情并解释,以取得配合	6	未核对扣5分,核对不全一处扣1分,一处不符合要求扣1分	
	4. 再次检查局部皮肤情况,置热水袋于所需部位,袋口向身体外侧。对意识不清、感觉迟钝的患者使用热水袋时,应再包一块大毛巾或放于两层毛毯之间,告知注意事项,并定时检查局部皮肤情况,以防烫伤	10	未检查皮肤、不告知注意事项各扣2分,热水袋放入位置不符合要求扣5分,未询问患者感受扣5分,一项不符合要求扣3分	
	5. 注意询问患者对操作的感受,随时观察热水袋使用后的效果与反应	10	未询问、观察扣5分,方法不正确扣2分,一项不符合要求扣1分	
	6. 使用结束后取出热水袋,整理床单位,协助患者取舒适体位	5	不符合要求扣5分	

续表38-1

项目	操作标准	分值	扣分细则	得分
操作过程质量评价	7.用热完毕,将热水袋的水倒空,倒挂晾干,吹气,旋紧塞子,放阴凉处备用,布套洗净备用	6	一项不符合求扣1分	
	8.清理用物,洗手	4	未清理、未洗手各扣2分	
	9.记录用热时间、部位、效果及反应	4	未记录扣2分,记录不符合要求一处扣1分	
终末质量评价	1.操作熟练,动作要轻稳,符合操作规程	3	不符合要求酌情扣1~2分	
	2.操作过程中体现人文关怀,确保患者的安全	4	不符合要求酌情扣1~2分	
	3.使用后物品处理规范	2	不符合要求酌情扣1~2分	

单元知识检测

1.昏迷患者用热水袋时水温不超过50℃的原因是　　　　　　　　　　　　　　　　　（　　）
　　A.机体对热敏感度增加　　　　　B.血管对热反应过敏　　　　　C.可加深患者昏迷程度
　　D.皮肤抵抗力下降　　　　　　　E.局部感觉迟钝

2.采用热疗法促进炎症局限的机制是　　　　　　　　　　　　　　　　　　　　　　（　　）
　　A.解除肌肉痉挛　　　　　　　　B.促进软组织松弛　　　　　　　C.降低细胞新陈代谢
　　D.溶解坏死组织　　　　　　　　E.降低神经兴奋性

3.下列哪种患者可以使用60~70℃的热水袋进行热敷　　　　　　　　　　　　　　　（　　）
　　A.昏迷者　　　　　　　　　　　B.老年人　　　　　　　　　　　C.婴幼儿
　　D.腹泻患者　　　　　　　　　　E.全醉未醒者

4.热水袋使用时下列哪项不妥　　　　　　　　　　　　　　　　　　　　　　　　　（　　）
　　A.灌水1/2~2/3满　　　　　　　B.排尽空气,旋紧塞子　　　　　C.擦干后倒提热水袋检查有无漏水
　　D.水温以50℃以内为宜　　　　　E.套上布套,接触足部皮肤取暖

5.某实习护士为一位术后患者灌注热水袋,下列哪项不正确　　　　　　　　　　　　（　　）
　　A.调节水温至60~70℃　　　　　B.放平热水袋　　　　　　　　　C.灌满热水
　　D.拧紧塞子,擦干　　　　　　　E.边灌边提高热水袋使水不致溢出

6.患者,男性,22岁。手术后麻醉未清醒,手脚厥冷,全身发抖,欲用热水袋取暖,下列操作方法不恰当的是（　　）
　　A.热水袋水温应控制在60℃以内　　B.热水袋套外再包大毛巾　　　C.密切观察局部皮肤颜色
　　D.及时更换热水　　　　　　　　　E.进行交班

7.患者,女性,70岁,突然腹痛,面色苍白,大汗淋漓,护士不应采取的措施是　　　　（　　）
　　A.询问病史　　　　　　　　　　B.通知医生　　　　　　　　　　C.给热水袋以缓解疼痛
　　D.测生命体征　　　　　　　　　E.安慰患者

8.徐某,女,24岁,急性胃肠炎,腹痛,怕冷,应给患者　　　　　　　　　　　　　　（　　）
　　A.乙醇按摩　　　　　　　　　　B.红外线照射　　　　　　　　　C.冷湿敷
　　D.热湿敷　　　　　　　　　　　E.放置热水袋

9.某患者,男,3岁,四肢冰冷,用热水袋保暖,水温应调至　　　　　　　　　　　　（　　）
　　A.48℃　　　　　　　　　　　　B.55℃　　　　　　　　　　　　C.62℃
　　D.70℃　　　　　　　　　　　　E.80℃

参考答案:

1.E　2.D　3.D　4.D　5.C　6.A　7.C　8.E　9.A

（张奕格）

项目三十九　周围静脉血标本采集技术

标本采集

【教学重点、要点】

（一）血标本采集相关知识

1. 静脉血标本采集是指自静脉抽取血标本的方法,常用浅静脉有:肘部静脉(贵要静脉、头静脉、肘正中静脉)、腕部及手背静脉、大隐静脉、小隐静脉等,其中肘部静脉最常用。深静脉常用股静脉。

2. 根据检验目的不同,静脉血标本可分为全血标本、血清标本、血浆标本和血培养标本。

3. 根据采集标本时选择采集方法不同分为毛细血管采血法、静脉采血法、动脉采血法。毛细血管采血法是自外周血或末梢血采集标本的方法,由于外周血或末梢血的血液循环差,易受气温、运动、外力挤压等因素而发生改变,检查结果不够恒定;动脉血标本采集,常用于血液气体分析、乳酸和丙酮酸测定、判断患者氧合及酸碱平衡情况,为诊断、治疗、用药提供依据。

4. 采集静脉血标本时可用注射器采血和真空采血器采血。

（二）操作要点

1. 严格执行查对制度及无菌技术操作原则。

2. 做生化检验,应在清晨空腹时采集血标本,事先通知患者抽血前勿进食、饮水,以免影响检验结果。

3. 采集细菌培养标本尽可能在使用抗生素前或伤口局部治疗前、高热寒战期进行标本采集。已经使用抗生素或不能停用的药物应予以注明。一般血培养标本取血 5 mL;亚急性细菌性心内膜炎患者采血 10~15 mL,以提高培养阳性率。

4. 采集血培养标本时应防止污染,严格执行无菌操作技术。抽血前应检查培养基是否符合要求;瓶塞是否干燥,培养液是否充足;血培养标本应注入无菌容器内,不可混入药物、消毒剂、防腐剂,以影响检验结果。

5. 肘部采血时,不要拍打患者前臂,扎止血带时间不超过 40 s 为宜,避免扎时间过长引起局部淤血、静脉扩张,影响检验结果。

6. 严禁在输液和输血的肢体或针头处抽取血标本。若女性患者做了乳腺切除术,应在手术对侧的手臂进行采血。

7. 使用真空管采血时,不可在穿刺前先将真空采血管与采血针头相连,以免试管内负压消失影响采血。

8. 真空采血器采血时,多个检测项目同时进行时按以下顺序采血:血培养—无添加剂管—凝血管—抗凝剂试管。

9.抽血清标本时要用干燥的注射器、针头和试管。采血后立即取下针头,将血液顺管壁缓慢注入试管,勿将泡沫注入并避免震荡以免红细胞破裂。

10.采全血标本时,将血液注入有抗凝剂的试管内,立即轻轻摇匀使血液和抗凝剂混匀,避免血液凝固。

11.采集血标本的用物应安全处置,使用后的采血针头等锐器应当放入锐器回收盒内。

【临床护理举例】

患者,女,46岁。近1个月出现恶心、厌食、腹胀、肝区不适,为明确诊断遵医嘱做肝功能检查。

【实验实训目的】

1.全血标本:抗凝血标本,主要用于测定红细胞沉降率、血常规及血液中某些物质如尿酸、尿素氮、肌酸、血氨、血糖的含量等。

2.血清标本:不加抗凝剂的血经离心所得到的上清液称为血清,适用于临床化学和免疫学的检测,如测定血清酶、脂类、电解质和肝功能等。

3.血浆标本:加抗凝剂的血经离心所得到的上清液称为血浆,适合于内分泌激素、血栓和止血检测。

4.血培养标本:用于培养和检测血液中的病原体。

【评估内容】

1.患者病情、治疗情况、心理反应、认知水平、合作程度。

2.检验项目、检验目的、采血量及是否需要特殊准备。

3.患者肢体活动能力,穿刺部位皮肤、凝血功能及血管情况。

4.患者有无生理因素的影响,如运动、饮食、吸烟、咖啡、饮酒等。

【操作准备】

1.护士准备:衣帽整洁,着装规范,修剪指甲,洗手,戴口罩。

2.患者准备:了解静脉血标本采集的目的、部位及配合方法,取舒适卧位,暴露穿刺部位。

3.用物准备

(1)治疗车上层:静脉注射盘、止血带、一次性垫巾、检验申请单、标签或条形码、真空采血管及配套采血针或一次性无菌注射器及标本容器(干燥试管、抗凝试管、血培养瓶)、手消毒液、无菌手套、按需准备一次性胶贴、酒精灯、火柴。

(2)治疗车下层:生活垃圾桶、医用垃圾桶。

4.环境准备:安静、整洁,酌情调节室温。

【临床操作评分标准】

周围静脉血标本采集技术操作规程及评分见表39-1。

表 39-1　周围静脉血标本采集技术操作规程及评分

项目	操作标准	分值	扣分细则	得分
素质评价	1. 语言清晰、流利,普通话标准	2	一项不符合要求扣 1 分	
	2. 行为举止规范、大方、优雅	3	不符合要求酌情扣分	
	3. 着装规范,符合护士仪表礼仪	3	服装、鞋帽一项不符合要求扣 1 分	
准备质量评价	1. 物品备齐,放置有序	2	物品少一样扣 1 分,放置无序扣 1 分	
	2. 操作前评估患者	2	未评估扣 2 分,评估与病情不符扣 1 分	
	3. 评估环境	1	未评估扣 1 分	
	4. 洗手,戴口罩	2	一项未做扣 1 分,洗手动作一步不规范扣 0.2 分	
操作过程质量评价	1. 用物推至床旁,放在便于操作处	2	放置位置不妥扣 1 分	
	2. 核对床号、姓名、采血容器及检查项目,向患者解释	6	一项未做扣 1 分	
	3. 协助患者取平卧位或坐位,伸出手臂,掌心向上	6	一项未做扣 1 分	
	4. 在采血部位下放垫枕、垫巾,放好止血带,选择血管,备好胶贴	5	一项未做扣 1 分,胶贴放置位置不妥扣 0.5 分	
	5. 消毒采血部位皮肤,待干	4	一项未做扣 2 分,消毒方法不正确扣 1 分,污染扣 1 分	
	6. 在采血部位上方约 6 cm 处扎止血带	4	扎止血带方法、部位不正确各扣 2 分	
	7. 再次消毒皮肤,待干	2	未做扣 2 分,消毒方法不正确扣 1 分,污染扣 1 分	
	8. 核对后,嘱患者握拳,针尖斜面向上,与皮肤呈 15°～30°角刺入静脉内	10	一项未做扣 2 分,重复穿刺一次扣 1 分,穿刺不成功扣 6 分	
	9. 见回血后固定针头,将采血针尾端直接插入真空试管,使血液沿管壁流入试管	10	未固定扣 1 分,方法不正确扣 5 分,采血量不足扣 2 分,血液滴出扣 2 分	
	10. 采血完毕,松开止血带,嘱患者松拳	4	一项未做扣 2 分	
	11. 干棉签斜放于穿刺点上方,迅速拔出针头后按压穿刺部位至不出血	4	拔针方法不正确扣 2 分,未按压扣 2 分	
	12. 将采血针放入利器盒内,撤去垫枕、垫巾、止血带	4	一项未做扣 1 分	
	13. 再次核对,安置患者于舒适卧位,交代注意事项	6	一项未做扣 2 分	
	14. 询问患者无需要后,整理床单位,洗手	6	一项未做扣 2 分,床铺不整齐扣 1 分	
	15. 口述:及时将标本送检	2	未口述扣 2 分	

续表39-1

项目	操作标准	分值	扣分细则	得分
终末质量评价	1.与患者沟通能力强(操作前、中、后解释用语)	3	否则各扣1分	
	2.关心患者,应变能力强	2	一项不符合要求扣1分	
	3.操作程序符合标准,无菌观念强	2	程序颠倒一次扣1分,污染一次扣1分	
	4.操作用时不超过8 min (操作过程第2~15项为计时部分)	3	每超时30 s扣1分	

📖 单元知识检测

1.采集血清标本的方法,错误的是　　　　　　　　　　　　　　　　　　　　　　　　(　　)

　A.选用干燥试管　　　　　　　　　　B.采血后去针头顺管壁将血浆和泡沫注入试管

　C.避免过度震荡　　　　　　　　　　D.取下针头,顺管壁缓慢注入试管

　E.立即送验

2.关于采集血标本的操作方法,错误的是　　　　　　　　　　　　　　　　　　　　　(　　)

　A.严禁在输液的针头处采血　　　　　　　　B.如需空腹采血,应提前通知患者禁食

　C.全血标本不可摇动试管以防溶血　　　　　D.血清标本应注入干燥试管

　E.血培养标本应在使用抗生素前采集

3.注射器采集静脉血标本时,以下操作正确的是　　　　　　　　　　　　　　　　　　(　　)

　A.抽取全血标本后,注入干燥试管

　B.为危重症患者采集血标本,可从输液针头处抽取

　C.采集血培养标本后,迅速注入抗凝试管内

　D.同时抽取不同种类的血标本时注入顺序为:血培养瓶—抗凝剂试管—干燥试管

　E.血清标本注入试管后,应轻轻旋转摇匀

4.血常规、红细胞沉降率、肝功、生化、血培养等标本,护士应首先采集的是　　　　　　　(　　)

　A.血常规标本　　　　　　　　B.肝功和生化标本　　　　　　　C.血培养标本

　D.红细胞沉降率标本　　　　　E.任意标本均可

5.有关血标本采集法,错误的一项是　　　　　　　　　　　　　　　　　　　　　　　(　　)

　A.血培养标本应在使用抗生素前采血　　　　　B.血清标本应防试管内凝血

　C.血气分析应备干燥注射器和肝素　　　　　　D.生化标本应在空腹时采血

　E.输液时应在对侧肢体采血

6.血清标本除下列哪项外都可测定　　　　　　　　　　　　　　　　　　　　　　　　(　　)

　A.血清酶　　　　　　　　　　B.脂类　　　　　　　　　　　C.电解质

　D.血气分析　　　　　　　　　E.肝功能

7.关于血培养的采集原则,错误的一项是　　　　　　　　　　　　　　　　　　　　　(　　)

　A.必须空腹采集　　　　　　　　　　　　B.培养瓶内不可混入消毒剂和防腐剂

　C.严格无菌操作　　　　　　　　　　　　D.已使用抗生素者在检验单上注明

　E.采集量一般为5 mL

8.患者,女,26岁,近1个月来因不规则发热、乏力、体重减轻而入院,经检查发现有房间隔缺损,并初步诊断合并亚急性细菌性心内膜炎,医嘱行血培养。采血量至少为　　　　　　(　　)

　A.1~3 mL　　　　　　　　　　B.4~6 mL　　　　　　　　　　C.7~9 mL

D. 10～15 mL   E. 16～18 mL

9. 患者,女性,32岁,不明原因关节疼痛入院检查。医嘱抽血查红细胞沉降率,下述采集标本的方法不正确的是
（　　）

A. 备抗凝试管　　　　　　　B. 采血的注射器、针头必须干燥、无菌　　C. 采血后取下针头

D. 将血液迅速注入试管　　　E. 血液注入后,轻轻摇动试管,使之与抗凝剂混匀

10. 患者,男性,63岁,到体检中心去体检,为了解肝肾功能情况,需要抽血做血生化检查,护士采集血标本应选择
（　　）

A. 清晨空腹　　　　　　　　B. 清晨早饭后　　　　　　　C. 使用抗生素之前

D. 临睡前　　　　　　　　　E. 任何时间

11. 患者,男,80岁,原发性高血压10年。长期服用排钾利尿剂控制血压,现因低血钾收入院,护士在患者右手背进行静脉穿刺滴入含钾溶液,4 h后遵医嘱抽血复查血钾。不宜选择的采血部位是　　　　　　（　　）

A. 右肘正中静脉　　　　　　B. 右股静脉　　　　　　　　C. 左手背静脉

D. 左肘正中静脉　　　　　　E. 左股静脉

12. 患者,男性,30岁。持续高热,医嘱:血培养。化验的目的是　　　　　　　　　　　　（　　）

A. 测定肝功能　　　　　　　B. 测定血清酶　　　　　　　C. 测定蛋白含量

D. 查找血液中的致病菌　　　E. 测定电解质

13. 患者女性,35岁,胆道感染。非手术治疗中,患者出现阵发性寒战、高热、呼吸急促、面色潮红、腹泻。遵医嘱采集血培养标本,最佳的采血时间是　　　　　　　　　　　　　　　　　（　　）

A. 发热高峰时　　　　　　　B. 腹泻缓解后　　　　　　　C. 寒战初期

D. 接到医嘱后　　　　　　　E. 呼吸平稳后

(14～16题共用题干)

患者,女,21岁,学生。10 d前出现发热、腰痛,遂来院就诊。急性面容,体温39 ℃、脉搏140 次/min、血压105/70 mmHg,脾大,心脏听诊有杂音,全身皮肤有多处出血斑点,疑为亚急性细菌性心内膜炎。

14. 为患者做血培养时,采血量为　　　　　　　　　　　　　　　　　　　　　　　（　　）

A. 1～2 mL　　　　　　　　B. 3～4 mL　　　　　　　　C. 5～8 mL

D. 10～15 mL　　　　　　　E. 16～18 mL

15. 为该患者进行静脉采血拔针后,穿刺点按压时间应该为　　　　　　　　　　　　　（　　）

A. 1 min　　　　　　　　　B. 2 min　　　　　　　　　C. 3 min

D. 5 min　　　　　　　　　E. 10 min

16. 该患者需查血培养、心肌酶、血沉,则下列说法错误的是　　　　　　　　　　　　（　　）

A. 心肌酶标本应注入干燥试管　　　　　B. 测定红细胞沉降率应留取血清标本

C. 红细胞沉降率标本应注入抗凝试管　　D. 血培养标本应注入血培养瓶

E. 应先采集血培养标本

(17～18题共用题干)

患者,男,68岁。心绞痛病史2年。下午6左右无明显诱因出现心前区疼痛,含服硝酸甘油效果不佳,疼痛逐渐加剧,于下午10急诊入院,医嘱要求查肌酸激酶同工酶(CKMB)。

17. 取血标本时,下列措施正确的是　　　　　　　　　　　　　　　　　　　　　　（　　）

A. 为减少患者痛苦可自输液针头处取血　　B. 采血量一般为1 mL

C. 采血后针头注入干燥试管内　　　　　　D. 将采集到的全部血液(包括泡沫)全部注入试管内

E. 血液注入试管后轻轻震荡

18. 血标本容器外应贴标签,标签上应注明的内容一般不包括　　　　　　　　　　　　（　　）

A. 科室　　　　　　　　　　B. 床号、姓名　　　　　　　C. 检验目的

D. 取血量　　　　　　　　　E. 送检日期

（19~21题共用题干）

患者男,55岁。1周来体温持续在39~40℃,护理查体:面色潮红,呼吸急促,口唇轻度发绀,意识清楚。

19.该患者发热的热型是 （ ）

    A.弛张热   B.回归热   C.稽留热

    D.间歇热   E.不规则热

20.为明确诊断,需查心肌酶、血常规及血培养。应选用的血常规标本容器是 （ ）

    A.血培养瓶   B.无菌试管   C.干燥试管

    D.抗凝试管   E.液状石蜡试管

21.用注射器采集上述血标本后,注入容器的先后顺序是 （ ）

    A.血常规、心肌酶试管、血培养瓶   B.心肌酶试管、血培养瓶、血常规试管

    C.心肌酶试管、血常规试管、血培养瓶   D.血培养瓶、心肌酶试管、血常规试管

    E.血培养瓶、血常规试管、心肌酶试管

参考答案:

1. B   2. C   3. D   4. C   5. B   6. D   7. A   8. D   9. D   10. A   11. A   12. D   13. C   14. D   15. E   16. B

17. C   18. D   19. C   20. D   21. E

（穆荣红）

项目四十 尿标本采集技术

标本采集

【教学重点、要点】

1. 尿液的组成及性状不仅与泌尿系统疾病直接相关,也受机体各系统功能状态的影响,可以反映机体的代谢状态,通过对尿标本的物理、化学、细菌学检查,可以了解病情、协助诊断、观察疗效。尿标本可以分为常规标本、12 h 或 24 h 标本、培养标本 3 类。

2. 尿常规标本:用于检查尿液的颜色、透明度、有无细胞和管型、测定尿比重、作尿蛋白及尿糖定性等。尿常规标本一般留取晨起第一次尿 30 ~ 50 mL 于标本容器中,测定尿比重时需留取 100 mL。新鲜晨尿较浓缩,受饮食、运动影响较小,便于对比,检验结果准确。

3. 12 h 或 24 h 尿标本:用于各种定量检查,如钠、钾、氯、肌酸、肌酐、17-羟类固醇、17-酮类固醇、尿糖、尿蛋白定量等。嘱患者于晨 7 时或晚 7 时排空膀胱后,开始留取尿液,至次晨 7 时留取最后一次尿液,将全部尿液盛于集尿瓶,将标本容器盖好放于阴凉处。第一次排尿后加入相应的防腐剂。留取最后一次尿液后,将尿液混匀,测总量将数值填写在检验单上,取约 40 mL 尿液送检。常用防腐剂的作用及方法见表 40-1。

表 40-1 常用防腐剂的作用及方法

名称	作用	用法	临床应用
甲醛	固定尿液中的有机成分,防腐	每 100 mL 尿液中加 400 mg/L 甲醛 0.5 mL	艾迪计数(12 h 尿细胞计数)
浓盐酸	使尿液保持在酸性环境中,以防尿中激素被氧化,防腐	24 h 尿液中加入 10 mL/L 浓盐酸	17-羟类固醇、17-酮类固醇
甲苯	可形成一层薄膜覆盖于尿液表面,防止细菌污染,以保持尿液的化学成分不变	第一次尿液留取后,每 100 mL 尿液加 0.5% ~ 1% 甲苯 2 mL	尿蛋白定量、尿糖定量、肌酸、肌酐、钾、钠、氯定量检查

4. 尿培养标本:采集未被污染的尿液做细菌培养,用以了解病情,协助诊断和治疗。留取中段尿时,按导尿术清洁、消毒外阴。昏迷或尿潴留患者可采取导尿术留取标本。

5. 注意事项

(1)避免污染:尿标本中避免混入粪便,以免影响检验结果。女性患者如会阴分泌物多时,应清洁后再留取尿标本,月经期间不宜留取。采集尿培养标本时,应严格执行无菌操作。

(2)正确防腐:留取 12 h 或 24 h 尿标本时,为避免尿液变质,应按检验项目要求加入相应防腐剂,确保剂量、方法正确。

（3）留置导管留取尿液标本：可以暂时夹闭尿管，等待几分钟，然后消毒导尿管远端，侍干。将无菌注射器插入尿管远端，抽取所需尿液标本量，避免损伤气囊。

（4）正确采集：采集尿标本的方法、量和时间要准确，如做早孕诊断试验应留晨尿。

【临床护理举例】

姚女士，23岁，高中文化。腰痛、尿频、尿急、尿痛2天，今晨自感发热，来院就诊。医嘱：尿标本送检。

【实验实训目的】

1. 尿常规标本：用于检查尿液的颜色、透明度、有无细胞和管型、测定尿比重、作尿蛋白及尿糖定性检测等。

2. 12 h或24 h尿标本：用于各种尿生化检查，如钠、钾、氯、肌酸、肌酐、17-羟类固醇、17-酮类固醇、尿糖、尿蛋白定量等。

3. 尿培养标本：主要采集清洁尿标本（如中段尿、导管尿、膀胱穿刺尿等）做细菌培养或细菌敏感试验，以了解病情，协助诊断和治疗。

【评估内容】

1. 患者病情、临床诊断、治疗、检验目的。
2. 患者的意识状态、心理状态、合作程度。

【操作准备】

1. 护士准备：衣帽整洁，着装规范，修剪指甲，洗手，戴口罩。
2. 患者准备：了解采集尿标本的目的、时间及配合方法，做好相应准备。
3. 用物准备：除了检验申请单、标签或条形码、手消毒液、生活垃圾桶、医用垃圾桶外，根据检验目的不同，另备：

（1）尿常规标本：一次性尿常规标本容器，必要时备便盆或尿壶。

（2）12 h或24 h尿标本：容量为3 000～5 000 mL的清洁带盖广口集尿瓶、防腐剂。

（3）尿培养标本：无菌试管及试管夹、无菌手套、清洁便器、外阴消毒用物或导尿术用物。

4. 环境准备：安静、整洁，酌情调节室温或关闭门窗。必要时用屏风或围帘遮挡，保护患者隐私。

【临床操作评分标准】

尿标本采集技术操作规程及评分见表40-1。

表40-1 尿标本采集技术操作规程及评分

项目	操作标准	分值	扣分细则	得分
素质评价	1. 语言清晰、流利,普通话标准	2	一项不符合要求扣1分	
	2. 行为举止规范、大方、优雅	3	不符合要求酌情扣分	
	3. 着装规范,符合护士仪表礼仪	3	服装、鞋帽一项不符合要求扣1分	

续表 40-1

项目	操作标准	分值	扣分细则	得分
准备质量评价	1. 物品备齐,放置有序	2	物品少一样扣1分,放置无序扣1分	
	2. 操作前评估患者	2	未评估扣2分,评估与病情不符扣1分	
	3. 评估环境	1	未评估扣1分	
	4. 洗手,戴口罩	2	一项未做扣1分,洗手动作不规范扣2分	
操作过程质量评价	1. 核对医嘱、检验申请单、标签(或条形码)及标本容器,核对无误后,粘贴标签或条形码	10	少核对一项扣1分,粘贴错误扣1分	
	2. 携用物至床旁,核对患者的床号、姓名、住院号及腕带,解释并取得合作	5	少核对一项扣1分,未解释扣1分	
	3. 指导患者正确留取标本 (1)常规尿标本 　1)能自理的患者:给予标本容器。嘱其晨起第一次尿留于容器内,除测定尿比重需留取100 mL以外,其余检验留取30~50 mL 　2)行动不便的患者:协助在床上使用便器或尿壶,收集尿液于标本容器中 　3)留置导尿的患者,可先夹闭尿管,消毒导尿管远端,将无菌注射器插入导管远端抽取所需尿液量 (2)12 h或24 h尿标本 　1)留取尿液:嘱患者于晨7时或晚7时排空膀胱后,开始留取尿液,至次晨7时留取最后一次尿液,将全部尿液盛于集尿瓶,将标本容器盖好放于阴凉处 　2)加防腐剂:根据检验目的,第一次排尿后在尿液中加入相应的防腐剂,与尿液混合 　3)记录总量:留取最后一次尿液后,测量总量记录在检验单上,取约40 mL标本送检 (3)培养标本 　1)中段尿留取法:在患者膀胱充盈或有尿意时,协助患者取坐位或平卧位,放好便器,戴手套,按导尿术清洁、消毒外阴后,嘱患者自行排尿,用试管夹夹住无菌试管,接取中段尿5~10 mL,加盖,脱手套 　2)导尿术留取法见"留置导尿管术"	40	指导不正确扣10分,未保护患者隐私扣8分,标本留取量不对扣10分,未注意无菌操作扣10分	
	4. 操作后处理 (1)协助患者整理衣裤,取舒适卧位 (2)洗手,记录 (3)再次查对,按要求及时送检 (4)按常规消毒处理用物	5 5 5 5	一项不符合扣2分,未及时送检扣4分	

续表40-1

项目	操作标准	分值	扣分细则	得分
终末质量评价	1.标本方法留取准确,操作规范,标本及时送检	5	一项不符合要求扣1分,程序颠倒一次扣1分	
	2.关心患者,应变能力强	3	污染一次扣1分	
	3.操作程序符合标准,无菌观念强	2	未体现人文关怀扣3分	

单元知识检测

1. 采集标本前不需要核对的项目是 （　）
   A.医嘱　　　　　　　　　　B.申请项目　　　　　　　　　C.患者的住院时间
   D.患者的床号姓名　　　　　E.患者的住院号

2. 留取尿标本查17-羟类固醇、17酮类固醇时,应加入的防腐剂是 （　）
   A.草酸　　　　　　　　　　B.甲苯　　　　　　　　　　　C.甲醛
   D.稀盐酸　　　　　　　　　E.浓盐酸

3. 常规尿标本采集中,若测定尿比重应留取尿量 （　）
   A.5 mL　　　　　　　　　　B.10 mL　　　　　　　　　　C.30 mL
   D.50 mL　　　　　　　　　 E.100 mL

4. 留24 h尿标本时下列哪项不妥 （　）
   A.备清洁带盖的大容器　　　　　　　　　B.贴上标签,按要求注明各项内容
   C.选用合适防腐剂　　　　　　　　　　　D.告知患者晨7时开始留尿于容器内
   E.次晨7时排最后一次尿于容器内

5. 做尿艾迪计数的尿标本加入甲醛的目的是 （　）
   A.固定尿中有机成分　　　　B.防止尿液改变颜色　　　　C.保持尿中化学成分不变
   D.防止尿中的激素被氧化　　E.避免尿液被污染变质

6. 检验尿中17-酮类固醇加入浓盐酸的目的是 （　）
   A.固定尿中有机成分　　　　B.防止尿液改变颜色　　　　C.延缓尿中化学成分的分解
   D.保持尿液在酸性环境中　　E.防止细菌污染

7. 测尿肌酐时加入的防腐剂是 （　）
   A.浓盐酸　　　　　　　　　B.麝香草酚　　　　　　　　C.甲苯
   D.稀盐酸　　　　　　　　　E.甲醛

8. 患者,女,50岁,为明确诊断,需留取尿常规标本,护士应告知患者正确的方法为 （　）
   A.留取晨起第一次尿　　　　B.饭前半小时留取　　　　　C.随时收集尿液
   D.收集12 h尿　　　　　　　E.收集24 h尿

9. 患者,女性,28岁,1周来出现晨起眼睑水肿,肉眼血尿,疑急性肾小球肾炎,需留12 h尿做艾迪计数。应在尿液中加入 （　）
   A.甲醛　　　　　　　　　　B.乙醛　　　　　　　　　　C.乙酚
   D.稀盐酸　　　　　　　　　E.浓盐酸

10. 患者,女性,43岁,以肾小球肾炎收入院,医嘱做艾迪计数检查。护士在执行此医嘱时做法不正确的是 （　）
    A.向患者解释留尿目的及配合方法　　　　B.准备大口带盖容器
    C.容器内加甲苯防腐　　　　　　　　　　D.嘱患者晨7时排空膀胱后开始留尿
    E.做好交班,督促患者准确留取尿液

11.患者陈某,女,50岁,外伤后,昏迷伴尿路感染,医嘱尿培养+药敏试验,留取尿标本的方法是　　　　（　　）

A.导尿术　　　　　　　　　B.留取中段尿　　　　　　　C.嘱患者留晨尿

D.收集24 h尿　　　　　　　E.随机留尿100 mL

12.患者,女性,29岁,孕28周。产检时需做尿常规检查,留取尿标本的时间最好是　　　　（　　）

A.饭前半小时　　　　　　　B.晨起第一次尿　　　　　　C.12 h尿

D.24 h尿　　　　　　　　　E.随时收集尿液

（13~15题共用题干）

贺某,女性,52岁,泌尿系统感染,遵医嘱做尿培养。

13.护士为其进行尿标本采集时,以下做法正确的是　　　　（　　）

A.留取12 h尿标本　　　　　B.留取24 h尿标本　　　　　C.留取晨起的第一次尿标本

D.留取中段尿标本　　　　　E.留取任意时间尿标本

14.为该患者留取尿标本,尿量以多少为宜　　　　（　　）

A.2 mL　　　　　　　　　　B.5~10 mL　　　　　　　　C.15~20 mL

D.20 mL　　　　　　　　　E.20 mL以上

15.该患者留取尿标本的最佳时间是　　　　（　　）

A.晨起时　　　　　　　　　B.安静时　　　　　　　　　C.有尿意时

D.空腹时　　　　　　　　　E.晚上睡觉前

（16~18题共用题干）

彭先生31岁,因近日出现血尿、蛋白尿、高血压、水肿入院,诊断为急性肾小球肾炎。

16.遵医嘱进行尿常规检查,以下说法错误的是　　　　（　　）

A.检查尿液的颜色　　　　　B.检查尿液的细胞和管型　　C.测定尿比重

D.尿的生化检查　　　　　　E.尿蛋白定性检查

17.做尿蛋白定量检查,应加入的防腐剂为　　　　（　　）

A.5%碳酸氢钠　　　　　　　B.浓盐酸　　　　　　　　　C.甲苯

D.10%甲醛　　　　　　　　E.95%乙醇

18.尿蛋白定性检查,正确的采集方法为　　　　（　　）

A.留取晨起第一次尿约50 mL　　B.留取24 h尿液　　　　　C.留取中段尿5 mL

D.随时留取尿液100 mL　　　E.留取睡前尿液50 mL

参考答案:

1.C　2.E　3.E　4.D　5.A　6.D　7.C　8.A　9.A　10.C　11.A　12.B　13.D　14.B　15.C　16.D

17.C　18.A

（穆荣红）

项目四十一 粪标本采集技术

标本采集

【教学重点、要点】

(一)粪便标本的分类

粪便标本的检验结果有助于评估患者的消化系统功能,协助疾病的诊断与治疗。粪标本根据检验目的不同可分为常规标本、隐血标本、培养标本、寄生虫及虫卵标本4类。

1. 常规标本:用检便匙取粪便中央部分或有黏液脓血等异常部分约5 g(相当于蚕豆大小),放入检便盒内。如患者腹泻,采集脓血黏液部分,水样便留取15～30 mL于容器内。

2. 隐血标本:嘱患者检查前3 d禁食肉类、动物肝脏、血及含铁丰富的食物,避免出现假阳性,第4天按粪常规标本进行留取。

3. 培养标本:将粪便排于消毒便器内,用无菌检便匙取中央部分或有黏液、脓血等异常部分粪便2～5 g置于无菌培养瓶内。如患者无便意,可用无菌长棉签蘸0.9%氯化钠溶液,轻轻插入肛门6～7 cm(幼儿2～3 cm),沿一个方向轻轻旋转后退出,放入无菌培养瓶中,塞紧瓶塞,立即送检。

4. 寄生虫及虫卵标本:服驱虫剂后或做血吸虫孵化检查应留取全部粪便送检。检查阿米巴原虫:在采集粪便前先将便器加温至接近体温,排便后连同便器一起立即送检。检查蛲虫:指导患者在晚上睡觉前或清晨起床前,将透明胶带贴在肛门周围,取下胶带后,将粘有虫卵的一面贴在载玻片上或将透明胶带对合后送检。

(二)粪便标本采集的注意事项

1. 盛装粪标本的容器必须有盖,有明显标记。

2. 采集粪标本时不能将尿液、泥土、污水等异物混入其中,不能从卫生纸、衣裤或纸尿裤等物品上留取标本,也不能用棉签的棉花端挑取标本。

【临床护理举例】

姚女士,23岁,高中文化。腹痛、腹泻2 d,今晨自感发热,来院就诊。医嘱:粪便常规标本送检。

【实验实训目的】

1. 常规标本:用于检验粪便的颜色、性状、其中的混合物和细胞等。

2. 隐血标本:用于检验粪便中肉眼不能察见的微量血液。

3. 寄生虫及虫卵标本:用于检查粪便中的寄生虫、幼虫、虫卵并计数。

4. 培养标本:用于检查粪便中的致病菌。

【评估内容】

1. 患者年龄、病情、临床诊断、治疗、排便情况、检验目的。
2. 患者的意识状态、心理状态及合作程度。

【操作准备】

1. 护士准备：衣帽整洁，着装规范，修剪指甲，洗手，戴口罩。
2. 患者准备：了解采集粪标本的目的、时间及配合方法，做好相应准备。
3. 用物准备：除了检验申请单、标签或条形码、医用手套、手消毒液、生活垃圾桶、医用垃圾桶外，根据检验目的的不同，另备一些专用的用物。
  (1) 粪常规标本、隐血标本：清洁便盆、检便盒（内附检便匙或棉签）。
  (2) 寄生虫及虫卵标本：清洁便盆、检便盒（内附取便匙或棉签），查找蛲虫备透明胶带及载玻片。
  (3) 粪培养标本：消毒便盆、无菌棉签、无菌检便匙、无菌培养瓶、无菌生理盐水。
4. 环境准备：安静、整洁，酌情调节室温或关闭门窗。必要时用屏风或围帘遮挡，保护患者隐私。

【临床操作评分标准】

粪标本采集技术操作规程及评分见表41-1。

表41-1　粪标本采集技术操作规程及评分

项目	操作标准	分值	扣分细则	得分
素质评价	1. 语言清晰、流利，普通话标准	2	一项不符合要求扣1分	
	2. 行为举止规范、大方、优雅	3	不符合要求酌情扣分	
	3. 着装规范，符合护士仪表礼仪	3	服装、鞋帽一项不符合要求扣1分	
准备质量评价	1. 护士准备：衣帽整齐、洗手、戴口罩	5	一项未做扣1分，洗手动作不规范扣1分	
	2. 环境准备：安静、整洁，酌情调节室温或关闭门窗。必要时用屏风或围帘遮挡，保护患者隐私	5	环境未评估扣1分	
	3. 物品备齐，放置有序	5	物品少一样扣1分，放置无序扣1分	
	4. 患者准备：评估并解释，患者了解采集粪标本的目的、时间及配合方法，做好相应准备	5	未评估扣2分，评估与病情不符扣1分	
操作过程质量评价	1. 核对医嘱、检验申请单、标签（或条形码）及标本容器，核对无误后，粘贴标签或条形码	5	一项未做扣1分 未核对扣2分，核对漏一项扣1分	
	2. 携带物至床旁，核对患者的床号、姓名、住院号及腕带，解释并取得合作	5	未核对扣3分，核对漏一项扣1分	
	3. 屏风遮挡，嘱患者排空膀胱	5	未保护患者隐私扣2分，未排空膀胱扣2分	

续表 41-1

项目	操作标准	分值	扣分细则	得分
操作过程质量评价	4. 留取标本 (1) 常规粪、隐血标本 　1) 嘱患者将粪便排于清洁便盆中 　2) 用检便匙取粪便中央部分或有黏液脓血等异常部分约 5 g(相当于蚕豆大小),放入检便盒内 　3) 如患者腹泻,采集脓血黏液部分,水样便留取 15~30 mL 于容器内 (2) 寄生虫及虫卵标本 　1) 检查寄生虫:嘱患者排便于清洁便器内,用检便匙在粪便不同部位采集带血或黏液部分 5~10 g 放入检便盒中 　2) 服驱虫剂后或做血吸虫孵化检查应留取全部粪便送检 　3) 检查阿米巴原虫:在采集粪便前先将便器加温至接近体温,排便后连同便器一起立即送检 　4) 检查蛲虫:指导患者在晚上睡觉前或清晨起床前,将透明胶带贴在肛门周围。取下胶带后,将粘有虫卵的一面贴在载玻片上或将透明胶带对合后送检 (3) 粪培养标本 　1) 嘱患者将粪便排于消毒便盆内,用无菌检便匙取中央部分或有黏液、脓血等异常部分粪便 2~5 g 置于无菌培养瓶内 　2) 如患者无便意,可用无菌长棉签蘸 0.9% 氯化钠溶液,轻轻插入肛门 6~7 cm(幼儿 2~3 cm),沿一个方向轻轻旋转后退出,放入无菌培养瓶中,塞紧瓶塞	35	指导不正确扣 10 分,标本留取量不对扣 10 分,未注意无菌操作扣 10 分	
	5. 操作后处理 (1) 协助患者整理衣裤,取舒适卧位 (2) 洗手,记录 (3) 再次查对,按要求及时送检 (4) 按常规消毒处理用物	3 3 3 3	一项不符合扣 2 分,未及时送检扣 4 分	
终末质量评价	1. 标本方法留取准确,操作规范,标本及时送检	5	一项不符合要求扣 1 分	
	2. 关心患者,应变能力强	3	程序颠倒一次扣 1 分	
	3. 操作程序符合标准,无菌观念强	2	污染一次扣 1 分	

单元知识检测

1. 检查粪便中的寄生虫标本应 （ ）
   A. 粪便置于加温容器中立即送检　　B. 留取全部粪便　　C. 取少许粪便
   D. 取不同部位带脓液及黏液粪便　　E. 取不同部位的粪便

2. 粪便隐血实验呈阳性时,上消化道出血至少为 （ ）
   A. 5 mL　　　　　　　　　　B. 10 mL　　　　　　　　　　C. 20 mL
   D. 30 mL　　　　　　　　　　E. 50 mL

3. 采集以下粪便标本时,需要备胶带和载玻片的是 （ ）
   A. 粪便常规标本　　　　　　　B. 粪便培养标本　　　　　　　C. 粪便隐血标本
   D. 检查阿米巴原虫　　　　　　E. 检查蛲虫

4. 以下关于培养标本的采集,错误的是 （ ）
   A. 无菌容器应无裂缝,瓶塞干燥　　　　B. 采集标本的时间应在使用抗生素之后
   C. 严格执行无菌操作技术　　　　　　　D. 培养标本须放入无菌容器中
   E. 培养基应足量,无混浊、变质

5. 为了确保化验标本的质量采集标本时应避免 （ ）
   A. 方法正确　　　　　　　　　B. 特殊标本注明时间　　　　　C. 采集准确
   D. 放置时间过久　　　　　　　E. 及时送检

6. 患儿,男,4 岁,因为蛲虫感染,需留取粪便标本检查蛲虫,护士告知家长采集标本的最佳时间 （ ）
   A. 餐后　　　　　　　　　　　B. 早餐后立即采集　　　　　　C. 上午任意时间
   D. 午休后　　　　　　　　　　E. 清晨起床前

7. 患者,男性,30 岁血吸虫感染,需留取粪便标本做血吸虫孵化检测,护士告知患者采集标本方法正确的是 （ ）
   A. 将便盆加温后再留取少许粪便　　　　B. 留取全部粪便并及时送检
   C. 取少量异常粪便置蜡纸盒送检　　　　D. 进试验饮食后第 3 天留便送检
   E. 用棉签取脓血处粪便

8. 患者,男性,32 岁,在饭店进食大量不新鲜的海鲜,出现发热、恶心、呕吐、腹痛、腹泻等症状。粪便不成形,呈水样,遵医嘱留取粪便常规标本,下列留取标本的方法正确的是 （ ）
   A. 解便前应嘱患者先排尿　　　　　　　B. 必须取全份粪便送检
   C. 应放培养基内送检　　　　　　　　　D. 在粪便的中央部位取 5~10 g 标本送检
   E. 便盆必须先加温

9. 患者,男性,37 岁,患阿米巴痢疾,须留粪便查阿米巴原虫,下列操作正确的是 （ ）
   A. 便盆先加温,留新鲜粪便,立即送验　　B. 取不同部位的粪便送检
   C. 取新鲜粪便最上部少许　　　　　　　D. 清晨留便少许
   E. 留少许异常粪便

10. 患者,男,45 岁,有溃疡病史,近日来上腹部疼痛加剧,需做大便潜血试验。检验前 3 d 该患者可以选择的一组食物是 （ ）
    A. 酱牛肉、卷心菜　　　　　　B. 炒猪肝、油菜　　　　　　　C. 豆腐、菜花
    D. 红烧猪肉、菠菜　　　　　　E. 小白菜、猪血汤

参考答案:
1. D　2. A　3. E　4. B　5. D　6. E　7. B　8. A　9. A　10. C

（穆荣红）

项目四十二 痰标本采集技术

【教学重点、要点】

（一）痰液标本的分类

1. 痰液的主要成分是黏液和炎性渗出物，它的性质、气味、量对疾病的诊断具有非常重要的意义。痰标本可分为常规痰标本、24 h痰标本、痰培养标本3类。

2. 收集痰标本宜选择在晨起收集，因晨起痰量多，更易留取。留取痰标本时，应嘱患者不可将唾液、漱口液、鼻涕及食物残渣等混入标本内，以免影响检验结果。

3. 24 h痰标本采集：嘱患者早晨起床未进食前漱口后，从晨7时开始留痰，至次日晨7时止，将24 h痰液全部留取于容器中。

4. 痰培养标本：嘱患者早晨起床未进食前先用漱口液漱口数次，去除口腔细菌，再用清水漱口数次，以清洁口腔。在深呼吸后，用力咳出气管深处的痰液留于无菌痰盒内，加盖。昏迷或无力咳嗽排痰患者，可用一次性无菌集痰器吸痰。

（二）痰液标本采集的注意事项

1. 若痰液不易咳出者，可先进行雾化吸入，稀释痰液。

2. 查痰癌细胞：应用10%甲醛溶液或95%乙醇溶液固定痰液后立即送检，若痰液不易咳出者，可先进行雾化吸入，稀释痰液。

3. 作24 h痰量和分层检查时，应嘱患者将痰液吐在无色广口瓶内，需要时可加入少许石炭酸以防腐。

【临床护理举例】

王先生，25岁，大专文化。咳嗽、咽喉部疼痛，双肺叩诊过清音，呼气时间明显延长，双肺广泛喘鸣音。医嘱：痰液标本送检。

【实验实训目的】

1. 常规痰标本：用于检查痰液中的细菌、癌细胞、虫卵等。

2. 24 h痰标本：用于检验24 h的痰液量和性状，以协助诊断或做浓集结核杆菌检查。

3. 痰培养标本：用于检验痰液中的致病菌，为抗生素的选择提供依据。

【评估内容】

1. 患者病情、临床诊断、治疗、检验目的。

2. 患者的意识状态、心理状态、合作程度。

【操作准备】

1.护士准备:衣帽整洁,着装规范,修剪指甲,洗手,戴口罩。

2.患者准备:了解采集痰标本的目的、时间及配合方法,漱口。

3.用物准备:除了检验申请单、标签或条形码、手消毒液、生活垃圾桶、医用垃圾桶外,根据检验目的的不同,另备其他专用的用物。

(1)常规痰标本:清洁痰盒。

(2)24 h痰标本:清洁广口带盖集痰容器(容积约 500 mL)、防腐剂。

(3)痰培养标本:无菌痰盒、漱口液。

(4)无力咳痰或不合作患者,需备吸痰用物、一次性无菌集痰器。

4.环境准备:病室整洁,温湿度适宜,光线明亮。

【临床操作评分标准】

痰标本采集技术操作规程及评分见表42-1。

表 42-1 痰标本采集技术操作规程及评分

项目	操作标准	分值	扣分细则	得分
素质评价	1.语言清晰、流利,普通话标准	2	一项不符合要求扣1分	
	2.行为举止规范、大方、优雅	3	不符合要求酌情扣分	
	3.着装规范,符合护士仪表礼仪	3	服装、鞋帽一项不符合要求扣1分	
准备质量评价	1.护士要求:衣帽整齐、洗手、戴口罩	5	一项未做扣1分,洗手动作一步不规范扣1分	
	2.环境准备:安静、整洁,酌情调节室温	5	环境未评估扣1分	
	3.物品准备:检验申请单、标签或条形码、手消毒液、生活垃圾桶、医用垃圾桶外,根据检验目的的不同,按需准备标本容器	5	物品少一样扣1分,放置无序扣1分	
	4.患者准备:评估解释,了解采集痰标本的目的、时间及配合方法,漱口	5	未评估扣2分,评估与病情不符扣1分	
操作过程质量评价	1.核对医嘱、检验申请单、标签(或条形码)及适当的标本容器,在容器外粘贴标签或条形码	5	未核对扣2分,核对漏一项扣1分	
	2.携用物至床旁,核对患者的床号、姓名、住院号及腕带,解释并取得合作	5	未核对扣3分,核对漏一项扣1分	

续表 42-1

项目	操作标准	分值	扣分细则	得分
操作过程质量评价	3.收集标本 (1)常规痰标本:自行排痰者,嘱患者晨起后,漱口,深呼吸数次后,用力咳出气管深处的痰液,留于痰盒内;无力咳痰或不能合作的患者,协助患者取合适卧位,先叩背使痰液松脱,再将一次性集痰器连接负压吸引装置,将痰液吸入集痰器内,去除吸痰管后加盖 (2)痰培养标本:能自行排痰者,嘱患者晨起床后,先用漱口液漱口,再用清水漱口,深呼吸数次后用力咳出气管深处的痰液,留于无菌痰盒内,加盖;昏迷或无力咳嗽排痰患者,同常规标本的留取 (3)24 h痰标本:从晨7时起床漱口后,第一口痰开始留取,至次晨7时起床漱口后,第一口痰结束,将24 h痰液全部留于容器中(加少许防腐剂)	40	指导不正确扣10分,标本留取量不对扣10分,未注意无菌操作扣10分	
	4.操作后处理 (1)取舒适卧位 (2)洗手,记录 (3)再次查对,按要求及时送检 (4)按常规消毒清理用物	3 3 3 3	一项不符合扣2分,未及时送检扣4分	
终末质量评价	1.标本方法留取准确,操作规范,标本及时送检	5	一项不符合要求扣1分	
	2.关心患者,应变能力强	3	程序颠倒一次扣1分	
	3.操作程序符合标准,无菌观念强	2	污染一次扣1分	

📖 单元知识检测

1. 查痰内癌细胞时应采集的标本是 （ ）

A. 常规标本　　　　　　　　　B. 12 h标本　　　　　　　　　C. 24 h标本

D. 培养标本　　　　　　　　　E. 以上均可

2. 常规痰标本采集,不包括下列哪项 （ ）

A. 晨起漱口后采集　　　　　　B. 用力咳出气管深处痰液　　　C. 盛于清洁容器内

D. 留置24 h送检　　　　　　　E. 如找癌细胞,应立即送检

3. 患者,男,81岁,因慢性阻塞性肺疾病而入院治疗。近2 d来痰量增多,为脓性痰,怀疑并发细菌感染,需做痰培养。该患者无力咳痰,请问护士采集痰标本时不正确的做法是 （ ）

A. 核对患者床号、姓名　　　　　　　　B. 向患者和家属解释留痰的目的和方法

C.让患者先用漱口液漱口,再用清水漱口　　　　　　D.协助患者取合适体位,由上向下叩击背部

E.咳出的痰液置于无菌痰盒内

4.患者,男性,46岁,为查找癌细胞需留痰标本,固定标本的溶液宜选用　　　　　　　　　　　　　(　)

A.3%甲酚皂溶液　　　　　　　　B.5%苯酚　　　　　　　　　C.10%甲醛

D.0.2%漂白粉　　　　　　　　　E.0.2%苯扎溴铵

(5~6题共用题干)

患者女性,72岁,慢性支气管肺炎伴肺心病,近2 d急性发作,表现为高热、呼吸困难。查体:T 39 ℃,P 98 次/min,R 22 次/min,口唇发绀。医嘱:吸氧、痰培养、血培养、血气分析、查癌细胞。

5.指导患者采集痰培养标本的正确方法是　　　　　　　　　　　　　　　　　　　　　　　　　(　)

A.当有痰时将痰液吐在标本盒中

B.想咳痰时,用清水漱口,再将痰液吐在标本盒中

C.早饭后,先漱口,再咳嗽将痰液咳于痰盒中

D.早晨起床后,先用漱口液,再用清水漱口,深呼吸后用力咳嗽,将痰排入无菌痰盒内

E.睡前留痰液标本

6.留取查癌细胞的痰标本后应向容器内加入　　　　　　　　　　　　　　　　　　　　　　　　(　)

A.清水　　　　　　　　　　　　B.浓盐酸　　　　　　　　　　C.95%乙醇

D.10%过氧乙酸　　　　　　　　E.食醋

参考答案:

1.A　2.D　3.D　4.C　5.D　6.C

(穆荣红)

项目四十三 咽拭子标本采集技术

咽拭子标本
采集

【教学重点、要点】

1.咽拭子标本,是指从咽部或扁桃体部采集分泌物做细菌培养或病毒分离,有助于白喉、化脓性扁桃体炎、急性咽喉炎等疾病的诊断。

2.采集的部位是两侧腭弓和咽、扁桃体上的分泌物,行真菌培养,应在口腔溃疡面上采集分泌物。

3.注意事项

(1)避免污染:采集标本时,棉签不可触及其他部分,防止污染标本。

(2)采集时间:最好在使用抗生素之前采集;为防止呕吐,采集咽拭子标本应避免在进食后2 h内采集。

(3)动作轻敏:操作时动作应轻柔、敏捷,以免引起患者不适。

(4)特殊部位:如进行真菌培养,应在口腔溃疡面上采集分泌物。

【临床护理举例】

王先生,25 岁,大专文化。因发热,干咳来就诊。咽部充血,气管呼吸音粗,心律齐无杂音。T 38 ℃。自我感觉有点发冷,按上呼吸道感染治疗,治疗 3 d 效果不明显,体温升高到39 ℃,今天再次检查,两侧扁桃体有脓点,左侧严重。医嘱:急查咽拭子标本。

【实验实训目的】

从咽部或扁桃体部采集分泌物做细菌培养或病毒分离,以协助临床诊断、治疗。

【评估内容】

1.患者病情、临床诊断、治疗、检验目的。

2.患者的意识状态、心理状态、合作程度。

3.口腔黏膜情况。

【操作准备】

1.护士准备:衣帽整洁,着装规范,修剪指甲,洗手,戴口罩。

2.患者准备:了解采集标本的目的、时间及配合方法,做好相应准备。

3.用物准备:治疗车上层备一次性无菌拭子、压舌板、检验申请单、标签或条形码、手消毒液。

治疗车下层备生活垃圾桶、医用垃圾桶。

　　4.环境准备:安静、整洁,酌情调节室温。

【临床操作评分标准】

咽拭子标本采集技术操作规程及评分见表43-1。

表43-1　咽拭子标本采集技术操作规程及评分

项目	操作标准	分值	扣分细则	得分
素质评价	1.语言清晰、流利,普通话标准	2	一项不符合要求扣1分	
	2.行为举止规范、大方、优雅	3	不符合要求酌情扣分	
	3.着装规范,符合护士仪表礼仪	3	服装、鞋帽一项不符合要求扣1分	
准备质量评价	1.护士要求:衣帽整齐、洗手、戴口罩	5	一项未做扣1分,洗手动作不规范扣1分	
	2.环境准备:安静、整洁,酌情调节室温或关闭门窗。必要时用屏风或围帘遮挡,保护患者隐私	5	环境未评估扣1分	
	3.物品准备:物品备齐,放置有序	5	物品少一样扣1分,放置无序扣1分	
	4.患者准备:已评估、解释。了解采集标本的目的、时间及部位及配合方法,做好相应准备	5	未评估扣2分,评估与病情不符扣1分	
操作过程质量评价	1.核对医嘱、检验申请单、标签(或条形码)及标本容器,无误后粘贴标签或条形码	5	一项未做扣1分,未核对扣2分,核对漏一项扣1分	
	2.携用物至床旁,核对患者的床号、姓名、住院号及腕带,解释并取得合作	5	未核对扣3分,核对漏一项扣1分	
	3.嘱患者张口发"啊"音,以暴露咽喉部(必要时可用压舌板轻压舌部),用拭子管内的无菌长棉签以轻柔敏捷的动作擦拭两侧腭弓和咽、扁桃体上的分泌物,然后将棉签插入拭子管内,盖好,再次查对	40	指导不正确扣10分,留取标本位置不对扣10分,未注意无菌操作扣10分	
	4.操作后处理 (1)协助患者整理衣裤,取舒适卧位 (2)洗手,记录 (3)再次查对,按要求及时送检 (4)按常规消毒处理用物	3 3 3 3	一项不符合扣2分,未及时送检扣4分	
终末质量评价	1.标本方法留取准确,操作规范,标本及时送检	5	一项不符合要求扣1分	
	2.关心患者,应变能力强	3	程序颠倒一次扣1分	
	3.操作程序符合标准,无菌观念强	2	污染一次扣1分	

单元知识检测

1. 采集各种标本,原则叙述错误的是 （ ）
   A. 根据检验目的选择容器　　　　　　　　B. 培养标本必须放在无菌容器中
   C. 立即送检,必要时注明时间　　　　　　D. 采集前充分准备
   E. 均应空腹进行

2. 做真菌培养时,采集分泌物的部位应在口腔的 （ ）
   A. 咽部　　　　　　　　　B. 两侧腭弓　　　　　　　　C. 腭扁桃体
   D. 软腭　　　　　　　　　E. 溃疡面

3. 患者,女性,22岁。口腔溃疡1周未愈,采集培养标本的正确方法是 （ ）
   A. 用无菌长棉签擦拭咽部　　　　　　　　B. 采集24 h痰液
   C. 用无菌长棉擦拭腭弓分泌物　　　　　　D. 用无菌长棉签在口腔溃疡面上取分泌物
   E. 用无菌长棉签快速擦拭腭扁桃体分泌物

4. 钱先生,44岁,高热3 d,咽部肿痛,全身乏力。医嘱,采集咽拭子标本,以明确诊断、提供治疗依据。以下操作不妥的是 （ ）
   A. 采集咽部及扁桃体分泌物　　　　　　　B. 用无菌咽拭子培养试管留取标本
   C. 培养管口应在乙醇灯火焰上消毒　　　　D. 采集前嘱患者先漱口
   E. 用培养管内长棉签擦拭采集部位

参考答案:
1. E　2. E　3. D　4. D

（穆荣红）

项目四十四 单人徒手心肺复苏术

单人徒手心
肺复苏技术

【教学重点、要点】

（一）心肺复苏术的适用范围

心肺复苏术（CPR）是针对各种原因引起的患者呼吸、心搏骤停时，采取的人工呼吸和胸外按压急救技术。其中，冠心病是最常见的原因，溺水、车祸、药物中毒、触电、异物堵塞等，也可引起呼吸、心搏骤停。人工呼吸的目的是促使肺进行有效的气体交换，防止器官缺血、缺氧导致功能衰竭；胸外按压的目的是协助心脏泵血，维持重要脏器的血液灌注。操作者借助心肺复苏术，可以使呼吸、心跳停止的患者恢复自主呼吸和动脉搏动，从而有效降低死亡率。

据相关资料统计，当呼吸、心搏骤停后，心肺复苏术需尽早实施，每延迟 1 min，抢救的成功概率就会下降 10% 左右。心肺复苏黄金时间一般是在心搏骤停后的 4 min 内，否则脑组织会因为缺氧而受到不可逆的损伤。

（二）呼吸、心搏骤停的判断依据

1. 患者突然意识丧失，呼之不应。

2. 患者呼吸断续，呈叹息样，后自主呼吸消失。

3. 患者动脉搏动消失。

4. 患者面色苍白，后转为发绀。

5. 患者瞳孔散大，对光反射消失。

6. 患者出现抽搐、大小便失禁（见于部分患者）。

（三）心肺复苏术的顺序

观察评估危险因素（D，danger）→检查患者反应（R，response）→胸外按压（C，circulation）→打开气道（A，airway）→人工呼吸（B，breathing）。

（四）注意事项

1. 胸外按压速率为 100 ~ 120 次/min，成人按压深度为 5 ~ 6 cm，保证每次按压后胸部充分回弹。胸外心脏按压的位置必须准确，按压的力度要适宜，用力过大容易使胸骨骨折，用力过小不足以推动血液循环。

2. 人工呼吸吹气量不宜过大，吹气量为 500 ~ 600 mL，吹气持续时间 1 s 以上。

3. 严格按照胸外按压和人工呼吸的比例操作，按压与通气之比为 30∶2，做 5 个循环后可观察患者情况，如无好转则继续实施心肺复苏。

（五）心肺复苏术有效的标志

1. 颈动脉恢复搏动。

2. 自主呼吸恢复。

3. 散大的瞳孔缩小,对光反射存在。

4. 收缩压大于60 mmHg。

5. 面色、口唇、甲床和皮肤色泽转红。

6. 昏迷变浅,出现反射、挣扎或躁动。

【临床护理举例】

田某某,22岁,为某高校女大学生,参加校运动会跑完3 000 m比赛后,突然倒地,意识不清,出现呼吸、心搏骤停。

【实验实训目的】

1. 用心肺复苏术使患者迅速建立有效的循环和呼吸,恢复必要的血氧供应,挽救患者的生命,降低死亡率。

2. 观察患者的意识状态、动脉搏动、自主呼吸等,记录病情变化。

【评估内容】

1. 患者的意识状态。

2. 患者的呼吸及动脉搏动情况。

3. 患者的瞳孔大小、对光反射情况及发绀状况。

【操作准备】

1. 护士准备

(1)熟悉心肺复苏术的操作流程。

(2)双膝跪于患者右侧,与患者一拳距离。

2. 患者准备

(1)去枕,仰卧位,置于硬板上或地面上,头、颈、躯干呈直线。

(2)松开患者衣领、领带及腰带等束缚物。

3. 物品准备:有条件的可准备纱布数块、弯盘、听诊器、血压计、心电监护仪、手电筒等。必要时备心脏按压板、脚踏凳等。

4. 环境准备:周围环境安全安静、宽敞明亮,必要时用屏风遮挡。

【临床操作评分标准】

单人徒手心肺复苏术操作规程及评分见表44-1。

表44-1　单人徒手心肺复苏术操作规程及评分

项目	操作标准	分值	扣分细则	得分
素质评价	1. 语言表达清晰、流利,普通话标准	2	一项不符合要求扣1分	
	2. 操作规范,仪态大方、优雅	3	不符合要求酌情扣分	
	3. 着装规范,符合护士仪表礼仪	3	服装、鞋帽一项不符合要求扣1分	

续表 44-1

项目	操作标准	分值	扣分细则	得分
准备质量评价	1. 物品备齐,放置有序	2	缺少物品扣 1 分,放置无序扣 1 分	
	2. 操作前评估环境是否安全	3	未评估环境扣 3 分	
操作过程质量评价	1. 判断意识:轻拍患者肩部,并在患者两侧耳边大声呼唤:"喂!你怎么了?能听见我说话吗?"观察患者有无反应,判断意识是否丧失	4	未检查扣 3 分,一项未做扣 1 分	
	2. 判断生命体征:看患者胸廓有无起伏,听有无呼吸音(叹气应看作无呼吸);在喉结旁 2~3 cm 处用示指和中指触摸颈动脉,观察有无搏动(5~10 s 完成)	6	未检查扣 3 分,一项未做扣 1 分,时间不正确扣 2 分	
	3. 紧急呼救:确认患者意识丧失,且无呼吸无脉搏,立即呼叫他人协作,启动应急反应系统。取得除颤器(或 AED)及急救设备(或请旁人帮忙获得)	3	未做扣 2 分	
	4. 立即使患者去枕仰卧,置于硬板床(或地面),口述:头、颈、躯干在同一直线上,双手放于两侧,身体无扭曲	4	不符合要求扣 2 分,未口述扣 2 分	
	5. 抢救者站或跪于患者右侧的肩腰部,解开衣领、腰带,暴露患者胸腹部	4	一项未做扣 1 分	
	6. 行胸外心脏按压 (1)按压部位:两乳头连线中点部位 (2)按压方法:右手(或左手)掌根部紧贴患者胸部按压部位,双手交叉重叠,右手(或左手)手指翘起不接触胸壁,两臂伸直并与患者胸部呈垂直方向,用上半身的重量和肩臂肌肉的力量向下用力按压。力量均匀,有节律	3 6	位置错误扣 4 分 一项不符合要求扣 2 分	
	(3)按压深度:5~6 cm	3	一次不符合要求扣 0.02 分	
	(4)按压速率:100~120 次/min	3	一次不符合要求扣 0.02 分	
	(5)胸廓回弹:每次按压后使胸廓充分回弹(按压时间与放松时间之比为 1:1),放松时手掌不能离开胸壁	3	一次不符合要求扣 0.02 分	
	7. 畅通气道:将患者头偏向一侧,清除口鼻腔分泌物或异物,有活动义齿者取下	3	一项未做扣 1 分	

续表 44-1

项目	操作标准	分值	扣分细则	得分
操作过程质量评价	8. 打开气道:将患者头扶正,颈部无损伤采取仰头提颏法:左手掌跟置于患者的前额,用力向后施加压力使其头部后仰,右手中指、示指置于患者下颌骨下方,将颏部向上向前托起,使患者口张开(怀疑患者头部或颈部损伤时使用推举下颌法)	4	气道未打开一次扣0.2分,方法错误扣2分	
	9. 人工呼吸:立即进行口对口人工呼吸,患者口上垫纱布,用按于前额的拇指和示指捏紧患者鼻孔,将患者的口完全包在操作者口中,用力将气吹入直到患者胸部抬起,吹气量为500~600 mL,吹气持续时间1 s以上;一次吹气完毕后,松手、离口、面向胸部观察患者胸部向下塌陷后,紧接着做第二次吹气;吹气同时,观察胸廓情况,见明显的胸廓隆起即可,避免过度通气	6	方法不正确扣3分,吹气量不符合要求一次扣0.3分	
	10. 按压与人工呼吸之比为30:2,连续5个循环,尽量不要按压中断;第一次中断控制在25 s内,其余3次时间控制在10 s内	10	按压少做一次扣0.02分,吹气少做一次扣0.2分,中断时间过长一次扣0.5分,比例不正确扣3分	
	11. 操作5个循环后,去纱布,看患者胸廓有无起伏,听有无呼吸音;在喉结旁2~3 cm处用示指和中指触摸颈动脉(5~10 s完成),观察有无搏动并报告复苏效果 (1)颈动脉恢复搏动 (2)自主呼吸恢复 (3)散大的瞳孔缩小,对光反射存在 (4)收缩压大于60 mmHg(体现测血压动作) (5)面色、口唇、甲床和皮肤色泽转红 (6)昏迷变浅,出现反射、挣扎或躁动	9	观察方法不正确扣1分,观察不到位扣1分,时间不正确扣1分,复苏效果少一项扣1分	
	12. 为防止误吸,将患者头偏向一侧。整理用物	3	一项未做扣1分	
	13. 洗手(口述:转入ICU,持续进行高级生命支持,观察意识、生命体征以及尿量),记录患者病情变化和抢救情况	4	一项未做扣1分,未口述扣2分	
终末质量评价	1. 操作熟练,沉着冷静,手法正确	3	不符合要求酌情扣分	
	2. 动作轻柔,尊重患者	2	不符合要求酌情扣分	
	3. 按压有效	4	按压、吹气正确率低于70%全扣	

单元知识检测

1. 在意外事故现场,判断患者是否心跳停止,最迅速有效的方法是　　　　　　　　　　　（　　）
   A. 听心音　　　　　　　　　B. 观察心尖冲动　　　　　　C. 触摸颈动脉搏动
   D. 测血压　　　　　　　　　E. 观察反应

2. 胸外按压的部位为　　　　　　　　　　　　　　　　　　　　　　　　　　　　　　　（　　）
   A. 双乳头连线中点　　　　　B. 心尖部　　　　　　　　　C. 胸骨中段
   D. 胸骨左缘第五肋间　　　　E. 心前区

3. 对于呼吸、心搏骤停的伤病员现场救护的黄金时间是　　　　　　　　　　　　　　　　（　　）
   A. 4 min　　　　　　　　　　B. 6 min　　　　　　　　　　C. 10 min
   D. 15 min　　　　　　　　　 E. 20 min

4. 现场进行徒手心肺复苏时,伤病员的正确体位是　　　　　　　　　　　　　　　　　　（　　）
   A. 侧卧位　　　　　　　　　B. 俯卧位　　　　　　　　　C. 侧卧在坚硬的平面上
   D. 仰卧在柔软舒适的床上　　E. 仰卧在坚硬的平面上

5. 现场心肺复苏时,按压与吹气之比为　　　　　　　　　　　　　　　　　　　　　　　（　　）
   A. 15∶2　　　　　　　　　　B. 15∶4　　　　　　　　　　C. 2∶15
   D. 30∶2　　　　　　　　　　E. 20∶3

6. 诊断心搏骤停最迅速可靠的指标是　　　　　　　　　　　　　　　　　　　　　　　　（　　）
   A. 意识丧失、大动脉搏动消失　　　B. 呼吸停止　　　　　　　C. 瞳孔散大
   D. 血压下降　　　　　　　　　　　E. 皮肤发绀

7. 患者,男性,65 岁。如厕时突然倒地不省人事,呼之不应。临床诊断:心搏骤停。心搏骤停典型的"三联征"为
   　　（　　）
   A. 意识丧失、大动脉搏动消失、呼吸停止　　　B. 短暂抽搐、意识丧失、呼吸停止
   C. 意识丧失、瞳孔散大、面色苍白　　　　　　D. 呼吸停止、血压下降、大动脉搏动消失
   E. 大小便失禁、意识丧失、全身青紫

8. 患者,男性,65 岁。如厕时突然倒地不省人事,呼之不应。临床诊断:心搏骤停。引起成人心搏骤停的最常见
   心源性病因为　　　　　　　　　　　　　　　　　　　　　　　　　　　　　　　　　　（　　）
   A. 心室停顿　　　　　　　　B. 肥厚型心脏病　　　　　　C. 心律失常型心脏病
   D. 病毒性心肌炎　　　　　　E. 冠心病

9. 患者,男性,65 岁。如厕时突然倒地不省人事,呼之不应。临床诊断:心搏骤停。大脑缺血缺氧多久即可出现
   不可逆的损伤　　　　　　　　　　　　　　　　　　　　　　　　　　　　　　　　　　（　　）
   A. 4 ~ 6 min　　　　　　　　B. 7 ~ 8 min　　　　　　　　C. 9 ~ 10 min
   D. 10 ~ 15 min　　　　　　　E. 1 ~ 3 min

10. 患者,男性,65 岁。如厕时突然倒地不省人事,呼之不应。临床诊断:心搏骤停。以下哪项不是脑死亡的临
    床特征　　　　　　　　　　　　　　　　　　　　　　　　　　　　　　　　　　　　（　　）
    A. 无自主呼吸、运动　　　　B. 无心跳　　　　　　　　　C. 脑干反射消失
    D. 肌肉无张力　　　　　　　E. 不可逆的深昏迷

11. 患者,男性,23 岁。溺水后神志丧失,呼吸暂停,瞳孔散大。医护人员赶到后护士进行了心肺复苏。心脏按
    压的频率为　　　　　　　　　　　　　　　　　　　　　　　　　　　　　　　　　　（　　）
    A. 60 ~ 80 次/min　　　　　　B. 80 ~ 100 次/min　　　　　C. 100 ~ 120 次/min
    D. 120 ~ 140 次/min　　　　　E. 140 ~ 160 次/min

12. 患者,男性,23 岁。溺水后神志丧失,呼吸暂停,瞳孔散大。医护人员赶到后护士进行了心肺复苏。判断心

脏按压是否有效的主要方法是   （   ）

  A. 测血压   B. 呼喊患者   C. 触桡动脉搏动

  D. 触颈动脉搏动   E. 观察胸廓起伏

13. 某患者,50岁,突发意识丧失,呼之不应,面色发绀,脉搏测不出,该患者最可能的诊断是（   ）

  A. 脑出血   B. 脑梗死   C. 心搏骤停

  D. 心肌梗死   E. 肺栓塞

14. 患者,女,40岁,急性心肌梗死患者,住院期间突发意识不清,颈动脉搏动消失,正确的处理措施为（   ）

  A. 等待医生   B. 行心肺复苏并呼叫医生 C. 立即测血压

  D. 立即气管插管   E. 立即做心电图

(15~17题共用题干)

  某患者,男,45岁,既往有冠心病史,因车祸伤及颈部、胸腹及四肢入院。患者意识模糊,呼之不应,颈动脉搏动未触及,胸廓无起伏。

15. 目击医护人员最先应该做的是   （   ）

  A. 上心电监护   B. 给患者吸氧   C. 胸外心脏按压

  D. 气管插管   E. 呼叫其他医护人员

16. 根据患者情况,为其进行心肺复苏,应选择的开放气道的手法为   （   ）

  A. 压额抬颈法   B. 压额提颏法   C. 压额托颌法

  D. 推举下颌法   E. 双手压颌法

17. 以下哪项不是心肺复苏成功的指标   （   ）

  A. 自主呼吸恢复   B. 能触到颈动脉搏动 C. 患者意识清醒

  D. 散大的瞳孔已缩小 E. 口唇、甲床发绀

参考答案:

1. C 2. A 3. A 4. E 5. D 6. A 7. A 8. E 9. A 10. D 11. C 12. D 13. C 14. B 15. C 16. D

17. E

（张奕格）

单元四测评

A1 型题

1. 注射部位皮肤应用消毒溶液涂擦，其直径应为 （　　）

    A. >5 cm   B. 2~3 cm   C. 3~4 cm

    D. 1~2 cm   E. 4~5 cm

2. 使用一次性注射器为患者做治疗，护士首先应检查注射器 （　　）

    A. 名称、有效期和外包装   B. 针头衔接是否紧密   C. 针头有无弯曲、带钩

    D. 注射器是否漏气   E. 针头型号是否符合治疗要求

3. 无须抽回血的注射技术是 （　　）

    A. 肌内注射   B. 皮下注射   C. 皮内注射

    D. 静脉注射   E. 动脉注射

4. 皮内注射的进针角度为 （　　）

    A. 5°   B. 30°~40°   C. 45°

    D. 60°   E. 90°

5. 即使药物过敏试验阳性，但还必须注射的药物是 （　　）

    A. 青霉素   B. 链霉素   C. 头孢菌素

    D. 普鲁卡因   E. 破伤风抗毒素

6. 抢救过敏性休克时，首选的药物是 （　　）

    A. 盐酸肾上腺素   B. 异丙肾上腺素   C. 去甲肾上腺素

    D. 地塞米松   E. 盐酸麻黄素

7. 对安全使用青霉素论述错误的是 （　　）

    A. 使用任何剂型，剂量均需做过敏试验

    B. 过敏试验前做好抢救物品的准备

    C. 试验结果阴性者，用药过程绝对安全

    D. 首次用药后应观察 30 min，防止迟发性过敏反应发生

    E. 严禁在不具备抢救条件的诊疗部门用药

8. 下列药物的过敏试验的皮试浓度正确的是 （　　）

    A. 青霉素 500 U/0.1 mL   B. 链霉素 2 500 U/0.1 mL   C. 普鲁卡因 0.25 mg/0.1 mL

    D. 细胞色素 c 0.75 mg/0.1 mL   E. 破伤风抗毒素 150 IU/0.1 mL

9. 面部危险三角区的感染禁用热疗是为防止 （　　）

    A. 加重病情   B. 加重局部出血   C. 掩盖病情，难以确诊

    D. 造成严重的颅内感染和败血症   E. 导致面部皮肤烫伤

10. 使用冰槽时,为防止冻伤需保护的部位是 （   ）

    A. 前额   B. 颞部   C. 头顶

    D. 耳部   E. 面颊

11. 热水袋使用时下列哪项不妥 （   ）

    A. 灌水 1/2 ~2/3 满   B. 排尽空气,旋紧塞子   C. 擦干后倒提热水袋检查有无漏

    D. 水温以 50 ℃以内为宜   E. 套上布套,接触足部皮肤取暖

12. 某昏迷患者在使用热水袋时发现局部皮肤潮红,此时错误的做法是 （   ）

    A. 停止使用热水袋   B. 局部涂凡士林软膏   C. 继续使用,注意询问患者感觉

    D. 加强皮肤护理,防止摩擦受损   E. 保护局部皮肤

13. 一般湿热敷的持续时间是 （   ）

    A. 10 ~15 min   B. 15 ~20 min   C. 20 ~25 min

    D. 25 ~30 min   E. 半小时以上

14. 热疗的目的不包括 （   ）

    A. 促进炎症的消散或局限   B. 减轻深部组织充血   C. 缓解疼痛

    D. 减慢炎症扩散或化脓   E. 保暖

15. 采用热疗法促进炎症局限的机制是 （   ）

    A. 解除肌肉痉挛   B. 促进软组织松弛   C. 降低细胞新陈代谢

    D. 溶解坏死组织   E. 降低神经兴奋性

16. 为高热患者拭浴不正确的做法是 （   ）

    A. 水温度为 32 ~34 ℃   B. 禁擦前胸、腹部   C. 擦浴中随时观察患者情况

    D. 擦浴后 30 min 测体温   E. 体温低于 37 ℃取下头部冰袋

17. 乙醇拭浴前置冰袋于患者头部的目的是 （   ）

    A. 防止脑水肿   B. 防止心律失常   C. 防止体温继续上升

    D. 减轻头部充血   E. 减轻患者不适

18. 亚急性细菌心内膜炎患者做血培养需采血 （   ）

    A. 1 ~2 mL   B. 2 ~4 mL   C. 10 ~15 mL

    D. 5 ~10 mL   E. 10 ~20 mL

19. 采集血清标本时,下列哪项操作不正确 （   ）

    A. 容器中应有抗凝剂   B. 放入清洁干燥的容器   C. 避免过度振动

    D. 应用干燥注射器抽血   E. 抽血后立即注入容器中

20. 测定 17-酮类固醇的尿标本中应加入的防腐剂是 （   ）

    A. 浓盐酸   B. 甲苯   C. 甲醛

    D. 乙醇   E. 稀盐酸

21. 查痰内癌细胞时应采集的标本是 （   ）

    A. 常规标本   B. 12 h 标本   C. 24 h 标本

    D. 培养标本   E. 以上均可

22. 用注射器抽取不同种类的血标本,正确的采集顺序是 （   ）

    A. 抗凝管—血培养瓶—干燥试管   B. 血培养瓶—抗凝管—干燥试管

    C. 血培养瓶—干燥试管—抗凝管   D. 干燥试管—抗凝管—血培养瓶

    E. 干燥试管—血培养瓶—抗凝管

23. 输液中发生肺水肿时吸氧需用20%~30%的乙醇湿化,其目的是 （ ）

    A. 使患者呼吸道湿润   B. 使痰液稀薄,易咳出   C. 消毒吸入的氧气

    D. 降低肺泡表面张力   E. 降低肺泡泡沫表面张力

24. 下列哪一种溶液不是晶体溶液 （ ）

    A. 浓缩白蛋白   B. 甘露醇   C. 复方氯化钠

    D. 山梨醇   E. 葡萄糖溶液

25. 下列哪一种溶液是胶体溶液 （ ）

    A. 浓缩白蛋白   B. 尿素   C. 复方氯化钠

    D. 山梨醇   E. 甘露醇

26. 下列关于静脉炎的原因错误的是 （ ）

    A. 输液时无菌技术不严格   B. 输入刺激性强的药物   C. 长期输入浓度高的药物

    D. 长时间静脉留置硅胶管   E. 输液中针头穿出血管

27. 下列哪一项不是静脉炎的表现 （ ）

    A. 沿静脉走向出现条索状红线   B. 局部组织肿胀、灼热

    C. 均伴有高热、无力等全身症状   D. 局部伴有疼痛

    E. 局部组织发红

28. 下列哪项不属于标本采集原则 （ ）

    A. 遵照医嘱   B. 充分准备   C. 严格查对

    D. 定时送检   E. 正确采集

29. 脑水肿患者静脉滴注20%甘露醇500 mL,要求在50 min内滴完,点滴系数15滴/分,输液速度应为 （ ）

    A. 100 滴/min   B. 120 滴/min   C. 150 滴/min

    D. 170 滴/min   E. 180 滴/min

30. 输液时液体滴入不畅,局部肿胀,检查无回血,此时应 （ ）

    A. 改变针头方向   B. 更换针头重新穿刺   C. 抬高输液瓶位置

    D. 局部热敷   E. 用注射器推注

A2 型题

1. 患者,女性,36岁,高热1周,诊断为败血症,使用大剂量抗生素治疗,口腔出现溃疡,需做咽拭子培养,标本采集部位应选 （ ）

    A. 咽部   B. 扁桃体   C. 舌根部

    D. 两侧腭弓   E. 口腔溃疡面

2. 患者,男性,32岁,在饭店进食大量不新鲜的海鲜,出现发热、恶心、呕吐、腹痛、腹泻等症状。粪便不成形,呈水样,遵医嘱留取粪便常规标本,下列留取标本的方法正确的是 （ ）

    A. 解便前应嘱患者先排尿   B. 必须取全份粪便送检   C. 应放培养基内送检

    D. 在粪便的中央部位取5~10 g标本送检   E. 便盆必须先加温

3. 患者,男性,46岁,怀疑肠道出血做大便隐血试验。护士应告知患者检查前禁食的食物不包括 （ ）

    A. 孜然羊肉   B. 鸭血粉丝汤   C. 清炒猪肝

    D. 蒜泥菠菜   E. 大白菜炖豆腐

4. 患者,男性,37岁,患阿米巴痢疾,须留粪便查阿米巴原虫,下列操作正确的是 （ ）

A.便盆先加温,留新鲜粪便,立即送验　　　　B.取不同部位的粪便送检

C.取新鲜粪便最上部少许　　　　D.清晨留便少许

E.取粪便的中央部位

5.患者,男性,62岁,有吸烟史30余年,近期出现刺激性咳嗽,痰中带血,怀疑肺癌,需查找痰中
　　癌细胞,固定痰标本的溶液是　　　　　　　　　　　　　　　　　　　　　　　　（　　）

A.0.2%漂白粉　　　　　　B.0.2%苯扎溴铵　　　　　　C.95%乙醇

D.3%来苏儿　　　　　　E.5%石炭酸

6.患者,男性,30岁。持续高热,医嘱:血培养,化验的目的是　　　　　　　　　　　　（　　）

A.测定肝功能　　　　　　B.测定血清酶　　　　　　C.测定非蛋白氮含量

D.查找血液中的致病菌　　　　E.测定电解质晚期丝虫病

7.患者,男性,50岁。患肾脏病,需做尿蛋白定量检查,需在标本中加入　　　　　　　（　　）

A.甲醛　　　　　　B.乙醛　　　　　　C.甲苯

D.稀盐酸　　　　　　E.浓盐酸

8.患者,女性,29岁,孕28周。产检时需做尿常规检查,留取尿标本的时间最好是　　　（　　）

A.饭前半小时　　　　　　B.晨起第一次尿　　　　　　C.12 h尿

D.24 h尿　　　　　　E.随时收集尿液

9.患者,女性,患多囊卵巢综合征,到医院治疗时,医生让其留取尿标本做17-羟类固醇检查。
　　在留取的尿标本中护士放入浓盐酸的作用是　　　　　　　　　　　　　　　　　　（　　）

A.防止细菌污染　　　　　　B.保持尿中的化学成分不变　　　　C.固定尿中的有形成分

D.防止尿中激素被氧化　　　　E.固定尿中有机成分

10.男性患儿,9岁,高热3 d,行温水或乙醇拭浴时,禁忌擦浴的部位是　　　　　　　　（　　）

A.面部、腹部、足底　　　　　　B.胸前区、腹部、足底　　　　　　C.面部、背部、足底

D.腘窝、腋窝、腹股沟　　　　E.肘窝、手心、腹股沟

11.患者,女性,35岁,车祸致颅脑外伤行全身低温疗法。该患者予以冷疗的原因是　　（　　）

A.控制炎症扩散　　　　　　　　B.降低体温,减少细胞耗氧

C.收缩血管,减轻局部出血　　　　　　D.减轻疼痛

E.增加氧储备

12.患者,女性,45岁,因高热中暑T 40.2 ℃,降温措施何项不妥　　　　　　　　　　（　　）

A.头部用冰槽　　　　　　B.前额部置冰袋　　　　　　C.温水擦浴

D.乙醇擦浴　　　　　　E.胸腹置冰袋

13.患者,男性,42岁,主诉腹胀、尿黄、巩膜黄染,医嘱肝区加强CT。护士给患者注射碘造影剂
　　前先进行碘过敏试验,下列操作不正确的是　　　　　　　　　　　　　　　　　　（　　）

A.试验应在检查前1~2 d进行

B.试验方法可选皮内注射

C.如行静脉注射试验前应先行皮内注射

D.静脉注射剂量为5 mL,注射后10 min观察结果

E.皮内注射试验的方法基本与青霉素相同

14.患者陈某,因结核性脑膜炎需注射链霉素,患者侧卧,正确的体位是　　　　　　　（　　）

A.下腿伸直,上腿稍弯曲　　　　　　B.上腿伸直,下腿稍弯曲　　　　　　C.双膝向腹部弯曲

D.双腿弯曲　　　　　　E.双腿伸直

15.患者,女性,70 岁。今日下楼时不慎踝部扭伤 1 h,来院就诊,目前应进行的处理措施是

                                                              (   )

    A. 热敷   B. 冷敷   C. 冷热敷交替

    D. 热水足疗   E. 按摩推拿

16.患者女性,54 岁,注射青霉素过程中,觉头晕、胸闷。面色苍白,脉细弱,血压下降,应立即注射的药物是   (   )

    A. 异丙嗪   B. 尼可刹米   C. 氢化可的松

    D. 盐酸肾上腺素   E. 去甲肾上腺素

17.患者,女性,岁,因患急性阑尾炎需用青霉素治疗。皮试后 5 min 患者出现胸闷、气急、皮肤瘙痒、面色苍白、脉搏细弱、血压下降、烦躁不安。根据病情,首先应采取的关键性措施是

                                          (   )

    A. 立即静脉输液,给予升压药   B. 立即注射呼吸兴奋剂   C. 立即静脉注射地塞米松

    D. 立即皮下注射异丙肾上腺素   E. 立即皮下注射盐酸肾上腺素

18.患者李某,脑卒中后昏迷,给该患者用热水袋,水温不可超过 50 ℃的原因是   (   )

    A. 皮肤抵抗力低   B. 血管对热反应敏感   C. 局部感觉迟钝或麻痹

    D. 可使昏迷加深   E. 水温过高会使体温上升

19.患者,男性,22 岁。手术后麻醉未清醒,手脚厥冷,全身发抖,欲用热水袋取暖,下列操作方法不恰当的是   (   )

    A. 热水袋水温应控制在 60 ℃以内   B. 热水袋套外再包大毛巾

    C. 密切观察局部皮肤颜色   D. 及时更换热水

    E. 进行交班

20.患者,张某,静脉注射25% 葡萄糖,患者诉说疼痛,推注稍有阻力,局部无肿胀,抽无回血,应考虑是   (   )

    A. 静脉痉挛   B. 针刺入过深,穿破对侧血管壁   C. 针头斜面一半在血管外

    D. 针头斜面紧贴血管内壁   E. 针头刺入皮下

A3/A4 型题

(1～3 题共用题干)

1. 李某,18 岁,患急性扁桃体炎,医嘱青霉素皮试配制青霉素皮试液时,其皮内注射剂量(   )

    A. 10 U   B. 50 U   C. 100 U

    D. 500 U   E. 2 500 U

2. 皮试后 5 min 患者出现胸闷、气急伴濒危感,皮肤瘙痒,面色苍白,出冷汗,脉细速,血压下降,烦躁不安,考虑患者出现了何种情况   (   )

    A. 青霉素毒性反应   B. 血清病型反应   C. 呼吸道过敏反应

    D. 青霉素过敏性休克   E. 皮肤组织过敏反应

3. 根据患者病情,应首先采取的紧急措施是   (   )

    A. 立即停药平卧,皮下注射0.1% 盐酸肾上腺素   B. 立即皮下注射异丙肾上腺素

    C. 立即静脉注射地塞米松   D. 立即注射呼吸兴奋剂

    E. 立即静脉输液,给予升压药滴入

(4～6 题共用题干)

患儿,女,8 岁。诊断为急性白血病入院。体温 40.1 ℃,咽痛。

4. 患儿目前的体温属于   (   )

    A. 高热   B. 低热   C. 正常体温

    D. 中等热   E. 超高热

5. 不适用于该患儿的降温方法是   (   )

    A. 温水拭浴   B. 大血管处放置冰袋   C. 乙醇拭浴

    D. 口服退热剂   E. 头部冷敷

6. 为观察降温效果,应在采取降温措施后多久测体温   (   )

    A. 10 min   B. 20 min   C. 30 min

    D. 40 min   E. 60 min

(7～10 题共用题干)

刘某,男,72 岁,因慢性肺源性心脏病住院治疗。今早 9 时起开始静脉输入 5% 葡萄糖注射液 50 mL 及 0.9% 氯化钠溶液 500 mL,滴速为 70 滴/min。10 点钟左右,当护士来巡房时,发现患者咳嗽、咳粉红色泡沫样痰,呼吸急促,大汗淋漓。

7. 根据患者的临床表现,此患者可能出现了下列哪种情况   (   )

    A. 发热反应   B. 过敏反应   C. 心脏负荷过重的反应

    D. 空气栓塞   E. 细菌污染反应重

8. 护士首先应做的事情是   (   )

    A. 立即通知医生   B. 给患者吸氧   C. 安慰患者

    D. 立即停止输液,保留静脉通路   E. 协助患者取端坐卧位,两腿下垂

9. 为了减轻呼吸困难的症状,护士可采用   (   )

    A. 10%～20% 乙醇湿化加压给氧   B. 20%～30% 乙醇湿化加压给氧

    C. 30%～40% 乙醇湿化加压给氧   D. 40%～50% 乙醇湿化加压给氧

    E. 50%～70% 乙醇湿化加压给氧

10. 为缓解症状,可协助患者采取下列哪种体位   (   )

    A. 仰卧,头偏向一侧,防止窒息   B. 左侧卧位,防止空气阻塞肺动脉口

    C. 端坐位,两腿下垂,减少回心血量   D. 抬高床头 15～30 cm,减少回心血量

    E. 抬高床头 20°～30°,以利于呼吸

(11～12 题共用题干)

贺某,女性,52 岁,泌尿系统感染,遵医嘱做尿培养。

11. 护士为其进行尿标本采集时,以下做法正确的是   (·)

    A. 留取 12 h 尿标本   B. 留取 24 h 尿标本   C. 留取晨起的第一次尿标本

    D. 留取中段尿标本   E. 留取任意时间尿标本

12. 为该患者留取尿标本,尿量以多少为宜   (   )

    A. 2 mL   B. 5～10 mL   C. 15～20 mL

    D. 20 mL   E. 20 mL 以上

13. 该患者留取尿标本的最佳时间是   (   )

    A. 晨起时   B. 安静时   C. 有尿意时

    D. 空腹时   E. 晚上睡觉前

(14～15 题共用题干)

白女士,62 岁,5 年前行左侧乳腺切除术,近日出现口干、多饮、多尿、乏力等症状,家人陪伴来

门诊就诊。遵医嘱做血糖测定及尿常规检查。

14. 护士为该患者采集血标本时,做法不妥的有　　　　　　　　　　　　　（　　）

　　A. 早餐后采集血标本　　　　B. 在右侧手采血　　　　C. 采集全血标本

　　D. 肘部采血时不可拍打前臂　　E. 不可在穿刺前将采血针头与真空采血管相连

15. 护士为该患者采集尿常规标本时,留取尿量为　　　　　　　　　　　　（　　）

　　A. 5～10 mL　　　　　　B. 10～15 mL　　　　　　C. 15～20 mL

　　D. 25～30 mL　　　　　　E. 30～50 mL

（16～19 题共用题干）

彭先生,31 岁,因近日出现血尿,蛋白尿,高血压、水肿入院,诊断为急性肾小球肾炎。

16. 遵医嘱进行尿常规检查,以下说法错误的是　　　　　　　　　　　　　（　　）

　　A. 检查尿液的颜色　　　　　B. 检查尿液的细胞和管型　　C. 尿的生化检查

　　D. 测定尿比重　　　　　　E. 尿蛋白定性检查

17. 做尿蛋白定量检查,应加入的防腐剂为　　　　　　　　　　　　　　　（　　）

　　A. 5% 碳酸氢钠　　　　　　B. 浓盐酸　　　　　　　C. 甲苯

　　D. 10% 甲醛　　　　　　　E. 95% 乙醇

18. 尿蛋白定性检查正确的采集方法为　　　　　　　　　　　　　　　　　（　　）

　　A. 随取晨起第一次尿 30～50 mL　　B. 留取 24 h 尿液　　C. 留取中段尿 5 mL

　　D. 随时留取尿液 100 mL　　　　E. 留取睡前尿液 50 mL

19. 如果测定血中尿素氮,应采集的标本和选择的试管为　　　　　　　　　（　　）

　　A. 全血标本,抗凝试管　　　B. 血清标本,抗凝试管　　　C. 血培养标本,抗凝试管

　　D. 血清标本,干燥试管　　　E. 全血标本,干燥试管

参考答案:

A1 型题

1. A　2. A　3. C　4. A　5. E　6. A　7. C　8. C　9. D　10. D　11. D　12. C　13. B　14. D

15. D　16. E　17. D　18. C　19. A　20. A　21. A　22. B　23. E　24. A　25. A　26. E　27. C

28. D　29. C　30. B

A2 型题

1. E　2. A　3. E　4. A　5. C　6. D　7. C　8. B　9. D　10. B　11. B　12. E　13. D　14. B

15. B　16. D　17. E　18. C　19. A　20. B

A3/A4 型题

1. B　2. D　3. A　4. E　5. C　6. C　7. C　8. D　9. B　10. C　11. D　12. B　13. C　14. A

15. E　16. C　17. C　18. A　19. A

（穆荣红）